비만코드

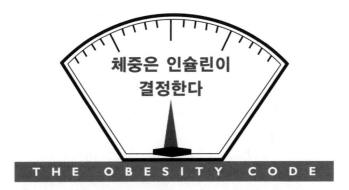

체중은 인슐린이
결정한다

THE OBESITY CODE

비만코드

제이슨 펑 지음 | 제효영 옮김

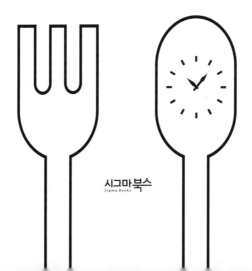

시그마북스
Sigma Books

비만코드

발행일 2018년 11월 1일 초판 1쇄 발행
2024년 10월 1일 초판 12쇄 발행
지은이 제이슨 펑
옮긴이 제효영
발행인 강학경
발행처 시그마북스
마케팅 정제용
에디터 최연정, 최윤정, 양수진
디자인 우주연, 강경희, 정민애

등록번호 제10-965호
주소 서울특별시 영등포구 양평로 22길 21 선유도코오롱디지털타워 A402호
전자우편 sigmabooks@spress.co.kr
홈페이지 http://www.sigmabooks.co.kr
전화 (02) 2062-5288~9
팩시밀리 (02) 323-4197
ISBN 979-11-89199-50-0 (03510)

The Obesity Code

악착같이 들러붙어 인류를 괴롭히는 모든 문제 중에
비만보다 더 괴로운 것이 무엇인지 알지 못한다.
-윌리엄 밴팅

> **서문**
>
> •

제이슨 펑 박사는 토론토에서 신장병 환자들을 전문적으로 치료하고 있다. 신장 투석이 필요한 말기 신장 질환자의 복합적인 치료를 총감독하는 것이 그의 주된 업무이다.

말기 신장 질환자들을 치료하면서, 펑 박사는 중요한 사실 두 가지를 깨달았다. 첫 번째는 단일 요인 중에서는 제2형 당뇨가 신부전을 발생시키는 가장 흔한 원인이라는 점이다. 그리고 두 번째는 신장 투석이 정교한 치료법이고 수명을 연장시킬 수 있는 방법이긴 하지만, 병이 들고 20년, 30년, 40년 심지어 50년이 지나서야 나타나는 마지막 증상밖에 치료할 수 없다는 사실이다. 펑 박사는 자신이 의학 공부를 할 때 배웠던 것을 그대로 실천하고 있음을 서서히 인지했다. 복잡한 질병은 근본 원인을 찾거나 고치려 하지 말고 그때그때 나타나는 증상을 치료하라고 배웠고, 펑 박사는 배운 대로 환자를 치료해 온 것이다.

그는 이 쓸쓸한 진실을 인정하는 것이 환자들의 상태를 변화시키기 위한 첫 단계임을 깨달았다. 씁쓸한 진실은 바로 사람들에게 존경받는 의사라는 직업을 가진 사람들이 병의 원인을 찾아 해결하는 일에는 더이상 관심이 없다는 것이었다. 의사들은 원인보다는 증상을 치료하는 일에 많은 시간과 자원을 허비하고 있다. 펑 박사는 병의 진짜 원인을 어떻게든 파악하고 환자들의 상태가 제대로 바뀔 수 있도록 하기 위해 노력하기로 다짐했다.

나는 2014년 12월에 유튜브의 〈제2형 당뇨에 관한 두 가지 큰 거짓말〉과 〈제2형 당뇨를 자연적으로 치료하는 법〉이라는 제목의 강연을 통해 제이슨 펑 박사를 처음 알게 되었다. 평소 제2형 당뇨에 각별한 관심이 있었고 사실 나도 환자라서 자연히 무슨 내용일까 흥미가 생겼다.

단 몇 분 만에, 나는 펑 박사가 합리적인 사람일 뿐만 아니라 의학적으로 어떤 논쟁이 벌어지든 얼마든지 대적할 수 있는 사람이라는 것을 알았다. 그가 제시한 주장은 나 역시 최소 3년 이상 해결하지 못하고 생각만 하던 내용이었다. 하지만 나는 펑 박사처럼 단호하고 간결하게 설명하지 못했다. 두 가지 강연 영상을 보고 나는 현장에서 발로 뛰는 젊은 대가를 만났다는 생각이 들었고 마침내 그동안 내가 뭘 놓치고 있었는지 알게 됐다.

펑 박사는 그 두 강연에서 의학계가 제2형 당뇨 관리에 가장 많이 활용하는 최신 모형이자 전 세계 모든 당뇨협회가 의무적으로 따라야 하는 치료 모형을 완전히 무너뜨렸다. 게다가 이 잘못된 치료 모형에 따라 치료를 받는 환자들은 전부 건강이 악화될 수밖에 없다고 밝혔다.

펑 박사는 제2형 당뇨의 치료에 관한 거대한 거짓말 중 하나는 '이것이 만성적으로 진행되는 질병이라 시간이 갈수록 악화되며 현대 의학이

제공할 수 있는 가장 훌륭한 치료를 잘 따르더라도 마찬가지'라는 주장
이라고 밝혔다. 그는 이 말이 사실무근이라고 설명했다. 펑 박사가 개발
한 '식이요법 집중관리 프로그램Intensive Dietary Management, IDM'에 따라 탄
수화물 섭취 제한과 단식을 실천한 환자들 중 50퍼센트가 몇 개월 만에
인슐린 치료를 받지 않아도 되는 상태가 되었다.

왜 우리는 이런 사실을 몰랐을까? 펑 박사는 그 이유를 간단히 설명
했다. 의사들이 스스로를 속이고 있기 때문이다. 제2형 당뇨가 치료할
수 있는 병인데 의사가 정한 대로 치료를 받고도 환자의 병세가 악화된
다면 그 의사는 실력이 형편없는 의사라는 얘기밖에는 안 된다. 그렇게
무능한 의사가 되려고 엄청난 시간과 돈을 들여서 공부를 한 것은 아니
므로 의사들은 이런 실패가 절대 자신의 잘못일 리 없다고 생각한다. 그
래서 자신은 최선을 다하고 있지만 환자가 운이 나빠서 병이 만성적으
로 진행되는 것이며 애초에 치료가 불가능한 병이었다고 믿는다. 펑 박
사는 이것이 고의적인 거짓말이라기보다 인지 부조화에서 비롯된 거짓
말이라고 결론지었다. 명백한 진실일지라도 그것을 수용하면 정서적으
로 크게 피폐해질 것이 두려워 차마 받아들이지 못한다는 것이다.

펑 박사가 밝힌 제2형 당뇨에 관한 두 번째 거짓말은 '혈당이 비정상
일 때 제2형 당뇨가 발생하므로 이를 바로잡을 수 있는 유일한 방법은
인슐린 투여량을 늘리는 것'이라는 주장이다. 그는 제2형 당뇨가 인슐
린의 '과도'한 분비로 인슐린 저항성이 생기는 병이며 인슐린 자체가 '부
족'한 제1형 당뇨와는 전혀 다른 병이라고 설명했다. 따라서 이 두 가지
병을 같은 방법으로 치료하는 것은 말이 안 된다는 것이다. 그는 인슐린
이 과도해서 생긴 병을 어떻게 인슐린을 더 많이 투여해서 치료한단 말

이냐고 의문을 제기했다. 알코올중독을 치료한다고 술을 처방하는 것이나 마찬가지인 셈이다.

제2형 당뇨의 치료가 근본 원인인 인슐린 저항성이 아니라 병의 증상, 즉 혈당 농도의 증가에 초점이 맞춰져 있다는 사실을 통찰한 것은 펑 박사가 새롭게 공헌한 부분이다. 인슐린 저항성이 발생한 경우 초기에 치료할 수 있는 방법은 탄수화물 섭취량을 제한하는 것이다. 이 간단한 생물학적 원리만 이해해도, (경우에 따라) 제2형 당뇨도 치료가 가능하다는 사실을 알 수 있다. 또 탄수화물 섭취를 제한하지 않는 현대 의학의 치료법으로는 제2형 당뇨가 악화되는 이유도 알 수 있다.

펑 박사는 이 충격적인 결론을 어떻게 얻을 수 있었을까? 앞에서 설명한 대로 병의 장기적인 특성을 파악하고 '병의 원인을 없애기보다 증상을 치료하는' 의학계의 비논리적인 치료 실태를 깨달은 것과 더불어 펑 박사는 2000년대 초반부터 한 가지 사실에 주목했다. 비만이거나 인슐린 저항성이 생긴 사람들이 저탄수화물 식단을 따르면 이로운 효과를 얻는다는 문헌이 점점 늘어나고 있다는 점이었다. 그는 탄수화물 섭취를 제한한 고지방 식단은 건강에 나쁘다고 배웠지만 실제 결과는 정반대라는 것을 발견하고 깜짝 놀랐다. 실제로 그와 같은 식단은 인체 대사에 여러 가지 유익한 결과를 가져왔고 특히 인슐린 저항성이 극심한 사람들에게 큰 도움이 된 것으로 나타났다.

한 가지 결정적인 사실도 알게 됐다. 그간 주목받지 못했지만, 이미 무수한 연구들을 통해 비만인 사람(그리고 인슐린 저항성이 생긴 사람)이 고지방 식단을 따르면 체중 감량 효과를 볼 수 있을 뿐만 아니라 여러 가지 일반적인 다이어트에 비해 훨씬 더 체중을 줄일 수 있다는 것이 확인됐다는 점이다.

평 박사는 저지방 식단이나 섭취 열량을 줄이는 다이어트가 체중 관리나 비만 치료에 전혀 도움이 안 된다는 사실을 누구나 알게 된 이상 (인정하지는 않지만) 이제 진실을 이야기할 때가 되었다고 생각했다. 비만 치료와 예방, 그리고 인슐린 저항성과 인슐린의 과도한 생산으로 생기는 질병에 저탄수화물 고지방 식단이 가장 효과적인 희망이라면 인슐린 저항성에서 비롯된 제2형 당뇨의 치료에도 동일한 방식이 적용되어야 한다. 이와 같은 결론이 바로 이 책이 나온 배경이다.

이 책의 강점은 반박할 수 없는 생물학적 근거가 바탕이 되고 모든 근거가 세밀하게 제시되어 있다는 점이다. 저자는 편안하면서도 자신감이 느껴지는 문장과 독자가 이해하기 쉬운 논리적인 구성으로 엮었다. 각 장의 내용은 체계적인 순서에 따라 이어지고 최종적으로는 탄탄한 근거로 뒷받침되는 비만의 생물학적 모형이 구축된다. 이 과정은 논리적으로 간결해서 누구나 명확하게 이해할 수 있다. 또한 저자는 회의적인 과학자도 확신할 수 있을 만큼 충분한 과학적 정보를 제시하였다. 그러나 생물학에 관한 배경 지식이 없는 사람이 못 알아들을 정도로 과도하지는 않다.

이 책을 꼼꼼하게 읽은 독자라면 비만이 전염병처럼 확산된 이유를 정확히 이해할 수 있을 것이다. 비만과 당뇨의 확산을 예방하려는 노력이 왜 지금까지 실패로 돌아갔는지, 체중 문제를 해결하고 비만에서 벗어나고자 하는 사람이 택할 수 있는 간단한 방법은 무엇인지와 같은 더 중요한 의문의 답도 알 수 있을 것이다.

평 박사의 말을 빌자면 해결책은 다음과 같다. "비만은 다양한 요소가 영향을 주는 질병이다. 그러므로 이 모든 요소가 한꺼번에 작용하게 된 이유를 파악할 수 있는 일종의 틀과 구조, 일관성 있는 이론이 필요하다. 현재 적용되는 비만 모형에서는 비만의 진짜 원인이 딱 한 가지고 나머지 요소는 그저 영향을 주는 것처럼 보일 뿐이라고 가정하는 경우가 너무 많다. 그러니 논쟁은 끝없이 이어질 수밖에 없다. 하지만 전부다 부분적으로 영향을 준다고 봐야 옳다."

펑 박사는 현재 우리가 비만의 진짜 원인이라고 생각하는 요소들이 대부분 포괄된 일관성 있는 틀을 제시하는 동시에 훨씬 더 많은 정보를 이 책에서 제공한다. 현대 사회가 직면한 의학적으로 가장 크게 확산된 문제, 충분히 예방할 수 있고 원상태로 되돌릴 수 있지만 그러려면 증상이 아니라 생물학적인 원인을 제대로 이해해야만 하는 문제를 해결할 청사진을 펑 박사는 제시한다. 그가 밝힌 진실은 언젠가 자명한 사실로 여겨질 것이다. 그리고 그날이 빨리 올수록 우리 모두에게 이로울 것이다.

티모시 녹스
남아프리카공화국 케이프타운대학교 명예교수

의학 기술에는 상당히 이상한 구석이 있다. 때로는 전혀 도움이 안 되는 치료법이 확고히 자리를 잡는 경우가 있는데, 이러한 치료법은 타성에 젖은 의사들을 통해 한 세대에서 다음 세대로 전달되고 아무런 효과가 없음에도 불구하고 놀랄 만큼 오랜 세월 살아남는다. 거머리를 병을 치료하는 데 사용하고(피를 내기 위해) 편도선 절제 수술이 일상적으로 이루어진 적이 있었다는 사실을 떠올려보면 이해할 수 있으리라.

안타깝지만 비만 치료도 그러한 예에 속한다. 비만 여부는 킬로그램 단위의 체중을 미터 단위로 잰 키의 제곱으로 나누어서 구하는 체질량지수로 결정된다. 체질량지수가 30을 초과하면 비만이다. 그리고 의사들은 30년이 넘게 비만 치료법의 하나로 저지방 저열량 식단을 추천해왔다. 그럼에도 비만은 전염병처럼 빠른 속도로 번졌다. 캐나다에서는 1985년부터 2011년 사이에 비만 유병률이 6퍼센트에서 18퍼센트로 세 배 늘었다.[1] 그리고 이와 같은 현상은 북미 대륙에 국한되지 않고 전 세계 거의 대부분의 국가에서 나타났다.

섭취 열량을 줄여서 체중을 줄이려던 사람들은 사실상 전부 실패했다. 이 방법을 한 번이라도 시도해 보지 않은 사람이 있을까? 그러나 객관적인 지표를 보면 하나같이 이 치료법은 전혀, 하나도 효과가 없다는 사실을 알 수 있다. 그런데도 섭취 열량을 줄이는 방식은 여전히 선택 가능한 비만 치료법으로 남아 있고 영양 전문가들로부터 열광적인 옹호를 받고 있다.

나는 신장 전문의다. 내가 전공한 신장 질환의 가장 일반적인 원인은 제2형 당뇨, 그리고 당뇨와 연관성이 있는 비만이다. 나는 당뇨 때문에 인슐린 치료를 시작한 환자들 대부분이 살이 찌는 경우를 많이 목격했다. 당연히 환자들도 걱정한다. "선생님, 체중을 줄여야 한다고 자꾸 말씀하시는데 선생님께서 처방해 주신 인슐린 때문에 살이 너무 쪄요. 이런 치료가 어떻게 도움이 되죠?" 오랫동안 나는 이런 질문을 받아도 속 시원히 대답하지 못했다.

찜찜한 기분은 내내 가시지 않고 갈수록 커져만 갔다. 많은 의사들이 그렇듯 나도 체중 증가는 섭취 열량의 불균형으로 인해 생긴 결과라고 믿었다. 많이 먹고 적게 움직이니 그렇다고 생각한 것이다. 그게 사실이라면 내가 처방한 인슐린 때문에 체중이 그토록 무지막지하게 늘어나는 이유는 무엇일까?

건강 전문가나 환자 모두 체중 증가가 제2형 당뇨의 근본적인 원인이라는 사실을 알고 있다. 체중을 크게 감량한 환자는 별로 없었지만 성공하면 제2형 당뇨도 개선됐다. 논리적으로는 병을 일으킨 원인이 체중이니 거기에 큰 관심을 기울여야 마땅하다. 그러나 건강 전문가들은 체중 문제를 해결하는 일에 거의 관심을 기울이지 않는 것 같다. 나 역시 마찬가지였음을 인정한다. 의학계에 20년 넘게 몸담고 있었음에도 영양학적인 지식은 아무리 좋게 봐도 기초적인 수준이라는 것도 깨달았다.

비만이라는 이 끔찍한 질환을 치료하는 일은 '웨이트 와처스' 같은 대기업들을 비롯해 살을 빼는 최신 '기적'을 판매하는 것이 주된 관심사인 각종 장사치와 돌팔이들 손에 맡겨졌다. 의사들은 영양에 대해서는 별로 관심을 기울이지 않았다. 의학 전문가들은 영양보다는 차세대 신약을 찾아서 처방하는 데 몰두하는 것 같다.

- 제2형 당뇨가 있으시군요? 자, 그럼 제가 약을 처방해 드릴게요.
- 고혈압이 있으시네요? 약을 처방해 드리겠습니다.
- 콜레스테롤 수치가 높으시네요? 여기 약 드릴게요.
- 신장 질환이 있으시군요? 제가 약을 드리겠습니다.

정작 필요한 것은 '비만 치료'인데, 비만을 치료하지 않고 비만 때문에 생긴 문제를 치료하려고 한 것이다. 나는 비만이 발생하는 근본 원인을 찾기 위해 캐나다 토론토에 '식이요법 집중관리 클리닉'을 열었다.

섭취 열량이 불균형할 때 비만이 생긴다는 기존의 생각은 이치에 맞지 않았다. 사람들은 지난 50년 동안 먹는 열량을 줄여야 한다고들 이야기했지만 그 결과는 그야말로 대참패였다.

영양에 관한 책들을 찾아서 읽어도 도움이 되지 않았다. 대부분 '들리는 이야기에 따르면' 식의 설명에 권위 있는 의사들의 말을 인용하는 정도로 그쳤다. 예를 들어 딘 박사의 경우, 지방은 나쁘지만 탄수화물은 이롭다고 이야기한다. 존경받는 의사의 말이니만큼 그 말이 맞겠거니 생각할 수밖에 없다. 그런데 로버트 앳킨스 박사는 지방은 이롭고 탄수화물은 나쁘다고 한다. 역시 존경받는 의사라 그 말을 따라야 한다고 생각하게 된다. 대체 누구 말이 옳고, 누구 말이 틀릴까? 영양학계에서 의견이 '어느 하나라도' 일치되는 부분은 거의 없는 것 같다.

- 지방은 나쁘다. 아니다, 좋은 지방과 나쁜 지방이 있을 뿐이다.
- 탄수화물은 나쁘다. 아니다, 탄수화물은 이롭다. 하지만 좋은 탄수화물과 나쁜 탄수화물이 있다.
- 식사 횟수를 늘려야 한다. 아니다, 식사 횟수를 줄여야 한다.
- 열량을 계산해 가면서 먹어라. 아니다, 열량은 계산할 필요 없다.
- 우유는 몸에 좋다. 아니다, 우유는 몸에 나쁘다.
- 고기는 몸에 좋다. 아니다, 고기는 건강에 해롭다.

답을 찾기 위해서는 모호한 의견이 아니라 근거로 뒷받침되는 의학을 들여다볼 필요가 있다. 다이어트와 체중 감량을 주제로 다룬 수천 권의 책들이 보통 의사나 영양 전문가, 개인 트레이너, 기타 건강 전문가들의 손에서 나왔다. 그러나 비만의 실제 원인에 대해서는 피상적인 고민 수준에서 벗어나는 경우가 거의 없다. 무엇 때문에 체중이 증가할까? 왜 우리는 살이 찔까? 주된 문제는 비만을 이해할 수 있는 이론적인 틀이 전혀 없다는 점이다. 현재 알려진 이론들은 터무니없을 만큼 단순하고 딱 한 가지 요인만 고려한 경우가 많다.

- 너무 많은 열량을 섭취하면 비만이 된다.
- 탄수화물을 과도하게 섭취하면 비만이 된다.
- 고기를 과도하게 섭취하면 비만이 된다.
- 지방을 너무 많이 먹으면 비만이 된다.
- 운동을 적게 하면 비만이 된다.

모든 만성 질환에는 여러 가지 요인이 작용한다. 이러한 요인들이 동시에 작용하지 못하는 것은 아니다. 그리고 각 요인이 병에 영향을 주는 정도는 모두 다를 수 있다. 예를 들어 심장 질환의 경우, 몇 가지만 꼽아도 가족의 병력이나 성별, 흡연, 당뇨, 고콜레스테롤, 고혈압, 운동 부족 등 갖가지 요인이 작용하며 이러한 사실은 충분히 인정받고 있다. 그러나 비만 연구는 그렇지 않다.

비만을 제대로 이해하지 못하게 만든 또 한 가지 주된 문제는 연구가 단기적인 조사에 집중된다는 점이다. 비만은 보통 수십 년이 지나야 완전히 발현된다. 그럼에도 우리는 고작 몇 주간 진행된 연구 결과에서 나온 정보에 의존하는 경우가 많다. 녹이 스는 과정을 조사하려면 금속을 놓고 몇 시간이 아니라 몇 주, 몇 달을 관찰해야 한다. 비만도 이와 비슷하게 오랜 세월에 걸쳐서 나타나는 병이다. 단기 연구로는 유용한 정보를 얻을 수 없다.

연구 결과가 항상 확정적이지는 않다는 사실을 잘 알고 있지만 내가 20년 넘는 세월 동안 제2형 당뇨 환자들이 영구적인 체중 감량에 성공하고 병을 관리할 수 있도록 도우면서 습득한 내용이 담긴 이 책이 기초적인 토대가 되기를 바란다.

근거가 탄탄한 의학이라면 질적으로 떨어지는 근거를 전부 액면 그대로 받아들이지 않아야 한다. 우리는 저지방 식단이 심장 질환을 완전히 해결할 수 있는 것으로 입증됐다는 소식을 수시로 접한다. 그런데 그것이 쥐 다섯 마리를 가지고 한 실험 결과라면 이렇게 도출된 결과는 근거가 있다고 수용하기가 힘들다. 나는 이 책에서 인체를 대상으로 실시된 연구 결과만 제시할 예정이다. 대부분 전문가 검토 단계를 거쳐 수준 높은 학술지에 발표된 내용이다. 동물 실험에서 나온 결과는 이 책에서 다루지 않는다.

내가 이렇게 결심한 이유는 '소에 관한 우화'에 담겨 있다. 소 두 마리가 최근에 발표된 영양 연구 결과를 놓고 토론을 벌였다. 사자를 대상으로 실시된 연구였다. "지난 200년 동안 우리가 잘못 생각하고 있었다는 거 들었어? 이 연구 결과 좀 봐. 풀을 먹으면 몸에 안 좋고 고기를 먹어야 좋대." 한쪽이 이렇게 이야기한 뒤, 둘 다 고기를 먹기 시작했다. 얼마 지나지 않아 둘 다 병이 들어 죽고 말았다. 1년쯤 지난 뒤 사자 두 마리가 소를 대상으로 실시된 최신 영양 연구 결과를 살펴보았다. 고기를 섭취하면 건강에 해롭고 풀을 먹어야 이롭다는 내용이었다. 그래서 사자들은 풀을 먹기 시작했고 목숨을 잃었다.

이 이야기에 담긴 교훈은 무엇일까? 우리는 생쥐가 아니다. 쥐도 아니다. 침팬지나 거미원숭이도 아니다. 우리는 사람이니까 사람을 대상으로 한 연구 결과만 고려해야 한다. 나는 비만인 사람에게 관심이 많지만 살찐 쥐에는 관심이 없다. 또한 나는 연관성을 찾으려는 연구보다는 원인 요소에 집중한다. 두 가지 요소가 서로 연관되어 있다고 해서 하나가 다른 하나의 원인이라고 가정하는 것은 위험한 일이다. 호르몬 대체치료가 폐경기 여성들에게 어떤 재앙을 가져왔는지 되짚어보면 그 사실을 알 수 있다. 호르몬 대체치료와 심장 질환 감소는 연관성이 있지만 그 치료가 심장 질환을 낮추는 요인은 아니다. 다만, 영양학계에서는 연관성 연구가 그나마 현재 활용할 수 있는 가장 괜찮은 자료인 경우가 많아서 무조건 배제할 수만은 없다.

이 책의 PART 1 '비만이라는 유행병'에서는 비만이 확산된 과정을 시간 순서대로 살펴보고 가족의 병력이 어떤 영향을 주는지 살펴본다. 그리고 이 두 가지 정보에서 어떠한 근본 원인을 찾을 수 있는지 분석한다.

PART 2 '열량의 속임수'에서는 운동과 과도한 음식 섭취에 관한 연구를 포함하여 현재 활용되는 열량 이론을 심층적으로 검토한다. 현재 비만에 대한 이해가 얼마나 부족한지도 집중 조명한다.

PART 3 '새로운 비만 모형'에서는 비만을 의학적인 문제로 명확히 설명할 수 있는 호르몬 이론을 소개한다. 특히 체중 조절에 인슐린이 담당하는 중요한 역할과 인슐린 저항성의 막강한 영향력을 설명한다.

PART 4 '사회 현상이 된 비만'에서는 비만이 호르몬으로 인해 발생한다는 이론을 적용할 경우 비만의 몇 가지 특징을 어떻게 설명할 수 있는지 살펴본다. 왜 비만은 빈곤과 관련이 있을까? 아동 비만 문제는 어떻게 해결할 수 있을까?

PART 5 '잘못된 식생활'에서는 세 가지 거대영양소인 지방과 단백질, 탄수화물이 체중 증가에 어떤 역할을 하는지 탐구한다. 더불어 체중 증가의 주된 원인 중 하나인 과당과 인공 감미료의 영향에 대해서도 살펴본다.

PART 6 '해결책'에서는 비만이 혈중 인슐린 농도가 높은 호르몬 불균형으로 발생한다는 사실을 설명하고, 이를 지속적으로 치료하는 방법은 무엇인지 지침을 제시한다. 첨가 당과 정제된 곡류의 섭취량을 줄이고 단백질 섭취량은 적당한 수준을 유지하는 동시에 몸에 좋은 지방과 섬유질 섭취는 늘리는 등의 방식으로 인슐린 농도를 줄이는 식생활 지침이 소개된다. 간헐적인 단식은 섭취 열량을 줄이는 다이어트로 발생하는 악영향을 피하면서도 인슐린 저항성을 치료할 수 있는 효과적인 방법이며 스트레스 관리와 수면 개선은 코르티솔 농도를 줄이고 인슐린을 관리하는 데 도움이 된다는 사실도 설명한다.

이 책『비만코드』는 인체 비만을 이해하는 기반이 될 것이다. 비만과 제2형 당뇨는 중요한 공통점이 있고 차이점도 많지만 이 책에서는 주로 비만에 관한 정보를 다룬다. 현재 확립된 영양학적인 신조와 맞서서 문제를 제기하는 일은 다소 불안감을 일으킬 수 있지만 그냥 지나치기에는 건강에 끼치는 영향이 너무나도 크다. 체중은 왜 증가하고 우리는 어떻게 대처할 수 있을까? 이것이 이 책의 전체적인 주제다. 비만의 이해와 치료에 관한 새로운 기틀이 마련된다면 보다 건강한 미래를 만들 수 있다는 새 희망도 품을 수 있으리라 생각한다.

· 차례 ·

비만이라는
유행병

{ 01 }

비만은 어쩌다
유행병이 되었을까

•

내게는 늘 골칫거리인 의문이 하나 있다. 왜 의사들 중에도 뚱뚱한 사람이 있을까? 의사는 인체 생리학의 권위자로 인정받는 만큼 비만의 원인과 치료에 있어서도 진정한 전문가가 되어야 한다. 의사는 대부분 굉장히 부지런하게 일하고 자제력도 강하다. 뚱뚱해지고 싶은 사람은 없겠지만, 특히 의사는 날씬하고 건강한 몸을 유지할 수 있는 지식과 그것을 실천하려는 의지가 있어야 한다. 그럼에도 왜 뚱뚱한 의사가 있을까?

살을 빼려는 사람에게 기본적으로 제시되는 처방은 "덜 먹고 많이 움직여라"다. 듣기에는 정확히 맞는 말이다. 하지만 왜 효과는 없을까? 체중을 줄이고 싶다던 당사자가 이 조언을 따르지 않아서인지도 모른다. 마음은 그러고 싶은데 몸이 말을 안 들을 수도 있으니까. 그래도 의사의 경우 의과대학부터 시작해서 전문의 과정, 인턴, 레지던트, 박사 수료 이후의 학업까지 마치려면 엄격한 자제력과 헌신이 필요하다. 그래서 정상 체중을 넘어선 의사가 환자에게 권장하는 처방을 의지력이 부족해서 실천하지 못한다고 보기는 힘들다.

그렇다면 혹시 보편적인 조언이 잘못된 건 아닌지 생각하게 된다. 비만에 관한 우리의 생각이 근본적으로, 통째로 잘못됐을 수도 있다는 뜻이다. 비만이 현재 유행병이 되었다는 사실을 감안하면 가장 그럴듯한 시나리오가 아닌가 싶다. 그러므로 우리는 비만이라는 병에 대하여 맨 처음부터 상세히 파악해 볼 필요가 있다.

비만을 비롯한 모든 질병은 가장 중요한 질문 하나로 시작해야 한다. "원인은 무엇일까?" 우리는 이미 답을 다 안다고 생각하므로 이 중요한 질문을 굳이 숙고하지 않는다. 즉, 비만은 당연히 열량의 섭취와 소비에 좌우된다고들 생각한다. 열량은 인체가 숨을 쉬고 새로운 근육과 뼈를 만들고 혈액을 순환시키는 등 대사활동을 하고 다양한 기능을 수행할 때 활용되는 음식 에너지의 단위다. 그 에너지 중 일부는 몸에 지방으로 저장된다. 열량 섭취는 음식 에너지를 먹는 것이고, 열량 소비는 다양한 대사 기능을 통해 음식 에너지가 사용되는 것을 뜻한다.

우리는 섭취하는 열량이 연소되는 열량보다 많으면 체중이 늘어난다고 이야기한다. 과하게 먹고 운동은 조금밖에 안 하면 살이 찐다고도 이야기한다. 열량을 너무 많이 섭취하면 체중이 늘어난다고도 이야기한다. 전부 너무나 자명한 사실이라서 정말로 사실인지 의심조차 하지 않는다. 하지만 과연 사실일까?

근접 원인과 궁극 원인

열량을 과도하게 섭취하는 것이 체중 증가에 직접적으로 영향을 주는 것은 분명하지만 비만의 근본적인 원인은 아니다. 근접 원인proximate cause과 궁극 원인ultimate cause의 차이는 무엇일까? 근접 원인은 즉각 나타나는 반응을 유발하는 반면 궁극 원인은 연이어 발생하는 여러 사건의 시작점이다.

알코올중독을 생각해 보자. 원인은 무엇인가? 근접 원인은 술을 너무 많이 마시는 것이다. 반박할 수 없는 사실이지만 별로 도움은 되지 않는다. 알코올중독이나 술을 너무 많이 마시는 것은 동일한 의미이므로 원인이 무엇인지 묻는 질문과 답이 결국 같은 내용이 된다. 그리고 근접 원인을 뒤집은 것이 치료 방법으로 제시된다. 즉, '술을 너무 많이 마시지 말라'는 것인데 그다지 유익하지 않다. 핵심 질문, 우리가 정말로 알고자 하는 것은 알코올중독이 왜 생기는지 이해할 수 있는 궁극 원인이다. 그러한 원인에는 다음과 같은 항목이 포함된다.

- 알코올의 특성상 중독될 수 있다는 점
- 가족 중에 알코올중독자가 있는 경우
- 집안일로 극심한 스트레스를 받는 경우
- 중독이 잘 되는 성격

실제로 어떤 병에 걸렸다면 치료 방법은 근접 원인보다는 궁극 원인을 없앨 수 있는 방향으로 제시되어야 한다. 궁극 원인을 알면 효과적인 치료를 받을 수 있다. 알코올중독의 경우 재활치료와 사회적 네트워크를 통한 지원이 될 것이다.

또 다른 예를 들어보자. 비행기 추락 사고는 왜 일어나는가? 근접 원인은 양력이 중력을 극복할 만큼 크지 않은 것이다. 이번에도 맞는 말이지만 도움은 안 된다. 궁극 원인은 다음과 같이 꼽을 수 있다.

- 사람의 실수
- 기계 고장
- 궂은 날씨

궁극 원인을 파악하면, 파일럿 훈련을 개선하거나 기체 유지보수 간격을 좁히는 등 효과적인 해결 방법을 떠올릴 수 있다. 양력이 중력보다 커지게 하는 방법(날개 크기를 키우거나 더 강력한 엔진을 사용하는 등)으로는 비행기 추락 사고를 줄일 수 없다.

이와 같은 원리는 모든 일에 적용된다. 방 안이 너무 덥다면? 근접 원인은 유입되는 열에너지가 방출되는 열에너지보다 많다는 것이다. 이에 대한 해결책은 환풍기를 켜서 방출되는 열이 더 많아지도록 하는 것이다. 궁극 원인은 온도를 너무 높게 설정한 것이다. 이 경우 해결책은 보일러를 끄는 것이다.

배는 왜 가라앉았을까? 근접 원인은 중력이 부력보다 크다는 것이다. 이에 대한 해결책은 중력을 줄이는 것이다. 궁극 원인은 선체에 큰 구멍이 있다는 것이다. 이 경우 해결책은 구멍을 때우는 것이다.

이처럼 근접 원인에서 도출된 해결책은 효과가 지속적이지도 않고 아무 의미도 없다. 궁극 원인에서 나온 해결책이 훨씬 유용하다. 비만도 같은 방식으로 생각해 보자. 체중은 왜 늘어날까? 근접 원인은 소비되는 열량보다 섭취하는 열량이 더 많다는 것이다.

소비되는 열량보다 인체에 유입되는 열량이 많은 것이 근접 원인이라는 생각에 따라 우리는 (대놓고 말하지는 않지만) 개개인의 선택이 궁극 원인이라고 여긴다. 브로콜리 대신 감자 칩을 먹는 건 선택이다. 운동하는 대신 텔레비전을 보는 것도 선택이다. 이 같은 추론대로라면 비만은 연구하고 조사해야 하는 질병이 아닌, 개인적인 실패 또는 성격 결함의 문제로 바뀐다. 비만의 궁극 원인을 찾는 대신 다음과 같은 요소가 원인이라고 생각하는 것이다.

- 지나치게 많이 먹는 것(폭식)
- 운동을 거의 안 하는 것(나태)

그래서 우리는 비만이 된 사람을 향해 자초한 일이라 이야기하고 자제력이 약하다고 평가한다. 이렇게 생각하면 문제의 궁극 원인이 밝혀진 것 같고 안심이 된다. 실제로 2012년에 실시된 온라인 여론조사[1]에서 미국 성인의 61퍼센트는 비만이 유행병이 된 원인은 '식생활과 운동에 관한 개인의 선택'이라고 답했다. 우리는 이런 식으로 비만인 사람을 차별한다. 안쓰러워하면서도 혐오하는 것이다.

하지만 잠시만 생각해 보면 사실과 다르다는 것을 알 수 있다. 사춘기 이전에는 남자와 여자의 체지방률이 동일하다. 그러다 사춘기가 지나면 여성의 체지방이 남성보다 평균 50퍼센트 가까이 더 많아진다. 섭취하는 열량은 평균적으로 남성이 여성보다 더 많은데도 이러한 변화가 나타난다. 어떻게 이런 일이 가능할까?

비만의 결정적인 원인은 무엇일까? 개개인의 선택과는 아무 상관이 없다. 성격 결함도 아니다. 여성이 남성보다 식탐이 강하거나 게으른 것도 아니다. 남성과 여성의 고유한 특징을 만드는 호르몬 조합이 여성의 몸에서는 열량이 연소되고 소비되는 대신 지방으로 축적되는 양이 더 많아지게 하는 원인일 가능성이 훨씬 더 크다. 임신도 체중을 크게 증가시키는 원인이다. 이 경우도 역시나 개개인의 선택이 아니라 임신으로 인한 호르몬 변화가 체중 증가를 촉진한다. 비만의 근접 원인과 궁극 원인을 잘못 이해한 결과 우리는 먹는 열량을 줄이는 것이 비만을 해결할 수 있는 길이라고 믿는다.

권위 있는 기관도 하나같이 그 말에 동의한다. 미국 농무부가 2010년에 업데이트한 「미국인을 위한 식생활 지침」에도 기관의 핵심 권고사항이 단호하게 명시되어 있다. "체중을 관리하려면 총섭취 열량을 조절해야 한다"는 것이다. 질병통제예방센터[2]에서도 비만 환자들에게 열량 균형을 맞춰야 한다고 충고한다. 미국 국립보건원에서 발행한 팸플릿에는 "건강한 체중을 만들기 위해서는 식음료에서 얻는 열량을 줄이고 신체 활동을 늘려야 한다"는 조언이 담겨 있다.[3]

비만 전문가들은 "덜 먹고 더 많이 움직여라"로 함축되는 이 유명한 전략을 굉장히 좋아한다. 하지만 어딘가 이상하다는 생각이 든다. 비만이 되는 이유가 다 밝혀진 데다 치료법도 다 알고 비만 교육과 관리 프로그램에 수백만 달러를 쏟아 붓고 있는데도 왜 우리는 점점 더 뚱뚱해질까?

유행병의 해부

인류가 늘 열량에 집착하면서 살았던 건 아니다. 인류 역사의 대부분은

비만코드

비만이 드문 현상이었다. 전통적인 식생활이 지켜졌던 전통 사회에서는 먹을 것이 풍부할 때에도 비만은 거의 없었다. 문명이 발달하자 비만도 늘어났다. 많은 사람들이 당과 전분으로 이루어진 정제 탄수화물을 원인으로 추정했다. 저탄수화물 식단의 아버지로 여겨지는 장 앙텔름 브리야 사바랭은 1825년에 발표하여 큰 영향력을 남긴 책『미각의 생리학』을 쓴 인물이다. 그는 이 책에서 다음과 같이 밝혔다. "비만이 발생하는 두 번째 핵심 요인은 사람들이 매일 주된 영양소로 섭취하는 밀가루와 전분이다. 앞서 설명했듯이 전분질이 많은 음식을 먹고 사는 동물은 모두 한도 끝도 없이 살이 찐다. 사람도 이 보편적인 법칙에서 벗어나지 않는다."[4]

모든 음식은 지방과 단백질, 탄수화물의 세 가지 거대영양소 그룹으로 분류된다. 거대영양소macronutrients에서 '거대macro'라는 표현은 우리가 먹는 음식의 상당 부분이 이 세 가지 영양소로 이루어져 있다는 사실이 반영된 것이다. 음식에서 매우 작은 부분을 차지하는 미량영양소에는 비타민 A, B, C, D, E, K와 같은 비타민과 철분, 칼슘 같은 무기질 등이 포함된다. 전분질 음식과 당류는 모두 탄수화물에 해당된다.

몇십 년 뒤, 영국에서 장의사로 일하던 윌리엄 밴팅이 정제 탄수화물에 살을 찌우는 특징이 있다는 사실을 재확인했다. 그가 1863년에 발표한 저서『대중에게 전하는 비만에 관한 소책자』는 세계 최초의 다이어트 책으로 자주 언급된다. 여기에 실린 이야기는 사실 별로 놀랍지 않다. 어릴 때 뚱뚱한 아이도 아니었고 가족 중에도 비만인 사람이 없었던 밴팅은 30대 중반부터 체중이 늘기 시작했다. 1년에 0.5~1킬로그램 정도로, 그렇게 심각한 수준은 아니었다. 그러나 62세가 되자 약 167센티미터의 키에 체중은 92킬로그램이 되었다. 현재의 기준에서는 특이하다고 할 정도가 아닐지 몰라도 그 당시에는 상당히 뚱뚱하다고 여겨졌다. 괴로워하던 밴팅은 주치의를 찾아가 어떻게 해야 체중을 줄일 수 있는지 조언을 구했다.

처음에는 먹는 양을 줄였는데 허기만 남았다. 체중은 줄지 않는 것이 더 큰 문제였다. 그래서 운동량을 늘리기 위해 런던의 집과 가까운 템스 강에서 배를 타며 노를 저었다. 체형은 좋아졌지만 식욕이 엄청나게 늘어서 실컷 퍼먹고 싶은 마음이 간절한 상태가 되었다.[5] 이번에도 체중은 줄지 않았다.

그다음으로 밴팅은 주치의가 권한 새로운 방식을 택했다. 당과 전분이 많이 든 음식을 먹으면 살이 찔 수 있다는 생각에, 그때까지 식단의 큰 부분을 차지했던 빵이며 우유, 맥주, 단 음식, 감자를 일체 먹지 않는 힘든 싸움을 시작한 것이다(오늘날 정제 탄수화물을 줄인 식단이라 불리는 방식이다). 그 결과 체중이 줄고 줄어든 상태가 유지됐을 뿐만 아니라 몸이 한결 가뿐했다. 이 유명한 소책자를 써서 알려야겠다는 마음이 든 것도 그 때문이다. 그는 살을 찌우는 탄수화물을 너무 많이 먹으면 체중이 늘어난다고 믿었다.

정제 탄수화물의 양을 줄인 식단은 다음 세기 대부분의 시간 동안 비만을 해결하는 표준 치료법으로 인정받았다. 1950년대까지도 상당히 일반적인 권고 사항이었다. 할아버지나 할머니께 왜 살이 찌냐고 물으면 칼로리 이야기는 나오지 않고 단 음식과 전분이 많이 든 음식을 먹지 말라고 하신다. 상식과 경험으로 확인된 사실이다. 영양 전문가나 정부기관의 의견을 구할 필요도 없었다.

열량 계산은 1900년대 초, 로버트 휴 로스 박사가 '체중 관리의 과학적인 체계'라고 밝힌 저서 『건강해지는 식생활』에서부터 시작됐다. 1918년에 미국에서 의사이자 신문 칼럼리스트로 활동하던 루루 헌트 피터스가 쓴 책 『다이어트와 건강, 핵심은 칼로리』가 베스트셀러에 오르며 그 뒤를 이었다. 그리고 미국 식품청장에 부임한 허버트 후버가 섭취 열량을 계산하는 방식을 채택했다. 피터스 박사는 비만 환자들에게 먼저 하루나 이틀 정도 어떠한 음식도 먹지 말고 짧게 단식한 다음 하루 1,200칼로리만 엄격히 지켜서 섭취할 것을 권장했다. 단식하라는 충고는 금세 희미해졌지만 열량 계산법은 현대에도 당시와 크게 다르지 않은 형태로 남아 있다.

1950년대까지는 심장 질환이 '대폭 확산'되고 있다는 사실이 알려지고 대중의 큰 걱정거리가 되었다. 미국에서는 겉으로 건강해 보이던 사

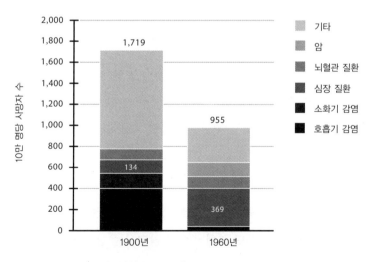

그림 1.1 1900년과 1960년 미국의 사망 원인[6]

람이 심장마비로 쓰러지는 일이 점점 늘어났다. 폐렴이나 결핵, 위·장관 감염 등 과거에 많은 목숨을 앗아갔던 감염 질환은 치료가 가능해지고 심장 질환과 암이 사망 원인 중 비교적 큰 부분을 차지했다. 이는 일부 대중에게 유행병에 관한 잘못된 생각을 심어주었다(그림 1.1 참조).

1900년부터 1950년까지 평균 수명이 늘면서 관상동맥 질환이 확산됐다는 사실도 한층 더 명확히 드러났다. 백인 남성의 경우 1900년에 50세였던 평균 수명이[7] 1950년에는 66세가 되고 1970년에는 거의 68세로 늘어났다. 결핵으로 사망하지 않은 사람은 심장마비가 발생하는 나이까지 오래 살았다. 현재 기준으로 심장마비가 최초로 발생하는 평균 연령은 66세다.[8] 50세인 사람은 68세인 사람보다 심장마비 발생 위험이 현저히 낮다. 수명이 늘어나면서 자연히 관상동맥 질환 발생률도 높아진 것이다.

그러나 무릇 위대한 이야기에는 반드시 악당이 필요한 법이고 식이지방에 그 역할이 부여됐다. 식이지방은 심장 질환을 유발한다고 하는 기름기 많은 물질인 콜레스테롤 수치를 높인다고 알려졌다. 곧이어 의사들은 저지방 식단을 옹호하기 시작했다. 열광적인 반응과 휘청대는 과학에 힘입어 식이지방을 향한 마녀 사냥이 본격적으로 시작됐다.

당시에는 미처 알아채지 못했지만 이런 흐름에는 문제가 있었다. 지방, 단백질, 탄수화물로 구성된 3대 거대영양소 중에서 지방의 양을 줄인다는 것은 단백질과 탄수화물 중 하나가 그 자리를 대신해야 한다는 의미였다. 육류나 유제품 같은 고단백 식품은 지방 함량도 높은 경우가 많으므로 단백질 섭취량도 함께 줄이지 않고서는 섭취하는 지방의 양을 줄이기 힘들다. 그러므로 지방의 양을 제한한다면 탄수화물의 양을 늘려야 하고, 정반대의 경우도 마찬가지다. 그런데 선진국에서는 탄수화물을 전부 고도로 정제된 형태로 섭취하는 경향이 있다.

저지방 = 고탄수화물

이러한 딜레마로 심각한 인지 부조화 문제가 생겨났다. 정제된 탄수화물은 유익하면서(지방 함량이 낮다) 해로운데(살찌게 만든다), 이 두 가지 특징이 공존할 수는 없기 때문이다. 대다수의 영양 전문가들은 이에 대한 해결책으로 탄수화물은 더 이상 살이 찌는 원인이 아니며 살이 찌는 건 칼로리 때문이라는 견해를 내놓았다. 근거나 역사적인 선례도 없이, 특정한 음식이 아니라 칼로리 섭취량이 과도하면 살이 찐다는 제멋대로 된 해석이 나온 것이다.

지방은 식생활의 적이고 살이 찌는 요인이라는, 기존에 전혀 알려지지 않은 개념은 이렇게 정립됐다. '탄수화물을 먹으면 살이 찐다'는 모형도 열량 섭취/소비 모형이 대체하기 시작했다.

그렇다고 모두가 이런 생각에 동의한 것은 아니다. 저명한 영양학자인 존 유드킨도 반대 의견을 내놓은 유명인사들 중 하나였다. 그는 식생활과 심장 질환을 연구한 결과 식이지방과 심장 질환 사이에 아무런 관련성이 없다는 사실을 확인했다. 그리고 비만과 심장 질환의 주된 원인은 설탕이라고 생각했다.[9, 10] 존 유드킨이 1972년에 쓴 저서 『설탕의 독』에는 소름 끼칠 정도로 예리한 통찰이 담겨 있다(역사상 최고의 도서로 상을 줘야 마땅한 책이다). 범인이 지방이냐 설탕이냐를 놓고 과학계에서는 뜨거운 논쟁이 벌어졌다.

식생활 지침

이 문제는 1977년에 마침내 정리가 됐으나 계기는 과학적인 논의와 발견이 아니라 정부가 발표한 결정이었다. 당시 미국에서 '영양과 인간의 욕구에 관한 상원 특별위원회' 의장을 맡은 조지 맥거번이 일종의 재판을 열고 며칠간 숙고한 끝에 지방에 유죄를 선고한 것이다. 식이지방에는 심장 질환을 일으킨다는 죄목뿐만 아니라 열량이 밀집되어 있으므로 비만을 유발한다는 죄목도 부여됐다.

이 같은 결정은 「미국인을 위한 식생활 지침」이 되었다. 미국 전체, 얼마 지나지 않아 전 세계가 정치인 한 사람이 밝힌 영양 권고를 따르게 된 것이다. 전통을 깨뜨린 엄청난 변화였다. 사상 처음으로 정부기관이 미국 국민들의 식탁에 불쑥 끼어든 것이나 다름없었다. 뭘 먹어야 하고 뭘 먹지 말아야 하는지 이야기해주던 사람은 원래 엄마였는데 이제는 국가기관에서 그 역할을 맡아 "지방은 덜 먹고 탄수화물을 더 먹어야 한다"고 이야기했다.

다음과 같은 몇 가지 구체적인 식생활 목표도 수립됐다.

- 탄수화물 섭취량은 전체 섭취 열량의 55~60퍼센트가 되도록 늘린다.
- 지방 섭취량은 전체 섭취 열량의 약 30~40퍼센트로 줄인다. 이때 포화지방으로 섭취하는 열량이 3분의 1을 초과하면 안 된다.

이전까지 살이 찌는 요인으로 여겨지던 탄수화물의 위치는 아무런 과학적 근거도 없이 급격히 바뀌었다. 식생활 지침에서는 설탕의 해로운 특성을 인정하면서도 정제된 곡류는 수녀원에서 지내는 수녀처럼 결백하다고 보았다. 영양학적인 죄는 모두 면제되고 몸에 좋은 통곡물로 다시 태어나 세례를 받았다.

그럴 만한 근거가 조금이라도 있었을까? 근거는 별로 중시되지 않았다. 영양학적인 정설을 확립하는 것이 목표가 된 이상, 그 외 나머지는 전부 이교도일 뿐이었다. 시키는 대로 따르지 않는 것은 터무니없는 짓으로 여겨졌다. 1980년에는 맥거번 보고서에 담긴 권장 사항이 세밀한 부분까지 반영된 보고서 「미국인을 위한 식생활 지침」이 발표되어 일반에 널리 전파됐다. 영양에 관한 세상의 인식은 이렇게 영원히 바뀌었다.

현재 5년마다 업데이트되고 있는 이 「미국인을 위한 식생활 지침」은 식품 피라미드라는 악명 높은 자료와 더불어 사실과 전혀 다른 정보를 제시하고도 큰 영광을 누렸다. '우리가 매일 먹어야 하는 식품'에 해당되는 피라미드 맨 아래층은 빵과 파스타, 감자가 차지했다. 날씬한 체형을 유지하려면 피해야 할 음식으로 꼽히던 음식이 정확히 그 위치에 자리한 것이다. 1995년에 미국 심장협회가 발표한 「미국 심장협회 식단 정보 : 미국인의 건강을 위한 식생활 계획」에도 빵과 곡류, 파스타, 전분질 채소는 지방과 콜레스테롤 함량이 낮으므로 매일 6회 섭취량 이상 먹어야 한다는 주장이 담겨 있다. 음료로는 과일 펀치와 탄산음료를 추천한다. 세상에! 흰 빵에 탄산음료라니, 최고의 저녁 메뉴 아닌가. 미국 심장협회에 감사해야 할 일이다.

미국 국민들은 이 과감하고 새로운 세상에 발을 들이고 그 당시의 영양 관리 기관이 제시한 사항을 잘 따르려고 노력했다. 지방과 붉은 육류는 덜 먹고 달걀도 덜 먹고 탄수화물은 더 많이 먹으려고 의식적으로 애쓰기 시작한 것이다. 의사들이 사람들에게 담배를 끊으라고 권하기 시작하자 흡연율은 1979년 33퍼센트에서 1994년 25퍼센트로 감소했고, 의사들이 혈압과 콜레스테롤을 관리해야 한다고 이야기하기 시작하자 고혈압 환자는 40퍼센트, 고콜레스테롤 환자는 28퍼센트 감소했다. 마찬가지로 심장협회가 빵을 더 많이 먹고 주스도 더 많이 마시라고 이야기하자 사람들은 빵과 주스를 더 많이 먹기 시작했다.

설탕 섭취량이 증가한 것은 당연한 결과였다. 1820년부터 1920년까지 카리브해와 남미 지역에는 미국의 늘어난 설탕 소비량을 맞추기 위해 재배 농장이 새로 형성됐다. 1920년부터 1977년까지 정체기가 이어지던 설탕 소비량은 1977년 「미국인을 위한 식생활 지침」에 과도한 설탕 섭취를 피하라는 목표가 포함되어 있었음에도 불구하고 2000년까지 계속해서 급증했다. 지방에 집중하느라 정작 가장 중요한 것을 놓친 것이다. 뭐든 저지방, 저콜레스테롤인지 따지면서 설탕에는 아무도 관심을 기울이지 않았다. 이 같은 동향을 읽은 식품 가공업체들은 가공식품의 맛을 높이기 위해 첨가 당을 늘렸다.

정제 곡류의 섭취량은 45퍼센트 가까이 증가했다. 북미 지역에서 소비되는 탄수화물은 정제된 형태가 대부분이므로 콜리플라워나 케일이 아닌 저지방 빵과 파스타를 그만큼 많이 섭취했다는 의미다.[11] 대성공이었다! 1976년부터 1996년까지 지방의 평균 섭취량은 전체 섭취 열량의 45퍼센트에서 35퍼센트로 줄었다. 버터 소비량은 38퍼센트, 동물성 단백질 소비량은 13퍼센트 감소했다. 달걀 소비량도 18퍼센트 줄었다. 그리고 곡류와 설탕 섭취량은 증가했다.

이 지점에 이를 정도로 저지방 식단이 광범위하게 적용되었지만 어떠한 검증도 이루어지지 않았다. 그러한 식생활이 인체 건강에 어떤 영향을 주는지 아무것도 알려지지 않았다. 그럼에도 우리는 20만 년간 존재한 자연보다 우리가 더 똑똑하다는 치명적인 자만심에 절어 있었다. 그래서 자연에서 난 지방에는 등을 돌리고 빵, 파스타 같은 정제된 저지방 탄수화물을 받아들였다.

아이러니하게도 미국심장협회는 저탄수화물 다이어트가 위험한 유행이라고 생각했다. 저탄수화물 다이어트가 1863년부터 2000년까지도 거의 지속적으로 사용되어 왔음에도 불구하고 말이다.

어떤 결과가 초래됐기에 그랬을까? 심장 질환 발생률은 기대했던 만큼 감소하지 않았다. 그리고 식생활을 이렇게 조정한 뒤에 나타난 명확한 결과, 그것도 의도치 않은 결과가 있었다. 바로 비만율 증가였다. 체질량지수 30이 넘는 비만 인구가 그림 1.2와 같이 정확히 1977년부터

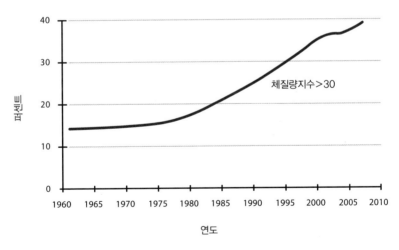

그림 1.2 미국 성인 인구의 비만과 고도비만 증가 현황[12]

대폭 증가했다.

비만인 사람이 갑작스럽게 증가한 시점은 저지방 고탄수화물 식단이 공식적으로 승인된 시점과 정확히 일치한다. 그저 우연의 일치일까? 어쩌면 문제는 우리의 유전적인 구성에 있을지도 모른다.

{ 02 }

비만과 유전

•

비만이 유전된다는 것은 상당히 명확한 사실이다.[1] 비만인 아이들의 형제자매도 비만인 경우가 많다. 어릴 때 뚱뚱하면 어른이 되어서도 뚱뚱하다.[2] 그리고 뚱뚱한 사람이 낳은 아이들은 비만이 된다. 아동 비만은 성인 비만율이 200~400퍼센트 증가하는 것과 관련이 있는 것으로 밝혀졌다. 이제는 부인할 수 없는 사실이 되었지만, 이것이 유전적인 문제인지 환경 탓인지에 대해서는 논란이 이어지고 있다. 선천적인 결과인지 후천적인 영향인지 가리려는 고전적인 논쟁이 여기서도 벌어지는 것이다.

한 가족이라면 비만으로 이어질 수 있는 유전적 특성이 공통적으로 존재한다. 그러나 비만은 1970년대부터 급격히 증가하기 시작했고, 우리의 유전자는 이토록 짧은 시간에 변하지 않는다. 유전학으로 개개인의 비만 위험도가 다른 이유를 자세히 설명할 수 있지만 전체 인구에 비만이 증가한 이유는 설명할 수 없다.

가족 구성원들은 같은 환경에서 생활하고 비슷한 시점에 비슷한 음식을 먹고 사고방식도 비슷한 경향이 있다. 같은 자동차를 공유하고, 물리적으로 같은 공간에서 생활하며 동일한 비만 유발 물질, 즉, 비만을 유발할 수 있는 화학물질에 똑같이 노출될 수 있다. 현재 우리가 생활하는 환경이 비만의 주요 원인이라고 생각하는 사람이 많은 이유도 바로 이런 점 때문이다.

비만이 섭취 열량에 좌우된다는 보편적인 이론에서는 음식 섭취를 부추기고 신체의 움직임은 적은 해로운 환경을 비만의 원인으로 콕 집어 이야기한다. 1970년대 이후 크게 바뀐 우리의 식생활과 생활 습관을 정리해 보면 다음과 같다.

- 저지방, 고탄수화물 식단을 따른다.
- 하루에 음식을 먹는 횟수가 증가했다.
- 외식하는 횟수가 늘었다.
- 패스트푸드 음식점을 이용하는 경우가 많다.
- 자동차 등 교통수단에서 보내는 시간이 늘었다.
- 비디오 게임이 큰 인기를 얻고 있다.
- 컴퓨터 이용도가 증가했다.
- 설탕 섭취량이 늘었다.
- 고과당 옥수수 시럽의 이용도가 늘었다.
- 1회 섭취량이 증가했다.

이 중 일부 혹은 전체가 실제로 비만을 유발하는 환경을 조성하는 데 영향을 주었을 수도 있다. 현대 사회의 비만 이론에서는 유전적인 요소

비만코드

의 중요성은 무시하고, 과도한 열량 섭취가 비만을 유발한다고 여긴다. 특히 음식을 먹는 행위와 몸을 움직이는 것은 유전적인 영향은 거의 없고 자발적으로 이루어진다는 데 주목한다. 그렇다면 유전적인 요소는 비만에 정확히 얼마나 영향을 줄까?

선천적인 요소 대 후천적인 요소

유전적 요소와 환경적 요소의 영향을 상대적으로 비교할 수 있는 전통적인 방법 중 하나는 유전적 요소를 배제할 수 있는 입양 가정을 연구하는 것이다. 즉, 입양된 아이들을 생물학적인 부모, 그리고 양부모와 비교하면 환경적 요인이 미친 영향을 파악할 수 있다. 앨버트 스턴커드 박사는 이와 같은 고전적인 유전학적 연구 방식을 몇 가지 적용하여 비만을 조사했다.[3] 보통 입양아의 친부모에 관한 데이터는 불완전하거나 기밀 정보로 관리되어 연구자가 쉽게 확보하지 못한다. 다행히 덴마크에서는 친부모와 양부모 모두의 정보가 비교적 완전하게 수집되어 관리된다.

스턴커드 박사는 성인이 된 입양아 540명을 표본으로 선별하여 양부모, 생물학적인 부모와 비교했다. 환경적인 요소가 가장 중요하다면 입양아들은 양부모와 더 많이 닮았을 것이고, 유전학적 요소가 더 막강할 경우 입양아들도 친부모와 닮았으리라는 전제가 수립됐다.

양부모와 입양아들의 체중은 아무런 연관성이 없는 것으로 밝혀졌다. 양부모가 마른 체형이건 뚱뚱한 체형이건 간에 입양된 자녀의 최종적인 체중에는 차이가 없었다. 양부모가 제공한 환경도 대체로 무관한 것으로 나타났다.

상당히 충격적인 결과였다. 섭취 열량을 토대로 한 표준 이론에서는 환경적인 요인과 인간의 행동을 비만의 원인으로 지목한다. 식습관과 패스트푸드, 정크푸드, 사탕 섭취량, 운동 부족, 차량 보유 대수, 운동장과 체계적인 스포츠가 부족한 환경을 비만이 발생하는 중요한 요소로 보는 것이다. 그러나 이와 같은 요소는 사실상 아무런 영향을 주지 않는다. 이 연구에서도 가장 뚱뚱한 입양아의 부모가 가장 마른 사람들로 확인됐다.

친부모와 비교한 결과에서는 매우 다른 결과가 나왔다. 입양아와 친부모의 체중을 비교한 결과, 강력한 연관관계가 일관되게 확인된 것이다. 친부모는 아이가 자라는 과정에 거의 영향을 주지 않거나 아무런 역할도 하지 않았고 영양학적인 가치나 운동을 대하는 태도에 대해 가르친 부분도 거의 없거나 혹은 아예 없었지만 비만의 경향성은 판에 박은 것처럼 똑같은 양상이 나타났다. 비만인 부모에게서 태어난 아이를 빼빼 마른 다른 부모에게 데려다 놓고 키워도 그 아이는 비만이 되는 것으로 확인됐다. 왜 이런 일이 벌어졌을까?

각기 다른 환경에서 자란 일란성 쌍둥이를 연구하는 것도 환경적 요소와 유전적 요소를 따로 확인할 수 있는 고전적인 방법이다. 일란성 쌍둥이는 유전 물질이 동일하지만 이란성 쌍둥이는 유전자가 25퍼센트 일치한다. 스턴커드 박사는 1991년에 이란성 쌍둥이와 일란성 쌍둥이를 대상으로, 따로 떨어져서 자란 경우와 함께 자란 경우 어떤 차이가 있는지 조사했다.[4] 이들의 체중을 비교하면 환경적 요소가 다를 때 발생하는 영향을 확인할 수 있다. 그 결과 비만 연구자 전체를 충격에 휩싸이게 만든 사실이 밝혀졌다. 비만 여부에서 나타나는 차이 중 약 70퍼센트는 유전적 요소에 좌우되는 것으로 나타난 것이다. 무려 70퍼센트였다. 체중이 증가하는 이유의 70퍼센트가 선천적인 요인으로 좌우된다는 의미다. 비만을 물려받을 확률이 놀라울 정도로 높다는 뜻이기도 하다.

그러나 유전학적 요인이 비만을 확산시킨 유일한 원인은 아니라는 것 또한 명확한 사실이다. 비만 발생률은 지난 수십 년 동안 비교적 안정적인 상태로 유지됐다. 그리고 비만의 확산은 대부분 단일 세대에서 나타난 현상이다. 유전자는 이 정도 기간에 바뀌지 않는다. 이런 모순된 결과를 어떻게 설명할 수 있을까?

절약 유전자 가설

비만의 유전학적인 바탕을 설명하기 위한 첫 번째 시도는 1970년대에 널리 알려진 절약 유전자 가설이다. 모든 인류는 진화를 위해 생존 전략의 하나로 체중이 증가하는 성향을 갖고 있다고 가정하는 것이 이 가설의 내용이다. 내용을 간추려보면 다음과 같다. 구석기 시대에는 식량이 거의 존재하지 않아 먹을 것을 구하기가 힘들었다. 허기는 인간이 가진 가장 강력하고 기본적인 본능이고, 절약 유전자의 역할은 음식을 최대한 많이 먹게 만드는 것이다. 체중이 늘어나게 하는 이 유전학적 성향으로 인해 생존율이 높아졌다. 즉, 인체의 식량 비축량(지방)을 늘려서 음식을 구하기 힘들거나 아예 없던 시절에 더 오랫동안 생존할 수 있도록 한 것이다. 이에 따라 열량이 저장되지 않고 연소되는 성향이 강한 사람들은 선택적으로 도태됐다. 그런데 현대 사회에서는 음식을 원하는 만큼 먹을 수 있게 되었지만 절약 유전자는 이러한 변화에 적절히 적응하지 못하고 그대로 남아 체중 증가와 비만의 원인이 되었다고 보는 것이다. 즉, 유전학적인 충동에 따라 살이 찔 수밖에 없다고 보는 것이다.

절약 유전자 가설은 썩은 수박처럼 얼핏 봐서는 멀쩡해 보이지만 좀 더 깊이 들여다보면 속이 상했다는 것을 알 수 있다. 사실 이 이론은 오래전부터 진지하게 고민할 거리도 안 되는 것으로 여겨져 왔지만 아직도 언론에서 언급되기도 하므로 어떤 부분이 문제인지 설명해 둘 필요가 있을 것 같다. 이 가설의 가장 큰 문제는 야생 환경에서 생존 여부가 저체중이냐 과체중이냐에 좌우되지 않는다는 사실을 간과한 것이다. 뚱뚱한 동물은 체형이 더 마른 동물들에 비해 움직임이 굼뜨고 민첩하지 못하다. 포식자의 입장에서도 붙잡기 어려운 날씬한 먹잇감보다 잡기 쉬운 살찐 먹잇감을 더 선호한다. 마찬가지로 포식자가 비만인 경우, 마르고 몸놀림이 빠른 먹잇감은 훨씬 더 잡기가 힘들다. 살찐 체형이 생존율 측면에서 항상 유리한 요소로 작용하지 않으며 오히려 상당히 불리한 요소가 될 수 있다. 내셔널 지오그래픽 채널에서 살집이 두툼한 얼룩말이나 가젤을 본 적이 있는가? 뚱뚱한 사자나 호랑이는?

인류가 유전학적으로 많이 먹는 성향이 있다는 것은 잘못된 전제다. 허기를 느끼게 하는 호르몬 신호가 있는 것처럼 배부르면 그만 먹으라는 신호를 보내서 과식을 막는 호르몬도 여러 가지가 있다. 먹고 싶은 건 뭐든 먹을 수 있는 뷔페를 떠올려보자. 배가 부른데 먹고 또 먹고 계속 먹을 수는 없다. 그렇게 계속 먹다가는 속이 불편해지고 토할 수도 있다. 과식을 유발하는 유전적인 성향 같은 건 없다. 반대로 과식을 막는 강력한 보호 장치는 우리 몸에 내재되어 있다.

절약 유전자 가설에서는 식량이 만성적으로 부족한 환경이 비만을 방지한다고 가정한다. 그러나 전통적인 사회도 1년 내내 식량이 충분한 경우가 많았다. 예를 들어 남태평양 외딴섬의 토켈라우 부족은 연중 어느 때고 구할 수 있는 코코넛과 빵나무 열매, 생선을 먹고 살았다. 그럼에도 산업화가 시작되고 전통적인 식생활이 서구화되기 전까지 이들에게 비만은 전혀 알지도 못했던 문제였다. 북미 대륙에서는 기아 문제가 대공황 이후부터 보기 드문 일이 되었지만 비만이 증가하는 추세는 1970년대 후반이 되어서야 나타나기 시작했다.

야생 동물이 병적으로 비만이 되는 경우는 드물다. 겨울잠을 자는 것처럼 정상적인 생활주기의 한 부분으로 많이 먹는 상황을 제외하면 식량이 풍성한 경우에도 마찬가지다. 동물들은 먹을 것이 많아지면 몸집이 커지는 것이 아니라 개체 수가 늘어난다. 쥐와 바퀴벌레를 생각해 보자. 먹을 것을 구하기 힘들면 쥐도 줄어들고 먹을 것이 많으면 쥐도 폭발적으로 늘어난다. 즉, 정상적인 체형의 쥐의 숫자가 늘어나지 개체 수는 그대로인데 병적으로 뚱뚱한 쥐가 늘어나지는 않는다.

체지방 비율이 아주 높을 때 생존 측면에서 유리한 부분은 전혀 없다. 남성 마라톤 선수는 체지방률이 5~11퍼센트 정도이고 이 정도면 한 달 이상 아무것도 먹지 않고도 생존할 수 있다. 수시로 살이 찌는 동물도 있다. 예를 들어 곰은 겨울잠에 돌입할 때마다 몸무게가 늘어나지만 그로 인해 병이 생기지는 않는다. 하지만 인간은 겨울잠을 자는 동물이 아니다. 그리고 뚱뚱해지는 것과 비만이 되는 것에는 중요한 차이점이 있다. 비만은 건강에 악영향이 발생할 정도로 뚱뚱해진 상태를 의미한다. 곰과 고래, 바다코끼리, 그 밖의 뚱뚱한 동물들은 건강에 아무런 문제가 없으므로 뚱뚱하지만 비만은 아니다. 유전적으로 뚱뚱해지게끔 프로그램된 결과라 할 수 있다. 하지만 인간은 아니다. 인간은 뚱뚱한 것이 아니라 날씬해야 진화적 측면에서 더 유리하다.

절약 유전자 가설로 비만을 설명할 수 없다면 어떤 이론으로 비만을 설명할 수 있을까? PART 3 '새로운 비만 모형'에서 살펴보겠지만, 호르몬의 복잡한 불균형과 혈중 인슐린 농도가 높아지는 것이 비만의 근본적인 원인이다. 아기의 호르몬 특성은 태어나기 전 엄마 뱃속에서 접한 모체의 환경에 영향을 받고 이는 아기의 혈중 고인슐린 여부와 이후 생애에서 비만이 될 것인지 여부와 관련이 있다. 비만이 섭취 열량의 불균형에 따른 결과라고 한다면 식생활과 운동은 자발적인 행동에 해당되므로 이처럼 뚜렷하게 나타나는 유전적 영향을 설명할 길이 없다. 비만을 호르몬 불균형에 따른 결과로 보아야 이러한 유전적 영향을 보다 정확하게 설명할 수 있다. 부모로부터 물려받은 요인은 비만이 될 전체 가능성에서 70퍼센트를 차지한다. 나머지 30퍼센트는 우리가 통제할 수 있다는 의미다. 이 나머지 가능성을 모두 통제하려면 어떻게 해야 할까? 다이어트와 운동만이 해답일까?

열량의 속임수

{ 03 }

열량 줄이기의 오류

•

오래전부터 비만은 우리가 열량을 어떻게 처리하는지에 따라 나타나는 결과로 여겨졌다. 이러한 생각에 따르면 체중은 다음과 같은 간단한 공식으로 예측할 수 있다.

열량 섭취 - 열량 소비 = 체지방

내가 열량의 속임수라 지칭하는 문제는 바로 이 핵심 공식에서 비롯된다. 보기에는 너무나도 간단하고 직관적이지만 상당히 위험한 공식이다. 그러나 먼저 이 공식에 얼마나 많은 허위 전제가 내포되어 있는지부터 알아야 한다.

전제 1 : 열량 섭취와 열량 소비는 각각 분리된 별개의 과정이다

이 전제에는 중대한 오류가 담겨 있다. 이번 장 뒷부분에서도 설명하겠지만 이것이 잘못된 내용이라는 사실은 실험과 경험을 통해 입증됐다.

열량 섭취와 소비는 서로 밀접하게 관련이 있는 의존적인 요소다. 섭취 열량을 줄이면 소비되는 열량도 줄어드는 반응이 '촉발'된다. 섭취 열량을 30퍼센트 줄일 경우 소비되는 열량도 30퍼센트가 감소한다. 그리고 체중 감량도 최소 수준에 머무른다.

전제 2 : 기초대사율은 일정하게 유지된다

우리는 섭취하는 열량에 과도한 관심을 쏟으면서도 운동 외에 소비되는 열량은 거의 생각하지 않는다. 섭취 열량은 쉽게 계산할 수 있지만 인체의 에너지 총소비량을 측정하는 건 복잡한 일이다. 이러한 이유로, 인체의 에너지 소비량이 운동할 때 외에는 일정하게 유지된다는 단순하고도 완전히 틀린 전제가 적용됐다. 에너지 총소비량은 기본적인 대사율에 음식으로 인한 발열 반응, 운동 외에 열이 발생하는 활동, 운동 후 산소의 과도한 소비, 그리고 운동으로 소비되는 에너지를 모두 더한 값이다. 그러므로 에너지 총소비량은 다른 여러 요인들뿐만 아니라 섭취하는 열량에 따라 최대 50퍼센트까지 증가하거나 감소할 수 있다.

전제 3 : 섭취하는 열량을 의식적으로 통제할 수 있다

무언가를 먹는 것은 의도적인 행위이고, 따라서 우리는 음식을 먹는 것이 의식적인 결정이며 이 과정에서 허기는 별로 큰 역할을 하지 않는다고 생각한다. 그러나 서로 중첩된 수많은 호르몬 시스템이 음식을 언제 먹을지, 언제 그만 먹을지 결정하는 데 영향을 준다. 우리는 허기 신호에 반응하여 의식적으로 음식을 먹겠다는 결정을 내리며 이 신호는 대부분 호르몬이 조절한다. 음식을 그만 먹겠다는 의식적인 결정도 인체가 포만감 신호를 보낼 때 이루어지고 이 신호도 대부분 호르몬이 조절한다.

예를 들어 점심시간에 튀긴 음식 냄새를 맡으면 배가 고프다고 느끼지만, 방금 뷔페에서 거하게 식사를 마치고 나온 경우 똑같은 냄새를 맡으면 속이 약간 메스꺼워진다. 냄새는 변함이 없고, 먹느냐 마느냐를 결정하는 주된 역할은 호르몬이 담당한다. 우리 몸에는 음식을 먹거나 먹지 않도록 조절하는 정교한 시스템이 존재한다. 체지방 조절은 숨 쉬는 것처럼 자동적으로 조절된다. 숨을 쉬어야 한다고 의식적으로 상기할 필요도 없고, 심장이 박동해야 한다는 사실을 애써 떠올릴 필요가 없이 항상성 유지 기전을 통해서만 이 같은 기능이 조절된다. 열량 섭취와 열량 소비는 모두 호르몬이 조절하는 부분이므로 비만은 열량의 문제가 아닌 호르몬의 문제다.

전제 4 : 저장 지방은 원래 조절되지 않는다

우리 몸을 구성하는 모든 시스템은 전부 하나하나 관리된다. 키가 크는 것은 성장 호르몬이 조절하고 혈당은 인슐린과 글루카곤을 비롯한 여러 호르몬이 조절한다. 성적 성숙 과정은 테스토스테론과 에스트로겐이 조절한다. 체온은 갑상선 자극 호르몬과 유리 티록신이 조절한다. 전부 이야기하자면 끝도 없다.

그러나 우리는 지방 세포의 성장이 기본적으로 조절되지 않는다는 이야기를 접한다. 단순히 음식을 먹는 것으로 지방이 증가하고 이 과정에 어떠한 호르몬도 관여하지 않는다는 것이다. 여분의 열량은 마치 주머니에 문이라도 달린 것처럼 지방 세포로 보내져서 쌓인다고 여겨진다.

이 전제가 잘못된 내용이라는 것은 이미 입증됐다. 지방 세포의 성장 조절에 관여하는 새로운 호르몬 반응 경로가 계속해서 발견되고 있다. 지방 세포 성장을 조절하는 호르몬으로 가장 많이 알려진 것은 렙틴이지만 그 밖에도 아디포넥틴과 호르몬 민감성 리파제(지방분해효소), 지단백 리파제, 지방질의 트리글리세라이드(중성지방) 리파제와 같은 호르몬도 모두 중요한 역할을 한다. 호르몬이 지방 세포의 성장을 조절한다는 점에서도 비만은 열량의 문제가 아닌 호르몬의 문제다.

전제 5 : 열량은 열량이다

이 전제가 가장 위험하다. 명백히 맞는 말이기도 하다. 개는 개고 책상은 책상인 것과 같으니까. 세상에는 다양한 종류의 개와 책상이 있지만, 간단히 개는 개라고 한다면 틀린 말은 아니다. 그러나 진짜 중요한 문제는 따로 있다. 과연 모든 열량이 똑같이 체중 증가에 영향을 줄까?

"열량은 열량이다"라는 말 속에는 체중 증가의 중요한 변수가 총칼로리 섭취량뿐이라는 의미가 담겨 있다. 즉, 어떤 음식이든 그 음식이 가진 열량으로 환산할 수 있다고 본다. 하지만 올리브오일과 열량이 동일한 설탕이 과연 똑같은 대사 반응을 일으킬까? 답은 명확히 '아니요'다. 이 두 가지 식품은 손쉽게 측정할 수 있는 여러 가지 차이가 있다. 설탕은 혈당을 높이고 췌장에서 인슐린의 반응을 촉발하지만 올리브오일은 그렇지 않다. 올리브오일이 소장에 흡수되고 간으로 전달된 후에도 혈당이나 인슐린은 크게 증가하지 않는다. 음식마다 제각기 엄청나게 다른 대사 반응과 호르몬 반응을 일으킨다.

섭취 열량을 줄여야 체중을 줄일 수 있다는 이론의 핵심이 되는 이

다섯 가지 전제는 모두 잘못된 것으로 입증됐다. 열량이라고 해서 모두 똑같이 체중을 증가시키는 것은 아니다. 열량에 집착하는 방식은 50여 년 전 처음 시작될 때부터 이미 막다른 길에 다다를 운명이었다. 그러니 우리는 처음부터 다시 시작해야 한다. 체중은 왜 늘어날까?

우리는 음식을 어떻게 처리할까?

열량이란 무엇일까? 열량은 그저 에너지 단위 중 하나다. 실험실에서 음식을 각각 연소시키고 열이 얼마나 사용됐는지 측정한 결과가 해당 음식의 열량 값이 된다. 우리가 먹는 모든 음식에는 열량이 있다. 음식을 먹으면 먼저 위에서 음식물이 위액과 혼합된 다음 천천히 소장으로 옮겨진다. 영양소는 소장과 대장을 지나는 동안 추출되고 나머지는 대변으로 배출된다.

단백질은 기본 구성단위인 아미노산으로 분해된다. 아미노산은 인체 조직을 만들거나 수선하는 데 사용되며 나머지는 저장된다. 지방은 곧바로 몸에 흡수된다. 탄수화물은 구성단위인 당으로 분해된다. 단백질과 지방, 탄수화물은 모두 몸에 필요한 열량 에너지를 제공하지만 대사 과정을 거쳐 처리되는 방식에는 제각기 큰 차이가 있다. 그에 따라 호르몬의 자극 신호도 제각기 다르게 발생한다.

섭취 열량부터 줄여야 체중이 감소하는 건 아니다

우리는 왜 살이 찔까? 이런 질문을 던지면 열량을 과도하게 섭취해서 비만이 된다는 대답을 가장 많이 들을 수 있다. 1971년부터 2000년까지 미국의 비만율 증가는 1일 섭취 열량이 약 200~300칼로리 증가한 것과 연관성이 있지만[1] 상관관계가 반드시 인과관계를 의미하지는 않는다는 사실을 기억해야 한다.

더 나아가 최근에는 체중 증가와 섭취 열량 증가에 상관관계가 없다는 사실이 확인됐다.[2] 1990년부터 2010년까지 실시된 미국 국립건강영양조사NHANES 데이터에서 섭취 열량이 증가하는 것과 체중 증가는 아무런 관련이 없는 것으로 나타난 것이다. 비만율은 매년 0.37퍼센트 증가했으나 섭취 열량은 사실상 일정하게 유지됐다. 여성의 경우 1일 평균 섭취 열량이 1,761칼로리에서 1,781칼로리로 약간 증가했고 남성은 2,616칼로리에서 2,511칼로리로 조금 줄었다.

영국에서 비만이 확산된 양상도 북미 지역과 대체로 동일하다. 영국의 경우 섭취 열량이나 섭취 지방 증가 중 어느 쪽도 비만과 연관성이 없었다.[3] 체중 증가와 섭취 열량 증가 간에 인과관계가 있다는 그때까지의 일반적인 주장과 반대되는 결과였다. 실제로는 섭취 열량이 약간 감소했음에도 비만율은 증가했다. 그리고 섭취하는 열량의 특성 등 다른 요인들이 바뀐 것으로 확인됐다.

우리는 스스로를 열량을 재는 저울로 여기고, 시간이 갈수록 저울 균형이 기울어져서 지방이 몸에 축적된다고 생각한다.

섭취 열량 - 소비 열량 = 체지방

소비되는 열량이 시간이 지나도 일정한 수준에 머무른다면 섭취하는 열량을 줄여야 체중을 줄일 수 있다. 열역학 제1법칙에 따르면 고립된 계 내에서 에너지는 새로 만들어지지도 않고 파괴되지도 않는다. 그래서 열량 섭취/소비 모형을 뒷받침하는 근거로 이 법칙이 자주 언급된다. 2012년 〈뉴욕타임스〉에 실린 한 기사에는 저명한 비만 연구자 줄스 허시 박사의 설명이 인용됐다.[4]

불변의 물리학 법칙이 있다. 저장된 지방의 양이 변하지 않았다면 유입된 열량 에너지는 해당 계에서 빠져나간 열량과 동일해야 한다는 것이다. 인체에서 열량은 음식이 연료로 사용될 때 빠져나간다. 체지방을 줄이려면, 즉 비만을 줄이기 위해서는 유입되는 열량을 줄이거나 활동량을 늘려서 빠져나가는 열량을 늘리거나 이 두 가지를 모두 실천해야 한다. 유입된 열량이 호박에서 온 것이든 땅콩이나 푸아그라 파이에서 온 것이든 마찬 가지다.

그러나 물리학 법칙인 열역학 법칙은 인간의 생물학적 특성과 거의 관련이 없다. 이유는 간단하다. 인체는 고립된 시스템이 아니기 때문이다. 인체에서 에너지는 끊임없이 들어오고 나간다. 우리가 가장 신경 쓰는 음식을 먹는 행위가 바로 인체라는 시스템으로 에너지가 유입되는 과정이다. 그리고 음식이 가진 에너지는 대변의 형태로 시스템을 빠져나간다. 내가 대학에서 꼬박 1년간 열역학을 공부할 때 열량이나 체중 증가가 언급된 적은 단연코 한 번도 없었다.

오늘 200칼로리를 더 먹었다고 해서 몸이 그 여분의 에너지를 태워서 열로 사용하지 못할 이유는 전혀 없다. 200칼로리가 전부 대변으로 배출될 수도 있고, 간이 200칼로리를 추가로 사용할 수도 있다. 우리는 몸에 유입되는 열량에만 집중하지만 **빠져나가는 에너지**가 훨씬 더 중요하다. 무엇이 인체의 에너지 배출량을 결정할까? 하루에 화학적인 에너지(음식)로 2,000칼로리가 유입된다고 가정해 보자. 이 2,000칼로리는 어떤 대사 과정을 거치게 될까? 아마도 다음과 같은 용도로 사용될 것이다.

- 열 생산
- 새로운 단백질 생산
- 새로운 뼈 생산
- 새로운 근육 생산
- 인지 기능(뇌)
- 심장 박동 증가
- 심장 박출량 증가
- 운동/신체 움직임
- 해독(간)
- 해독(신장)
- 소화(췌장과 장)
- 호흡(폐)
- 분비(장과 결장)
- 지방 생산

우리는 에너지가 열로 연소되거나 새로운 단백질을 만드는 데 사용되는 것에는 신경 쓰지 않고 지방으로 저장되는 부분에만 크게 신경을 쓴다. 그러나 인체는 여분의 에너지를 체지방으로 저장하는 것 외에도 셀 수 없을 만큼 다양한 방식으로 사용한다.

열량 균형을 중시하는 모형에 따라 우리는 지방을 늘리고 줄이는 것은 본질적으로 조절이 불가능하다고 생각한다. 그러면서 체중을 늘리고 줄이는 것은 의식적인 조절이 가능하다고 생각한다. 그러나 인체에 조절되지 않는 시스템은 하나도 없다. 호르몬이 우리 몸의 모든 시스템을 하나하나 관리한다. 갑상선, 부갑상선, 교감신경, 부교감신경, 호흡계, 순환계, 간, 신장, 위·장, 부신까지 전부 호르몬의 통제를 받는다. 체지방도 마찬가지다. 인체에는 체중을 관리하는 여러 시스템이 갖추어져 있다.

지방이 축적되는 문제는 사실 에너지의 분포와 관련이 있다. 즉, 에너지가 몸에 열을 만들어내는 등의 기능 대신 지방 생산에 너무 많이 쏠리는 것이다. 이와 같은 에너지 소비 방식은 광범위하고 대부분 자동적으로 조절된다. 그 가운데 운동은 유일하게 우리가 의식적으로 조절할 수 있는 요소다. 예를 들어 지방을 축적하는 기능과 새로 뼈를 만드는 기능에 에너지를 얼마나 사용할 것인지는 우리가 마음대로 정할 수 없다. 이러한 기능은 대사 과정에 해당되므로 사실상 측정이 불가능하며 상대적으로 일정하게 유지될 것으로 추정된다. 더욱이 섭취하는 열량에 따라 소비되는 열량이 바뀌지는 않는다고 보고 이 두 가지를 독립 변수라 가정한다.

하지만 예를 들어 생각해 보자. 1년 동안 벌어들인 돈(유입)과 사용한 돈(소비)을 떠올려보고, 보통 1년에 10만 달러를 벌어서 그만큼 쓴다고 가정하자. 그런데 한 해에 버는 돈이 2만 5,000달러로 줄었다면 쓰는 돈은 어떻게 될까? 그래도 계속 10만 달러를 쓸까? 그러면 금세 파산할 것이 분명한데 그렇게 멍청하게 살 리는 없다. 대신 주어진 예산에 맞춰서 1년간 쓰는 돈도 2만 5,000달러에 맞출 것이다. 돈이 들어오고 나가는 것은 이처럼 한쪽이 줄면 다른 한쪽이 직접적으로 영향을 받아 감소하는 종속 변수이다.

비만에도 같은 원리를 적용해 보자. 섭취 열량을 줄여서 효과가 나타나려면 소비되는 열량이 일정해야 한다. 그러나 실제로는 섭취 열량이 갑자기 감소하면 소비되는 열량도 비슷하게 줄어든다는 사실이 밝혀졌다. 인체가 주어진 에너지 예산에 맞게 균형점을 다시 찾으면서 체중은 줄지 않는 것이다. 섭취 열량 감소와 관련된 몇 가지 역사적인 실험에서 정확히 이와 같은 결과가 확인됐다.

열량 줄이기 : 극단적인 실험, 예상치 못한 결과

섭취 열량을 줄이면 어떻게 되는지는 실험으로 쉽게 연구할 수 있다. 사람들을 모아서 덜 먹도록 한 다음 살이 빠지는지 지켜보면 된다. 결론이 나올 것이고 이제 노벨 위원회에 이 놀라운 소식을 전하기만 하면 된다. 덜 먹고 더 많이 움직이면 비만을 치료할 수 있으며 섭취 열량을 줄이는 것이야말로 체중을 줄이는 가장 효과적인 방법이라고 말이다.

다행히도 이런 연구는 이미 다 완료됐다. 1919년에 워싱턴 카네기연구소에서는 섭취 열량을 줄인 조건에서 에너지 총소비량을 상세히 조사하는 연구를 실시했다.[5] 실험에 자발적으로 참가한 사람들은 평소 섭취하던 열량을 약 30퍼센트 줄인 1,400~2,100칼로리를 매일 섭취하는 반쯤 굶는 다이어트를 시작했다(현재 체중 감량을 목표로 한 다이어트 중에도 섭취 열량을 이와 비슷한 수준으로 설정하는 종류가 많다). 연구 목표는 먹는 열량(섭취 열량)을 줄이면 에너지 총소비량(소비 열량)이 감소하는지 확인하는 것이었다. 어떤 결과가 나왔을까?

처음에 대략 3,000칼로리였던 실험 참가자들의 에너지 총소비량은 무려 30퍼센트가 감소하여 약 1,950칼로리가 된 것으로 확인됐다. 지금으로부터 거의 100년 전에 실시된 연구에서도 소비 열량은 섭취 열량에 크게 좌우된다는 것이 명확히 나타난 것이다. 섭취하는 열량을 30퍼센트 줄이자 소비되는 열량도 거의 동일하게 30퍼센트 줄었다. 열량 예산은 이렇게 다시 균형이 잡히고 열역학 제1법칙도 깨지지 않았다.

수십 년이 더 지난 뒤, 1944년과 1945년에 안셀 키스 박사는 역사상 진행된 모든 단식 실험의 완결판이라 할 수 있는 실험을 실시했다. 이 '미네소타 굶주림 연구'의 상세한 결과는 1950년에 『굶주림과 인체 생물학』[6]이라는 제목의 두 권짜리 책으로 발표됐다. 제2차 세계대전이 끝나고 수백만 명이 기아의 문턱에 다다른 시기였다. 그럼에도 굶을 때 생리학적으로 어떤 영향이 발생하는지는 사실상 거의 밝혀지지 않았고 과학적으로 연구가 이루어진 적도 없었다. 미네소타 연구에서는 섭취 열량이 감소할 때와 기아 상태에서 회복될 때 나타나는 변화를 파악하고자 했다. 실제로 빈민구제 활동에 동참한 자원봉사자들을 위해 마련된 현장 매뉴얼에도 이 연구의 결과가 반영되어 굶주림의 심리학적 영향이 구체적으로 명시됐다.[7]

평균 신장 178센티미터에 평균 체중 69킬로그램인 건강한 일반인 청

년 36명이 연구 대상자로 선정됐다. 첫 3개월 동안 이들은 매일 3,200칼로리에 해당하는 표준 식단을 제공받았다. 이어 다음 6개월간은 반쯤 굶는 단식을 실시하고 하루에 1,570칼로리만 섭취했다. 체중을 (시작 시점을 기준으로) 총 24퍼센트 줄이기 위해 매주 평균 1.1킬로그램을 뺄 수 있도록 참가자들이 먹는 음식의 열량은 계속해서 조정됐다. 일부 참가자는 하루에 1,000칼로리도 안 되는 양을 먹었다. 이들에게 제공된 음식은 전쟁으로 엉망이 된 유럽에서 그나마 구할 수 있었던 감자와 순무, 빵, 마카로니 등 탄수화물이 높은 비율을 차지했다. 육류와 유제품은 거의 제공되지 않았다. 게다가 참가자들은 매주 약 35킬로미터씩 걷기 운동도 실시했다. 이렇게 섭취 열량을 줄이는 기간이 끝난 뒤에는 총 3개월에 걸쳐 다시 섭취 열량을 점진적으로 늘리는 회복기가 이어졌다. 1일 에너지 총소비량은 3,009칼로리가 될 것으로 전망됐다.[8]

그런데 연구를 진행한 키스 박사도 깜짝 놀라게 한 뜻밖의 문제가 발생했다. 참가자들이 신체적으로나 심리적으로 극심한 변화를 경험한 것이다. 특히 가장 공통적으로 나타난 변화는 참가자들이 계속해서 춥다고 호소한 것이다. "춥다. 지금은 7월인데 햇살 좋은 날 시내를 걸어 다니면서 몸을 따뜻하게 하려고 셔츠 위에 스웨터까지 입었다. 이 실험에 참가하지 않는 내 룸메이트는 밤에 시트만 깔고 잠드는 반면 나는 담요를 두 장 덮고 웅크린 채로 잔다." 한 참가자는 이렇게 설명했다.[9]

안정기 대사율은 40퍼센트까지 감소했다. 흥미로운 사실은 앞서 에너지 총소비량이 30퍼센트 감소한 연구에서도 이와 매우 비슷한 현상이 나타났다는 점이다. 미네소타 연구에서 참가자들의 신체 에너지는 21퍼센트 감소하고 분당 평균 55회였던 심장 박동 수는 겨우 35회로 현저히 감소했다. 심장 박출량도 20퍼센트 줄었다. 체온은 평균 35.4도로 떨어졌다.[10] 신체 지구력은 절반으로 감소하고 혈압도 감소했다. 참가자들은 극도의 피로감과 어지럼증을 경험했다. 머리카락이 빠지고 손톱이 약해지고 부서지는 등의 변화도 나타났다.

심리적으로도 만만치 않은 악영향이 발생했다. 음식 외에는 무슨 일에도 전혀 관심을 보이지 않고 오직 음식에만 온 정신을 집중했다. 요리책과 요리도구를 마구 수집하는 사람도 있었다. 모두 끊임없이 솟구치는, 도무지 수그러들지 않는 허기에 잠식됐다. 몇몇은 집중을 못 하는 상태가 되고 대학 공부를 그만둔 참가자들까지 생겼다. 명백한 신경증 증상도 몇 가지가 나타났다.

무슨 일이 벌어졌는지 짚어보자. 이 연구가 시작되기 전에 참가자들은 매일 3,000칼로리를 섭취하고 그만큼의 열량을 소비했다. 그러다 갑자기 섭취하는 열량이 1일 1,500칼로리 정도로 줄었다. 그로 인해 에너지가 반드시 필요한 인체의 기능이 급작스럽게 30~40퍼센트 감소하자 엄청난 혼란이 벌어진 것이다. 다음의 내용을 생각해 보자.

- 몸에 열을 내려면 열량이 필요하다. 그래서 섭취 열량이 줄면 몸에서 나는 열도 줄어든다. 그 결과, 계속 춥다고 느낀다.
- 심장이 혈액을 뿜어내려면 열량이 필요하다. 섭취 열량이 줄면 이 기능도 약화된다. 그 결과, 심장 박동 수와 박출량이 줄어든다.
- 혈압을 유지하려면 열량이 필요하다. 섭취 열량이 줄면 인체는 압력을 줄인다. 그 결과, 혈압이 감소한다.
- 뇌에서는 대사가 매우 활발하게 진행되므로 뇌가 기능하려면 열량

이 필요하다. 섭취 열량이 줄면 인지 기능이 저하된다. 그 결과, 무기력해지고 집중력이 떨어진다.

- 몸을 움직이려면 열량이 필요하다. 섭취 열량이 줄면 움직임도 줄어든다. 그 결과, 신체활동을 할 때 힘이 없다.
- 머리카락과 손톱이 만들어지려면 열량이 필요하다. 섭취 열량이 줄면 머리카락과 손톱이 새로 날 수가 없다. 그 결과, 손톱이 약해지고 머리카락이 빠진다.

인체는 이와 같이 에너지 소비량을 줄이는 반응을 나타낸다. 우리 몸은 영리하고 죽지 않는 방향을 찾으려 하기 때문이다. 섭취 열량은 1,500칼로리밖에 안 되는데 계속 3,000칼로리를 소비하면 어떻게 될까? 먼저 저장되어 있던 지방이 연소되고, 다음으로 저장 단백질이 사용된 다음 사망에 이른다. 놀라운 결과다. 그래서 인체는 즉각 에너지 소비량을 1일 1,500칼로리로 줄여서 균형을 회복하는 영리한 방식을 택한다. 여유 있게 안전을 확보할 수 있도록 심지어 그보다 낮게 조정될 수도 있다(즉, 1일 1,400칼로리 정도로). 인체는 바로 이렇게 반응한다.

한마디로 몸의 기능이 줄어드는 것이다. 기능을 보존하기 위해 전체적인 에너지 소비량을 줄인다. 여기서 꼭 기억해야 할 핵심은 이 같은 반응으로 생존을 유지하는 동안에는 극심한 스트레스가 발생한다는 사실이다. 몸이 영 안 좋은 느낌이 들지만 숨은 붙어 있는 상태가 된다. 인체의 입장에서는 에너지 소비량을 줄이는 것이 현명한 방법이다. 제공되지도 않는 에너지를 사용하면 빠른 속도로 죽음에 이른다. 그래서 에너지 예산은 반드시 균형을 맞춰야 한다.

섭취 열량과 소비 열량은 상호 의존성이 매우 높다. 잘 생각해 보면 열량 소비량이 감소할 수밖에 없다는 사실을 분명하게 이해할 수 있다. 우리는 하루에 섭취하는 열량을 500칼로리 줄이면 일주일에 지방이 0.45킬로그램씩 빠질 것이라 생각한다. 이 계산대로라면 200주 뒤에는 91킬로그램이 빠진다는 의미인데 그런 식으로 체중이 0킬로그램까지 줄어들 수 있을까? 당연히 그렇지 않다. 인체는 어느 순간부터 소비 열량을 줄여서 섭취 열량이 줄어든 상황에 맞추어야 한다. 이와 같은 적응은 거의 즉각적으로 일어나고 장기간 유지된다. 미네소타 굶주림 연구에 참가한 사람들은 35.3킬로그램의 체중이 줄 것으로 예상했지만 실제로는 16.8킬로그램이 줄었다. 예상치의 절반에도 못 미치는 수준이다. 그리고 예상치에 도달할 때까지 체중을 계속해서 줄이려면 섭취 열량을 점점 더 혹독하게 제한해야 한다는 원칙이 적용됐다. 어디서 많이 들어 본 소리 같지 않은가?

반쯤 굶은 기간에 참가자들의 체중에는 어떤 변화가 나타났을까? 이 기간에는 전체적인 체중보다 체지방이 훨씬 더 빠른 속도로 감소했다. 저장 지방은 몸에 힘을 내기 위한 목적으로 더 많이 활용되기 때문이다. 그러나 회복기가 시작되자 참가자들의 체중은 약 12주간 상당히 빠른 속도로 다시 늘어났다. 거기서 그치지 않았다. 체중은 계속 늘어나서 실험에 참가하기 전보다 오히려 증가했다.

섭취 열량이 줄면 인체는 재빨리 대사 기능(에너지 총소비량)을 줄인다. 그러나 이러한 적응 반응이 언제까지 지속될까? 섭취 열량이 계속 줄어든 상태인데도 어느 정도 시간이 지나면 에너지 소비량이 늘어나서 예전과 같은 수준으로 돌아갈까? 간단히 대답하자면 그렇지 않다.[11] 2008년에 실시된 한 연구에서는 초반에 참가자들의 체중이 10퍼센트 감소했고 에너지 총소비량도 예상했던 대로 감소했다. 이런 변화는 얼마 동안 유지됐을까? 연구가 진행된 전체 기간인 1년 내내 지속됐다. 게다가 줄어든 체중이 1년간 유지된 후에도 에너지 총소비량은 하루 평균 500칼로리 정도로 감소한 상태에서 변동이 없었다. 섭취 열량이 줄자 신진대사가 거의 즉각적으로 감소하며 그 상태가 거의 무기한으로 이어진다.

이와 같은 결과는 섭취 열량을 줄이는 다이어트에 그대로 적용된다. 어떤 여성이 다이어트를 시작하기 전에 하루 2,000칼로리를 섭취하고 소비했다고 가정해 보자. 이 여성은 의사의 권유에 따라 섭취 열량을 제한하고 1회 섭취량을 조절하는 저지방 다이어트를 실시하기로 했다. 이에 따라 하루 500칼로리를 덜 먹는다는 계획을 세웠다. 이 경우 에너지 총소비량은 곧바로 하루 500칼로리 혹은 그 이상 감소한다. 몸이 무겁고 피곤하고 으슬으슬 춥고 허기가 지는 데다 예민해지고 우울해졌지만 나중에 다 괜찮아질 거라 생각하면서 다이어트를 계속했다. 처음에는 체중이 줄었지만 줄어든 섭취량에 맞춰 인체의 소비 열량이 함께 낮아지자 체중 감량도 정체기에 들어섰다. 다이어트 규칙을 성실하게 따랐지만 1년이 지나도 상황은 나아지지 않았다. 섭취 열량은 똑같이 유지했는데 체중은 다시 슬그머니 늘어났다. 컨디션이 나쁜 채로 지내는 것에 신물이 나서 결국 이 여성은 효과도 못 본 채 다이어트를 그만두기로 했다. 그리고 다시 하루에 2,000칼로리씩 섭취했다. 그러나 인체 대사는 1일 1,500칼로리를 소비하도록 축소된 상태였으므로 앞선 다이어트에서 줄어든 체중이 빠른 속도로 다시 돌아왔다. 그것도 지방으로. 주변 사람들은 의지가 약해서 저런다며 뒤에서 속닥거렸다. 왠지 익숙한 상황 아닌가? 체중이 다시 늘어난 것은 실패가 아니다. 예상된 결과다. 그리고 이러한 사실은 100년도 더 전에 상세히 입증됐다.

틀린 가설

마지막으로 다른 가설을 하나 세워보자. 석탄을 연료로 사용하는 화력 발전소를 관리한다고 생각해 보자. 발전소에는 매일 2,000톤의 석탄이 들어오고 우리는 이것을 태워서 에너지를 생산한다. 생산량이 부족할 때를 대비해서 창고에도 석탄이 어느 정도 보관되어 있다. 그러다 어느 날부터 갑자기 하루에 석탄이 1,500톤씩만 들어오기 시작했다. 그래도 매일 2,000톤씩 태워야 할까? 그럴 경우 저장된 석탄도 금세 동이 나서 발전소는 문을 닫아야 할 것이고 도시 전체에 대규모 정전이 발생할 것이다. 일대 혼란이 벌어지고 약탈 행위도 마구잡이로 이루어지리라. 발전소 사장은 잔뜩 화가 나서 왜 이렇게 멍청한 일을 벌였냐고 호통치고는 고함친다. "당신, 해고야!" 안타깝지만 사장의 말이 백번 옳다.

실제 이런 상황이 되면 다른 방식을 택할 수 있다. 석탄이 1,500톤밖에 공급되지 않는다는 사실을 확인했을 때부터는 하루 1,500톤의 연료만큼만 전력을 생산하는 것이다. 석탄 공급량이 더 줄어들 때를 대비하여 1,400톤씩만 사용할 수도 있다. 도시 불빛은 좀 희미해지겠지만 대규모 정전은 일어나지 않는다. 사장은 이렇게 말할 것이다. "훌륭해. 보기보다 똑똑한 친구로군. 다시 봤어." 우리는 1,500톤에 맞춰 에너지 생산 방식을 필요한 만큼 최대한 유지한다.

핵심은 섭취 열량을 줄이면 체중이 감소한다는 이론이 틀렸다는 것이다. 들어오는 열량이 줄면 소비 열량도 불가피하게 줄어든다. 이미 오래전에 입증된 사실이고 지금까지 재차 확인된 사실이다. 그저 사람들이 '이번만큼은 효과가 있겠거니' 하고 희망을 버리지 않을 뿐이다. 하지만 그럴 일은 없다. 받아들여야 한다. 마음 깊은 곳에서는 다 아는 사실이다. 섭취 열량을 줄이고 1회 섭취량을 제한하는 전략은 피곤함과 허기만 안겨준다. 최악은 '빠진 살이 전부 다시 찐다'는 점이다. 나도 알고, 여러분도 아는 결과다.

의사, 식이요법 전문가, 정부기관, 과학자, 정치인, 언론까지 전부 수십 년 동안이나 체중 감량은 섭취 열량과 소비 열량에 좌우된다고 입을 모아 외쳐대는 바람에 우리는 이 불편한 진실을 망각한다. "섭취 열량을 줄이는 것이 가장 중요하다", "덜 먹고 많이 움직여라" 이런 말을 하도 많이 들어서 정말 맞는 소리인지 따져볼 생각도 하지 않는다.

체중이 줄지 않는 건 우리 각자의 문제라고 믿는다. 우리 스스로도 실패했다고 느끼고 주변에서도 다이어트 원칙을 잘 지키지 않아 그렇다며 은근히 비난한다. 의지가 약하다고 결론 내리고 아무 의미도 없는 잔소리를 늘어놓는 사람들도 있다. 익숙한 상황 아닌가?

그러나 우리 잘못이 아니다. 1회 섭취량을 제한하고 섭취 열량을 줄이는 다이어트는 사실상 무조건 실패할 수밖에 없다. 덜 먹는다고 체중이 계속 빠지지는 않는다.

먹는 행동은 의식적으로 조절되지 않는다

'살과의 전쟁'은 1990년대 초반까지 성과가 썩 좋지 않았다. 비만이 확산되는 추세에 가속도가 붙고 제2형 당뇨의 확산도 그 뒤를 바짝 쫓고 있었다. 저지방 다이어트의 열기는 기대했던 효과가 실제로 나타나지 않자 거품이 빠지기 시작했다. 껍질 다 벗긴 퍽퍽한 닭 가슴살과 쌀뻥튀기만 먹는데도 체중은 계속 늘어나고 몸은 안 좋아졌다. 미국 국립보건원에서는 해답을 찾기 위해 폐경기가 지난 여성 약 5만 명이 참여한 역사상 가장 방대하고 비용도 많이 든 식생활 연구를 시작했다. 야심차고 끝내주게 멋진 계획이었다. 2006년에 결과가 발표된 이 연구는 무작위 통제 시험 방식으로 진행되었으며 '여성 건강 계획 식생활 변화 연구'로 명명됐다.[12] 반론의 여지 없이 현재까지 진행된 식생활 연구 중 가장 중요한 연구라 할 수 있다.

참가한 여성들 가운데 약 3분의 1은 18회 시리즈로 교육 프로그램과 그룹 활동에 참여하고 이 연구의 목적을 명확한 메시지로 전달받았다. 그리고 1년 동안 개개인 맞춤형 피드백이 제공됐다. 이 그룹은 섭취 지방의 양을 1일 총섭취 열량의 20퍼센트로 줄였다. 채소와 과일 섭취량은 하루 5회 섭취량으로 늘리고 곡류도 6회 섭취량으로 늘렸다. 운동량을 늘리라는 권고도 주어졌다. 대조군의 경우 평소에 먹던 대로 먹도록 하고 「미국인을 위한 식생활 지침」을 제공했을 뿐 다른 도움은 거의 제공되지 않았다. 저지방 식단이 심혈관 건강과 체중 감소에 어떤 효과가 있는지 확인하는 것이 이 연구의 목표였다.

연구가 시작될 때 참가자들의 평균 체중은 76.8킬로그램이었다. 체질량지수는 평균 29.1로 정확히는 과체중의 범위(체질량지수 25~29.9)에 해당됐으나 비만에 근접한 수준이었다. 의사가 권고한 식단을 따를 경우 비만율과 심장 질환, 암이 예상만큼 감소하는지 확인하기 위해 7.5년간 참가자들에 대한 추적 조사가 실시됐다.

지원을 받아가며 식생활을 관리한 그룹에서는 제공된 도움의 효과가 톡톡히 나타났다. 이들은 1일 섭취 열량을 1,788칼로리에서 1,446칼로리로 하루 342칼로리를 줄인 식단을 7년 넘게 유지했다. 전체 섭취 열량 중 지방의 비율은 38.8퍼센트에서 29.8퍼센트로 줄고 탄수화물은 44.5퍼센트에서 52.7퍼센트로 늘어났다. 1일 운동량은 14퍼센트 증가했다. 반면 대조군은 평소대로, 실험군보다 섭취 열량도 많고 지방 비율도 높은 식단을 유지했다.

결과는 놀라웠다. 덜 먹고 많이 움직인 그룹은 첫해에 체중이 평균 1.8킬로그램 이상 감소했다. 그러나 2년차에 접어들자 체중이 다시 늘기 시작했고 연구가 끝날 무렵에는 두 그룹 사이에 뚜렷한 차이가 없었다.

지방이 근육으로 대체된 것은 아닐까? 안타깝게도 허리둘레가 평균 0.39인치(0.6센티미터) 늘어나고 허리와 엉덩이 비율도 평균 0.82~0.83인치(2.1센티미터) 늘어난 것으로 볼 때 참가자들이 전보다 더 뚱뚱해졌다는 사실을 알 수 있다. 7.5년 동안 덜 먹고 더 많이 움직이는 전략을 실천했는데 감소한 체중은 1킬로그램도 채 되지 않았다.

이 연구는 실패가 검증된 여러 연구들 중 한 건에 지나지 않는다. 체중 감량을 위해 일차적으로 섭취 열량을 줄이면 실망스러운 결과가 나온다는 사실은 반복적으로 확인됐다. 미국 농무부가 실시한 문헌 검토 결과[13]도 이 점을 밝히는 데 결정적인 역할을 했다. 이 모든 결과들은 우리가 이미 알고 있는 사실을 재확인시켜 준 것일 뿐이다. 섭취 열량을 줄이는 것으로는 체중을 지속적으로 줄일 수 없다. 같은 방법으로 다이어트를 한 번이라도 시도해 본 사람은 누구나 잘 아는 결과다.

"이해가 안 돼요. 저는 먹는 양을 줄이고 운동은 더 많이 하거든요. 그런데도 살이 전혀 빠지지가 않아요." 많은 사람들이 내게 이렇게 이야기한다. 나는 그 이유를 정확히 알고 있다. 그와 같은 방식은 효과가 없다는 사실이 입증됐다. 섭취 열량을 줄이는 다이어트가 도움이 될까? 도움이 안 된다. 여성 건강 계획 식생활 변화 연구는 과거 진행된 모든 연구를 통틀어서, 그리고 앞으로 실시될 어떤 연구보다도 가장 대규모로 덜 먹고 더 많이 움직이는 전략의 효과를 확인하고 그 결과가 최악이라는 사실을 확실하게 입증했다. 그와 같은 방식은 아무 소용이 없다는 것을 만천하에 알린 결과였다. 섭취 열량을 줄여도 체중은 줄지 않았을 때 우리 몸에서는 어떤 일이 벌어질까? 체중 감량에 뒤따르는 대사 기능의 감소도 문제지만 이는 겨우 시작에 지나지 않는다.

헝거 게임

섭취 열량과 소비 열량을 중심으로 한 체중 감량 계획에는 우리가 먹는 행동을 의식적으로 통제할 수 있다는 전제가 깔려 있다. 이는 인체 호르몬이 어마어마한 영향력을 발휘한다는 사실을 간과한 생각이다. 항상성 유지, 즉 변화에 적응하는 것은 인체의 본질적인 특징이다. 우리 몸은 끊임없이 변하는 환경에 대처하고 그와 같은 변화로 발생하는 영향을 최소 수준으로 억제해서 다시 원 상태로 돌아가려고 한다. 체중이 줄어드는 변화가 시작되는 경우에도 마찬가지다.

섭취 열량이 줄면 적응을 위해 크게 두 가지 반응이 나타난다. 첫 번째는 앞서 살펴보았듯이 에너지 총소비량이 대폭 감소하는 것이고, 두 번째는 허기를 느끼게 하는 호르몬 신호가 증가하는 것이다. 줄어든 체중을 되돌리기 위해 제발 좀 더 먹으라고 인체가 우리에게 간곡히 요청하는 것으로 볼 수 있다.

2011년에 실시된 한 연구에서 체중 감량 시 나타나는 이 같은 호르몬 변화가 명쾌하게 확인됐다.[14] 실험 참가자들은 평균 13.5킬로그램의 체중을 줄인다는 목표로 1일 500칼로리만 섭취했다. 다음 단계에서는 체중을 유지할 수 있도록 혈당 지수가 낮고 지방 함량도 낮은 식단을 지키고 하루에 30분씩 운동할 것을 권고했다. 그러나 이처럼 의욕적인 목표에도 불구하고 빠진 체중의 절반 가까이가 다시 돌아왔다.

연구진은 배고픔을 느끼게 하는 호르몬인 그렐린을 포함하여 다양한 호르몬을 분석했다. 참가자들의 그렐린 수치를 연구 시작 시점과 비교하자 체중 감량과 더불어 크게 증가했으며 1년 이상이 지난 뒤에도 증가된 상태 그대로 유지된 것으로 나타났다. 무슨 의미일까? 참가자들이 전보다 허기를 더 많이 느끼게 되었고, 연구가 끝난 뒤 오래도록 그런 상태가 계속됐다는 의미다.

연구진은 그 밖에 펩타이드 YY, 아밀린, 콜레시스토키닌 등 포만감과 관련된 몇 가지 호르몬의 변화도 측정했다. 모두 우리가 먹는 음식에 함유된 단백질과 지방 성분에 의해 분비되어 포만감을 느끼게 하는 호르몬이다. 배부른 느낌이 지속되는, 우리가 원하는 효과는 바로 이러한 호르몬의 작용으로 얻을 수 있다. 분석 결과 참가자들의 체중이 줄고 1년 이상이 지난 뒤에도 이 세 가지 포만감 호르몬이 전부 전보다 크게 감소한 것으로 나타났다. 이 결과는 어떻게 해석할 수 있을까? 참가자들이 배부르다는 느낌을 덜 받았다는 의미다.

허기는 증가하고 포만감은 줄었으니, 음식을 먹고 싶은 욕구는 커진다. 게다가 이와 같은 호르몬의 변화는 거의 즉각적으로 시작되어 무기한 지속된다. 다이어트 중인 사람은 평소보다 더 배가 고프다고 느끼는 경향이 있는데, 이는 괜한 기분 탓도 아니고 의지력이 부족해서 나타난 결과도 아니다. 체중이 줄어들고 호르몬이 그에 반응하면서 나타나는 지극히 정상적인 결과이자 예상 가능한 결과다.

키스 박사가 실시한 미네소타 굶주림 연구는 '반기아 상태에 따른 신경증'을 최초로 입증했다. 체중이 줄어든 사람들은 음식에 관한 꿈을 꾼다. 그리고 음식에 집착한다. 오로지 음식 생각뿐이고 다른 것에는 아무것도 흥미를 느끼지 못한다. 이것은 비만에서 비롯된 희한한 증상이 아니다. 전적으로 호르몬 작용에 따라 발생한 정상적인 반응이다. 인체가 허기와 포만감을 느끼게 하는 신호를 이용하여 우리가 음식을 더 먹게끔 만드는 것이다.

체중이 줄면 두 가지 중요한 반응이 나타난다. 먼저 인체가 활용할 수 있는 에너지를 보존하기 위해 에너지 총소비량이 곧바로 줄어들고 그 상태가 무한정 유지된다. 두 번째로 음식을 더 많이 먹도록 하기 위해 호르몬에 의한 허기 신호가 즉각 발생하고 그 영향이 계속해서 증폭된다. 체중이 감소하면 배고픈 느낌은 증대되고 인체 대사는 감소한다. 점진적으로 나타나는 이 생존 전략의 목표는 단 한 가지, 바로 잃어버린 체중을 되찾는 것이다.

음식 자극이 주어지면 뇌에서 감정과 인지 기능을 조절하는 영역이 활성화된다는 사실이 기능적 자기공명영상^{fMRI} 연구로 밝혀졌다. 이때 전전두엽 피질에서 억제와 관련된 영역은 활성이 감소했다. 이는 곧 체중이 감소할수록 식욕을 참기가 힘들어진다는 의미다.[15] 의지가 부족해서 생기는 일도 아니고 도덕적으로 문제가 있어서 벌어지는 일도 아니다. 어찌할 수 없는 호르몬의 영향으로 나타나는 정상적인 반응이다. 배가 고프고 춥고 피곤하고 우울해진다. 섭취 열량을 제한하면 이 같은 신체 반응이 실제로, 측정 가능한 수준으로 나타난다. 대사 기능이 감소하고 허기가 증대되는 것은 비만의 원인이 아니라 결과다. 체중 감소는 대사 감소와 극심한 허기를 느끼는 원인이지 결과가 아니라는 뜻이다. 음식을 더 많이 먹는 행동은 개개인의 선택이 아니다. 너무 많이 먹는 것은 본인이 그러겠다고 마음먹었기 때문이라는 주장은 비만에서 벗어나려면 섭취 열량을 줄여야 한다는 이론의 주축에 해당하지만 이는 사실이 아니다. 많이 먹겠다고 마음먹어서, 혹은 음식이 너무 맛있어서, 소금이나 설탕, 지방 함량 때문에 과식을 하는 것이 아니다. 우리가 과식하게 되는 것은 뇌가 그러라고 시키기 때문이다.

적게 먹을 때 시작되는 악순환

그러므로 적게 먹으면 악순환이 시작된다. 덜 먹기 시작하면 체중은 어느 정도 감소한다. 이로 인해 대사가 느려지고 허기는 증대된다. 그래서 체중이 다시 늘어나기 시작한다. 이렇게 되면 덜 먹으려고 전보다 훨씬 더 애써야 하므로 두 배 더 힘들게 노력해야 한다. 그럼 살이 조금 빠지지만 또다시 에너지 총소비량이 줄고 허기를 강하게 느끼게 된다. 그래서 살이 다시 찐다. 다시 덜 먹으려고 애쓰고 전보다 훨씬 더 노력해야 한다. 이와 같은 주기가 도저히 견딜 수 없는 지경에 이를 때까지 이어진다. 몸은 춥고 피곤하고 배고픈 상태로 몇 칼로리를 먹었는지 따지는데 집착한다. 최악인 것은 체중이 반드시 원래대로 돌아온다는 것이다.

그러다 어느 순간부터 우리는 원래 먹던 대로 먹는다. 그러나 인체 대사가 크게 약화된 상태라 예전에 먹던 대로 먹었을 뿐인데도 체중은 급속히 늘어나 맨 처음 다이어트를 시작했을 때의 몸무게로 돌아가거나 심지어 그보다 더 늘어난다. 우리가 하는 행동에 호르몬의 영향이 고스란히 반영되는 것이다. 하지만 친구들이나 가족들, 의학 전문가들은 '당사자의 잘못'이라며 은근히 비난한다. 우리 스스로도 실패했다고 느낀다.

익숙한 얘기 아닌가? 다이어트를 해본 사람이라면 누구나 살이 빠졌다가 다시 찌는 이 슬픈 이야기에 공감한다. 사실상 반드시 그렇게 될 수밖에 없는 일이다. 과학적으로도 입증된 이 악순환은 다이어트에 도전한 수백만 명이 흘린 눈물 속에서 드러난 진실이다. 그럼에도 영양 전문가들은 섭취 열량을 줄여야 체중이 줄고 영원히 그 상태가 유지되는 경지에 오른다고 설파한다. 대체 그런 말을 하는 사람들은 어느 별에서 왔을까?

잔인한 거짓말

섭취 열량을 줄이는 다이어트는 혹독할 정도로 힘들 뿐만 아니라 씁쓸한 실망을 안겨준다. 하지만 소위 전문가들은 아직도 이 방법이 체중을 꾸준히 줄일 수 있는 핵심 열쇠라고 생각한다. 살이 안 빠진다고 이야기하면 "본인을 탓하셔야죠. 폭식하셨잖아요. 몸도 안 움직이시고요. 열심히 노력했다고 할 수 없어요. 별로 간절하지가 않으셨나보죠." 이렇게 이야기한다. 그러나 아무도 인정하지 않으려 하는 불편한 진실이 있다. 바로 저지방 저열량 다이어트는 애초에 실패할 다이어트라는 사실이 입증됐다는 사실이다. 잔인한 거짓말이 아닐 수 없다. 덜 먹어도 체중이 계속 줄지는 않는다. 단언컨대 아무 소용도 없다.

이 거짓말이 왜 잔인한가 하면 너무나 많은 사람들이 덜 먹으면 살이 빠진다고 믿고 있는데 건강에 관해 믿고 의지할 수 있는 곳에서 하나같이 그게 사실이라고 이야기하기 때문이다. 그리고 실패하면 우리 탓으로 돌리기 때문이다. 하지만 덜 먹는 다이어트는 효과가 없다. 이것이 사실이다. 받아들여야 한다.

약을 이용해서 섭취 열량을 줄이려는 시도는 이 같은 잘못된 인식에서 비롯되는 크나큰 실패에 기름을 끼얹을 뿐이다. 지방의 체내 흡수를 차단하기 위한 목적으로 만들어진 올리스타트^{Orlistat}(미국에서는 '알리^{Alli}'라는 명칭으로 판매)라는 약이 있다. 이 약을 먹는 것은 저지방 저열량 다이어트를 하는 것이나 마찬가지다.

이 약에는 여러 가지 부작용이 따르는데, 가장 성가신 문제가 대변실금이다. 유루(油漏)라는 완곡한 표현으로도 불리는 이 부작용이 발생하면 몸에 흡수되지 않은 지방이 입으로 들어온 곳과 반대되는 곳에서 흘러나와 속옷에 얼룩을 남긴다. 체중 감량을 주제로 열린 여러 포럼에서도 이 문제를 인정하고 오렌지색 지방 변에 대처할 수 있는 유용한 팁을 제시했다. 흰 바지는 절대로 입지 말 것, 뒤에서 뭐가 나오려고 할 때 방귀만 나올 것이라고 넘겨짚지 말 것 등이었다. 2007년에 '처방약 접근성을 위한 소송'이라는 이름의 미국 소비자단체는 알리에 '최악의 약' 상을 수여했다. 간 독성, 비타민 결핍, 담석과 같은 심각한 문제도 있지만

도저히 그냥 넘길 수 없는 알리의 가장 큰 문제는 다이어트에 아무 효과가 없다는 점이었다.[16]

4년간 이 약을 하루 세 번씩 복용하도록 한 무작위 이중맹검 시험에서는[17] 실험 참가자들의 체중이 2.8킬로그램 감소했다. 그러나 전체의 91퍼센트가 부작용을 호소했다. 이런 문제를 참으면서까지 복용해야 할 가치가 있다고 판단하기 힘든 결과다. 인기가 절정에 달했던 2001년에는 6억 달러 규모의 판매고를 올렸지만 (현재는 일반의약품으로 판매되고 있음에도 불구하고) 2013년 판매 규모는 1억 달러 정도로 곤두박질쳤다.

가짜 지방인 올레스트라도 섭취 열량을 줄여야 한다는 이론에서 나온 결과물로, 발상부터 잘못된 제품이다. 몇 년 전에 폭발적인 반응을 얻으면서 출시된 올레스트라는 몸에 흡수되지 않는 인공 지방 성분이다. 그러나 출시 2년 만에 올레스트라의 판매량도 급감했다.[18] 무슨 문제가 있었을까? 체중 감량 효과가 미미했기 때문이다. 올레스트라는 〈타임〉이 2010년에 발표한 최악의 발명품 50건에서 석면 바로 다음 순위를 차지했다.[19]

{ 04 }

운동에 관한 오해

•

피터 아티아 박사는 영양과 비만에 관한 연구의 과학적인 품질을 개선하기 위해 노력하는 단체인 '영양과학계획'의 공동 설립자다. 몇 년 전까지 그는 장거리 수영선수로 뛰어난 활약을 펼쳤다. 로스앤젤레스에서 카탈리나 섬까지 헤엄쳐서 건너간 10여 명의 사람 중 한 명이기도 하다.

직업이 의사이기도 한 만큼 일반적으로 권고되는 고탄수화물 식단을 따르고 매일 서너 시간씩 운동하는 습관도 충실히 지켰다. 그런데 그가 직접 확인한 결과 체질량지수는 29로 약 18킬로그램 정도 과체중에 체지방 비율도 25퍼센트였다.

체중 감량의 핵심은 운동량을 늘리는 것이라던데? 섭취 열량은 늘어났는데 소비 열량은 감소하는 열량 불균형은 비만으로 향하는 지름길로 여겨진다. 그리고 지금도 우리는 살을 빼려면 반드시 운동을 해야 한다고 생각한다. 운동량이 늘어나면 우리가 섭취한 과도한 열량을 태워버릴 수 있다고 보는 것이다.

운동의 한계 : 가혹한 현실

물론 운동은 건강에 매우 유익하다. 의학의 아버지로 불리는 고대 그리스의 의사 히포크라테스는 "우리가 개개인에게 영양과 운동을 적정량만큼, 너무 적지도 너무 많지도 않게 제공할 수 있다면 가장 안전하게 건강을 지킬 수 있을 것이다"라는 말을 남겼다. 심장 질환을 향한 우려가 증대된 1950년대에는 신체활동과 운동에 대한 관심이 커지기 시작했다. 아이젠하워 대통령은 1955년에 '청소년 체력 자문위원회'라는 대통령 직속 기구를 마련했다. 미국 공중보건국에서는 1966년부터 신체활동량을 늘리는 것이 체중을 감량하는 가장 효과적인 방법 중 하나라고 이야기하기 시작했다. 이후 흡사 폭풍우가 지난 뒤에 속속 올라오는 버섯처럼 곳곳에 에어로빅 교실이 생겨났다.

짐 픽스의 저서 『달리기 전서』는 1977년에 베스트셀러가 되었다. 저자는 52세에 중증 심장마비로 사망했으나 열기는 그리 크게 사그라지지 않았다. 내가 고등학생이던 1980년대에는 케네스 쿠퍼 박사가 쓴 『새로운 에어로빅』이 필독 도서였다. 여가시간에 운동을 하는 사람들의 숫자는 그렇게 점점 늘기 시작했다.

운동량이 증가하면 비만율이 감소할 것이라는 전망은 합리적인 추정으로 여겨졌다. 무엇보다 전 세계 각국 정부가 체중 감량을 위해서는 운동을 해야 한다고 장려하는 일에 수백만 달러를 쏟아 부었고, 실제로 국민들을 더 많이 움직이게 만드는 데 성공했다. 영국의 경우 1997년부터 2008년까지 규칙적으로 운동하는 사람의 비율이 남성은 32퍼센트에서 39퍼센트, 여성은 21퍼센트에서 29퍼센트로 증가했다.[1]

하지만 문제가 있었다. 이 모든 노력에도 불구하고 비만 해소에는 전

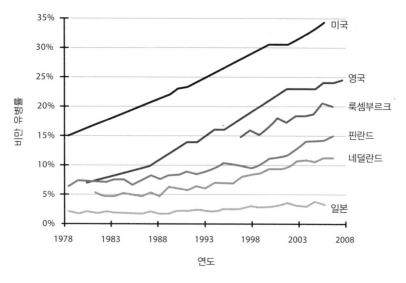

그림 4.1 전 세계 비만 유병률 증가 현황[2]

혀 도움이 되지 않았다. 폭삭 늙을 때까지 땀 흘리며 운동을 해도 비만
은 끊임없이 증가했다. 그림 4.1을 살펴보자.

전 세계에서 이와 같은 추세가 나타난다. 최근 8개국을 대상으로 실
시된 조사에서 미국인이 운동을 가장 많이 하는 것으로 확인됐다. 1년에
운동하는 날이 135일로, 세계 평균인 112일보다 많았다. 최하위를 차지
한 네덜란드는 93일이었다.[3] 그리고 조사 대상국 모두 운동을 하는 주
된 동기는 체중 감량이었다. 과연 이 모든 신체활동이 각국의 비만율 감
소로 이어졌을까? 좋은 질문이다. 네덜란드와 이탈리아는 운동량이 적
음에도 불구하고 비만율은 열심히 신체단련을 해온 미국의 3분의 1에도
미치지 않았다.

이 문제는 미국 국립건강영양조사[NHANES]에서도 여실히 드러났다. 조

사 결과 2001년부터 2011년까지 사람들의 신체활동량은 전체적으로 늘어났다.[4] 특정 지역의 경우(켄터키, 버지니아, 플로리다, 사우스캐롤라이나와 노스캐롤라이나) 증가폭이 엄청난 수준이었다. 그러나 현실은 참담했다. '신체활동이 증가하든 감소하든 비만 유병률과는 사실상 아무런 관계가 없었다.' 운동량이 늘어나도 비만은 줄어들지 않았다. 둘 사이에 관련성이 없었다. 어떤 지역에서는 운동량이 늘어나고 다른 곳에서는 줄었지만 비만율은 그런 차이와 상관없이 똑같이 증가했다.

아동 비만 감소에도 운동이 중요한 역할을 할까? 짧게 답하자면 그렇지 않다. 2013년에 3~5세 아동을 대상으로 신체활동(가속도계로 측정)과 체중을 비교 조사한 결과가 담긴 보고서가 발표됐다.[5] 연구진은 신체활동과 비만 사이에 연관성이 없다고 결론지었다. 무엇이 문제였을까?

신체활동 감소가 비만 확산에 주된 원인이라는 생각은 섭취 열량, 소비 열량에 집중하는 이론에서 나왔다. 원래는 어디든 걸어서 다녔는데 이제는 차를 타고 다니는 것이 문제이고, 자동차와 같이 힘을 덜 들일 수 있는 기계가 늘어나면서 비만이 증가했다고 보는 것이다. 비디오 게임과 텔레비전, 컴퓨터가 확산된 것도 앉아서 생활하는 습관에 일조한 원인으로 여겨진다. 기막힌 사기가 다 그렇지만 이런 이야기도 처음에는 꽤 말이 되는 소리로 들린다. 문제가 있다면, 사실이 아니라는 점이다.

연구자인 허맨 폰처 박사는 현대에도 수렵과 채집 같은 원시적인 생활방식이 유지될 경우 어떤 일이 벌어질지 조사했다. 탄자니아에는 식량을 구하기 위해 매일 24~32킬로미터를 걸어 다니는 하드자 부족이 있다. 아마도 여러분은 이들의 1일 에너지 소비량이 사무실에서 일하는 일반적인 회사원보다 훨씬 더 많을 것으로 추정할 것이다. 그러나 〈뉴욕타임스〉기사에 실린 폰처 박사의 놀라운 연구 결과에 따르면 하드자 부족의 1일 소비 열량은 이 모든 신체활동에도 불구하고 유럽과 미국의 일반적인 성인과 크게 다르지 않다는 사실이 발견됐다.[6]

비만 확산 속도가 절정에 달하기 전인 1980년대 사람들의 신체활동량은 현대인과 크게 다르지 않았다.[7] 북유럽에서는 1980년대부터 2000년대 중반까지 해당 지역 인구의 신체활동과 에너지 소비량을 조사했다. 그 결과 1980년대부터 신체활동량은 오히려 증가했다는 놀라운 사실이 밝혀졌다. 연구진은 여기서 한 발 더 나아가 야생 포유동물을 대상으로 체질량과 주위 온도 변화에 따른 에너지 소비량 추정치를 계산했다. 움직임이 격렬할 것으로 추정되는 퓨마와 여우, 카리부 등 인간과 가까운 야생 동물들에게서 도출된 결과를 보면 호모 오베수스[Homo Obesus](비만인 인간)의 신체활동량과 큰 차이가 없다.

사냥과 채집을 하던 시대는 지났지만 인류의 운동량은 감소하지 않았다. 비만이 껑충 뛰어 올라 대대적으로 급물살을 타고 증대된 1980년대 이후도 마찬가지다. 운동량 감소가 비만을 유발했다는 생각 자체가 사실상 틀린 전제였다. 운동 부족으로 비만이 확산된 것이 아니라면 운동으로 비만을 해결할 수도 없다.

열량 소비

에너지 총소비량보다는 1일 열량 소비량(소비 열량)이 더 정확한 표현이다. 에너지 총소비량은 기초대사율과 음식으로 인한 발열 효과, 운동 이외의 활동으로 인해 발생하는 열, 운동 후 추가적인 산소 소비, 그리고 운동으로 소비되는 에너지를 모두 더한 결과이다.

에너지 총소비량 = 기초대사 + 음식으로 인한 발열 효과 + 운동 이외의
활동으로 인해 발생하는 열 + 운동 후 추가적인 산소 소비 + 운동

여기서 핵심은 에너지 총소비량이 운동으로 소비되는 에너지량과 동일하지 않다는 점이다. 에너지 총소비량의 대부분을 차지하는 것은 운동이 아니라 기초대사. 즉, 호흡, 체온 유지, 심장 박동 유지, 필수 기관의 기능 유지, 뇌 기능, 간 기능, 신장 기능 등 일상적인 대사 기능을 유지하는 데 대부분의 에너지가 사용된다.

예를 들어 생각해 보자. 신체활동량이 적은 평균적인 남성의 기초대사량은 1일 약 2,500칼로리다. 그리고 매일 시간당 3킬로미터 정도를 45분간 걸으면 약 104칼로리가 연소된다. 에너지 총소비량과 비교하면 채 5퍼센트도 안 되는 수준이다. 전체 열량의 대부분(95퍼센트)은 기초대사에 사용된다.

기초대사율은 다음 항목을 포함한 수많은 요소에 좌우된다.

- 유전적 요소
- 성별(기초대사율은 대체로 남성이 더 높다.)
- 연령(기초대사율은 보통 나이가 들수록 감소한다.)
- 체중(기초대사율은 보통 근육량이 많을수록 증가한다.)
- 키(기초대사율은 보통 키가 클수록 증가한다.)
- 식생활(과식 또는 섭취량 부족)

- 체온
- 외부 온도(몸이 덥거나 차가워지는 영향)
- 내부 장기의 기능

운동 외에 열이 발생하는 활동이란 수면이나 음식 섭취, 운동을 제외한 다른 활동을 가리킨다. 걸어 다니는 것, 정원 손질, 요리, 청소, 쇼핑 등이 그러한 예에 해당된다. 음식으로 인한 발열 효과는 소화와 음식의 에너지를 흡수하는 데 사용되는 에너지를 일컫는다. 지방과 같은 특정 식품은 소화가 쉽게 이루어지므로 대사 과정에 필요한 에너지도 매우 적다. 단백질은 그보다 처리하기 어렵고 에너지도 더 많이 사용된다. 음식의 발열 영향은 식사량과 식사 빈도, 거대영양소의 조성에 따라 달라진다. 운동 후 추가적인 산소 소비(후연소로도 불린다)란 운동을 하고 난 뒤 세포 수선과 신체 연료 저장고를 다시 채워 넣는 일, 기타 회복 활동에 사용되는 에너지가 해당된다.

기초대사율과 운동 외의 발열 활동, 음식으로 인한 발열 효과, 그리고 운동 후 추가적인 산소 소비는 측정하기가 복잡하므로 이러한 요소는 항상 일정하다는, 간단하지만 잘못된 전제가 수립됐다. 이와 같은 전제는 에너지 총소비량을 변화시키는 유일한 변수가 운동이라는 틀린 결론으로 이어질 수밖에 없다. 열량 소비를 늘리려면 운동을 더 많이 해야 한다는 공식이 여기에서 성립된 것이다. 그러나 기초대사율은 일정하게 유지되지 않는다는 중대한 문제점이 내포되어 있다. 섭취 열량이 감소하면 기초대사율은 40퍼센트까지 줄일 수 있다. 그리고 섭취 열량이 늘어나면 기초대사율은 50퍼센트까지 증가한다.

운동과 체중 감량

전통적으로 비만 치료 방법으로 제시된 식이요법과 운동은 똑같이 중요한 요소로 여겨졌다. 이 두 가지 요소가 50 대 50의 비율로 영향을 주는 것은 아니다. 식이요법이 배트맨이라면 운동은 로빈이다. 즉, 필요한 일을 95퍼센트 처리하고 따라서 주목받을 자격이 있는 쪽은 식이요법이다. 그러므로 논리적으로는 식이요법에 초점을 맞추는 것이 현명하다. 운동은 건강에 도움이 되고 중요한 요소지만 식이요법과 '똑같이' 중요하지는 않다는 의미다. 운동으로 얻을 수 있는 여러 가지 이로운 효과에 체중 감량은 포함되지 않는다. 운동은 양치질과 같다. 몸에 이롭고 매일 해야 한다. 그러나 체중이 줄어드는 것과는 무관하다.

야구에 비유해 보자면 번트는 중요한 기술이지만 전체 경기에서 차지하는 비율은 5퍼센트 정도에 불과하다. 나머지 95퍼센트는 타격과 투구, 수비로 이루어진다. 그러므로 주어진 시간의 50퍼센트를 번트 연습에 쏟는 것은 터무니없는 일이다. 다른 예로, 수학 문제가 95퍼센트를 차지하고 5퍼센트는 철자법 문제로 구성된 시험이 다가온다면 어떨까? 그래도 공부 시간의 50퍼센트는 철자법 공부에 써야 할까?

운동의 체중 감량 효과가 예상보다 적다는 사실은 의학계 연구로 충분히 입증됐다. 25주 이상 진행된 연구에서 실제 체중 감량 효과는 예상치의 30퍼센트에 머무른 것으로 나타났다.[8, 9] 최근에 진행된 조건 통제 연구에서는 참가자들이 운동량을 주 5회로 늘리고 한 번 운동할 때마다 600칼로리를 소비했다. 10개월 후 참가자들의 체중은 4.5킬로그램 감소했다.[10] 그러나 처음 예상했던 감량 규모는 16킬로그램이었다.

그 밖에도 장기간 실시된 여러 무작위 연구에서 운동의 체중 감량 효과는 미미하거나 아예 효과가 없는 것으로 밝혀졌다.[11] 2007년 실시된 한 연구에서는 무작위로 선별된 참가자들이 주 6일, 1년 이상 에어로빅을 실시했다.[12] 그 결과 여성 참가자들의 체중은 평균 1.4킬로그램, 남성 참가자들의 체중은 평균 1.8킬로그램 줄었다. 덴마크에서는 좌식 생활이 몸에 익은 사람들을 대상으로 마라톤 훈련을 실시했다.[13] 남성 참가자의 경우 체지방이 평균 약 2.3킬로그램 감소했으나 여성 참가자들의 평균 감소량은 0킬로그램이었다. 운동은 체중 감량에 별로 효과가 없다. 이 실험에서는 체지방률도 크게 변하지 않았다.

현재까지 실시된 식이요법 연구를 통틀어 가장 야심 차게 큰돈을 들여 포괄적으로 실시된 '여성 건강 연구'에서도 운동의 영향을 조사했다.[14] 총 3만 9,876명의 여성들은 세 그룹으로 나뉘어 매주 고강도(하루 한 시간 이상), 중간 수준, 낮은 수준의 운동을 실시했다. 10년 뒤, 고강도 운동 그룹에 속한 여성들은 체중이 줄지 않은 것으로 나타났다. 나아가 연구진은 "신체 조성에도 변화가 없었다"고 밝혔다. 지방이 근육으로 대체된 것도 아니라는 뜻이다.

보상 : 숨은 범인

왜 실제로 감소하는 체중은 예상한 수준에 훨씬 못 미칠까? 보상으로 알려진 현상이 숨은 범인이다. 그 기전은 크게 두 가지로 나뉜다. 첫 번째는 운동량이 늘면 열량 섭취량도 늘어난다는 것이다. 힘들게 운동하고 나면 더 많이 먹게 된다(그럼에도 우리는 헛된 식욕 증대라고 이야기하지는 않는다). 하버드 공중보건대학교 재학생 538명을 코호트로 정한 전향연구 결과에는[15] "신체활동이 에너지를 결핍시키는 것으로 알려져 있지만 이 같은 전제와는 다른 결과가 나왔다"는 내용이 포함되어 있다. 이 연구에서 운동량이 한 시간 늘어날 때마다 참가자들은 292칼로리를 추가로 섭취했다. 섭취 열량과 소비 열량은 서로 밀접하게 연관되어 있다. 한쪽이 늘어나면 다른 쪽도 늘어난다. 이것이 항상성을 유지하는 생물학적인 원리다. 우리 몸은 안정 상태를 유지하려고 노력한다. 섭취 열량이 줄면 소비 열량도 감소하고, 소비 열량이 늘면 섭취 열량이 늘어난다.

보상 작용이 발생하는 두 번째 기전은 운동을 제외한 다른 활동이 감소하는 것과 관련이 있다. 하루 종일 힘을 쓰는 사람은 쉬는 시간에 운동을 할 가능성이 별로 없다. 온종일 걸어 다니는 하드자 부족 사람들도 가능한 경우에는 신체활동을 줄였다. 반면 하루 종일 앉아 있는 북미 지역 사람들은 아마도 기회가 생기면 신체활동이 늘어났을 것이다.

이 같은 원칙은 아이들에게도 적용된다. 7~8세 아동을 대상으로 학교에서 체육 수업을 받는 아이들과 그렇지 않은 아이들을 비교한 연구도 실시됐다.[16] 체육 수업을 받은 쪽은 주당 평균 9.2시간 동안 운동을 했고 다른 그룹은 그렇지 않았다. 조사 결과, 몇 주에 걸쳐 가속도계로 측정한 총신체활동은 두 그룹 사이에 차이가 없었다. 왜 그랬을까? 체육 수업을 받은 아이들은 집에서 몸을 덜 움직이려는 보상 작용이 일어났고, 체육 수업을 받지 않은 아이들은 집에서 더 많이 움직이는 보상 작용이 나타났기 때문이다. 결과적으로는 비슷해진 셈이다.

더불어 운동의 효과는 본래 한계가 있다. 내키는 대로 마음껏 먹는 식생활로 발생한 영향은 운동을 많이 하는 것으로는 상쇄되지 않는다. 형편없는 식생활을 뛰어넘을 수 있는 방법은 없다. 또한 운동을 많이 하는 것이 무조건 좋은 것도 아니다. 운동을 하면 인체는 스트레스를 받는다. 적당한 운동은 건강에 이롭지만 과도하면 악영향이 발생한다.[17]

한마디로 운동은 비만 치료에 그렇게 효과가 없다. 그러리라는 추정만 널리 알려졌을 뿐이다. 학교에서는 체육 교육을 장려하는 일에 엄청난 돈이 사용된다. 운동 시설의 이용도를 높이고 아이들이 뛰어놀 운동장을 개선하는 것을 목표로 한 미국의 '레츠 무브' 사업은 운동이 비만과 맞설 수 있는 도구라는 잘못된 전제에서 시작됐다.

비만을 해결하고 싶다면 왜 비만이 되는지 파악하는 데 집중해야 한다. 돈과 연구 기회, 시간, 정신적인 에너지를 전부 운동에다 쏟는다면 비만과 싸울 수 있는 진정한 해결책을 찾는 데 사용할 자원은 남지 않는다. 지금 우리는 '비만의 기초' 과목의 최종 시험을 치르는 중이다. 이 과목의 성적은 식이요법이 95퍼센트를 차지하며 운동은 5퍼센트를 차지한다. 그럼에도 우리가 가진 시간과 에너지의 50퍼센트를 운동에 쏟고 있다. 이러니 성적이 F^{Fat}(비만)인 건 당연한 결과다.

덧붙이는 말

피터 아티아 박사는 자신이 마르지 않은 체형이 되었다는 사실을 마침내 인정하고, 비만의 원인을 직접 상세히 조사하기 시작했다. 영양에 관한 전통적인 권고는 전부 무시하고 식생활을 전면적으로 바꾼 뒤, 그는 늘 몸에 붙어서 괴롭히던 지방을 어느 정도 덜어낼 수 있었다. 이 결과에 놀란 아티아 박사는 비만 연구라는 지뢰밭에서 헌신하고 있다.

{ 05 }

과식의 역설

•

전문 자격을 갖춘 퍼스널 트레이너 샘 펠텀은 영국의 피트니스 업계에서 10년 넘게 경력을 쌓아왔다. 섭취 열량을 줄여야 한다는 이론이 틀렸다는 사실을 증명해 보이기 위해 그는 과학의 위대한 전통을 따르기로 했다. 자가 실험에 나선 것이다. 펠텀은 고전적인 과식 실험을 현대식으로 바꿔서 하루 5,794칼로리씩 섭취하면서 체중 증가 과정을 기록한다는 계획을 세웠다. 이 5,794칼로리를 그냥 무작위로 채운 것은 아니다. 펠텀은 21일 동안 자연 식품으로 이루어진 저탄수화물, 고지방 식단을 지켰다. 임상 현장에서 일하면서 그는 총열량이 아니라 정제된 탄수화물이 체중이 늘어나는 원인이라 생각했다. 펠텀이 따른 식단의 거대영양소를 세부적으로 들여다보면 탄수화물 10퍼센트, 지방 53퍼센트, 단백질 37퍼센트로 구성됐다. 일반적인 열량 계산법대로라면 체중이 약 7.3킬로그램 늘어날 것으로 예상할 수 있는 식단이다. 그러나 실제 펠텀의 체중은 고작 1.3킬로그램밖에 늘지 않았다. 그보다 훨씬 더 흥미로운 사실은 허리둘레가 1인치 줄었다는 점이다. 늘어난 체중은 지방이 아닌 다른 체성분이 늘어났다는 의미였다.

그가 유전학적으로 소위 로토라도 당첨된 것처럼 아무거나 먹어도 살이 안 찌는 사람이라서 이런 결과가 나왔는지도 모른다. 그래서 펠텀은 저탄수화물, 고지방 식단을 버리고 다음 실험을 실시했다. 21일간 고도로 가공된 가짜 식품이 다량 포함된 식단으로 하루 5,793칼로리씩 섭취한 것이다. 이 새로운 식단의 거대영양소는 탄수화물 64퍼센트, 지방 22퍼센트, 단백질 14퍼센트로 구성됐는데, 이는 「미국인을 위한 식생활 지침」에 나온 내용과 놀랍도록 비슷했다. 이번에는 체중이 예상했던 것과 비슷한 수준으로 늘어났다. 체중은 7.1킬로그램 늘고 허리둘레는 3.6인치(9.14센티미터)가 늘었다. 겨우 2주 만에 펠텀에게는 토실토실한 뱃살이 생겼다.

동일한 사람이 열량은 거의 동일하지만 구성은 다른 두 식단을 따랐을 때 나온 결과는 충격적일 만큼 판이하게 달랐다. 식단이 아주 중요한 역할을 한 것으로 볼 때, 열량 말고 다른 무언가가 작용한 것을 분명히 알 수 있다. 섭취 열량이 큰 것만으로는 체중이 늘어나지 않는 이 과식의 역설은 열량을 줄여야 한다는 이론과 정면으로 배치된다.

과잉 섭취 실험 : 예상치 못한 결과

과식이 비만을 유발한다는 가설은 쉽게 검증할 수 있다. 지원자를 모집해서 일부러 과식하도록 한 다음 무슨 일이 벌어지는지 지켜보면 된다. 가설이 사실이라면 참가자들은 비만이 될 것이다. 다행히 이런 실험은 이미 다 진행됐다. 가장 유명한 실험은 이선 심스 박사가 1960년대 말에 실시한 것으로[1, 2] 처음에 그는 실험 쥐의 체중을 강제로 늘리려고 했다. 그러나 먹이가 아무리 많아도 쥐는 딱 배가 찰 정도만 먹었다. 그 이상은 아무리 유도해도 더 이상 먹지 않았다. 그러니 비만이 되지도 않았다. 강제로 먹여도 대사는 증가할지언정 체중은 늘지 않았다. 이때 심스 박사는 엄청나게 기발한 생각을 떠올렸다. 사람도 인위적으로 체중이 증가하게 만들 수 있을까? 상당히 단순한 의문이지만 그전까지 실험으로 답이 밝혀진 적이 한 번도 없었다. 게다가 다들 이미 답을 다 알고 있다고 생각했다. 음식을 과잉 섭취하면 당연히 비만으로 이어진다고 말이다.

정말 그럴까? 심스 박사는 가까운 버몬트대학교에서 마른 체형의 학생들을 모집했다. 그리고 무슨 음식이건 마음껏 먹고 체중을 늘리라고 했다. 하지만 심스 박사나 학생들 모두의 예상과 달리 참가자들은 비만이 되지 않았다. 사람의 체중을 억지로 늘리는 일이 쉽지 않다는, 너무나 놀라운 결과가 나온 것이다.

다소 생소한 내용이라는 생각이 든다면 먹고 싶은 음식을 뭐든 먹을 수 있는 뷔페 식당에 갔던 기억을 떠올려보자. 아마도 배가 터질 정도로 잔뜩 먹었을 텐데, 그 상태에서 돼지갈비 한두 조각을 더 먹을 수 있을까? 그러긴 힘들다. 다른 예로 우유를 더 이상 안 먹겠다고 고개를 젓는 아기에게 억지로 먹여보려고 한 경험이 있는가? 그럴 때 아기들은 무시무시한 일이라도 벌어진 것처럼 비명을 질러댄다. 아기를 과식하게 만드는 건 불가능한 일이다. 음식을 과잉 섭취하도록 만드는 일은 생각보다 어려운 일이다.

심스 박사는 방법을 바꿔보기로 했다. 참가자들이 대학생이라 운동량이 많아서 에너지 연소가 일어나는 바람에 체중이 늘지 않았을지도 모른다고 판단한 그는 다음 단계로, 음식을 과식하되 이번에는 신체활동을 제한하여 일정한 상태로 지내면 어떻게 되는지 조사했다. 이를 위해 심스 박사는 버몬트 주립교도소에 복역 중인 죄수들을 실험 대상자로 모집했다. 참가자들은 열량이 확인된 음식을 하루 4,000칼로리씩 섭취했다. 신체활동은 엄격히 제한됐다.

그러자 재미있는 결과가 나왔다. 수감자들의 체중은 처음에 증가했지만 다시 안정적인 수준을 유지했다. 또한 실험 초반에는 평소보다 더 많은 열량을 섭취할 수 있어서 즐거워했던 참가자들이[3] 체중이 늘기 시작하자 과식을 점점 힘들어하고 결국 몇몇은 중도에 실험을 그만두었다.

반면 일부 수감자는 하루에 1만 칼로리까지 섭취량을 늘려보자는 요청을 받아들였다! 계속해서 실험에 참여한 사람들은 4~6개월 동안 최종적으로 처음 몸무게의 20~25퍼센트가 늘었다. 열량 이론에 따라 추정된 결과에는 크게 못 미치는 수준이었다. 그리고 체중이 증가하는 양상은 사람마다 큰 차이를 보였다. 개개인의 커다란 차이에 무언가가 영향을 준다는 것을 알 수 있었지만 그것이 섭취 열량이나 운동은 아니었다.

핵심은 대사 기능이었다. 참가자들의 에너지 총소비량은 50퍼센트까지 증가했다. 처음에는 하루 평균 1,800칼로리였던 에너지 소비량은 1일 2,700칼로리까지 늘었다. 처음 몸무게로 돌아가기 위해 인체가 여분의 열량을 연소하기 시작한 것이다. 대부분 기초대사로 이루어지는 에너지 총소비량은 일정하지 않으며 섭취 열량에 따라 크게 변한다. 실험이 종료된 후 참가자들의 체중은 힘들여 노력하지 않아도 신속히 정상 수준으로 돌아갔다. 실험으로 늘어난 체중이 그대로 유지된 참가자는 거의 없었다. 과식이 지속적인 체중 증가로 이어지지 않은 것이다. 마찬가지로 덜 먹는다고 해서 체중이 지속적으로 감소하지도 않는다.

다음으로 심스 박사는 두 그룹의 환자들을 비교하는 실험을 진행했다. 마른 환자들로 구성된 그룹은 비만이 될 때까지 과식하도록 하고, 중증 비만인 환자들로 구성된 두 번째 그룹은 보통 수준의 비만이 될 때까지 다이어트를 하도록 했다. 두 그룹의 목표 체중은 동일하게 맞추었다.[4] 차이가 있다면 한쪽은 원래 마른 사람들이었고 한쪽은 원래 심각한 비만이었다는 것이다.

에너지 총소비량은 어떤 차이가 나타났을까? 처음에 심한 비만이었던 사람들의 소비 열량은 원래 마른 체형이던 참가자들의 절반 정도에 그쳤다. 이들의 인체가 대사 기능을 감소시켜 원래대로, 즉 체중이 더 많이 나가던 때로 돌아가려고 노력한 것이다. 반면 처음에 마른 체형이었던 참가자들의 인체는 대사를 늘려서 체중이 덜 나가던 때로 돌아가려고 노력한 것으로 해석할 수 있다.

앞서 비유했던 발전소를 다시 떠올려보자. 하루에 석탄이 2,000톤씩 들어오고 전부 연료로 사용한다고 가정해 보자. 그러다 갑자기 석탄이 매일 4,000톤씩 공급되면 어떻게 해야 할까? 계속해서 하루 2,000톤만 사용한다면 남은 석탄은 보관할 공간이 전부 가득 찰 때까지 쌓일 것이다. "아니 이 시커먼 석탄을 왜 내 사무실에까지 보관해야 하는 거야? 당신, 해고야!" 사장은 아마도 이렇게 고함치리라. 더 현명한 방법을 택할 수도 있다. 하루에 태우는 석탄의 양을 4,000톤으로 늘리는 것이다. 전력은 더 많이 생산되고 석탄이 쌓일 염려도 없다. 사장은 이렇게 말하리라. "일을 참 잘하는 친구로군. 전력 생산 기록을 경신했어. 계속 기대하겠네."

우리 몸도 비슷한 방식으로 현명하게 대처한다. 섭취 열량이 늘면 소비하는 열량도 늘어난다. 에너지 총소비량이 늘면 몸에 에너지가 증가하고 체온도 올라가며 기분도 한결 좋아진다. 그리고 강제로 음식을 과잉 섭취하던 기간이 끝나면 대사 기능이 증대되어 몸에 남은 여분의 지방을 재빨리 제거한다. 운동 이외의 활동으로 발생한 발열 효과는 이때 증가하는 에너지 소비량의 최대 70퍼센트를 차지한다.[5]

앞에서 설명한 결과에서만 이런 사실이 확인된 것은 아니다. 사실상 과식에 관한 모든 연구에서 동일한 결과가 확인됐다.[6] 1992년에는 실험 참가자가 6주 이상 열량을 50퍼센트 늘려서 섭취하는 연구가 실시됐다. 그러자 일시적으로 체중과 체지방이 증가하고, 여분의 열량을 태우기 위해 에너지 총소비량이 10퍼센트 이상 늘어났다. 강제 과식 기간이 끝나자 체중은 다시 원래대로 돌아갔다. 에너지 총소비량도 감소하여 원래와 같은 수준이 되었다. 해당 연구에서는 다음과 같은 결론을 내렸다. "인체에는 체중에 혼란스러운 변화가 생기면 이를 감지하고 되돌리려고 애쓰는 생리학적인 센서가 존재한다는 사실이 입증됐다."

보다 최근에는 프레더릭 나이스트롬 박사가 평소 섭취하던 열량의 두 배만큼 늘려서 패스트푸드로 섭취하는 과식 실험을 실시했다.[7] 그 결과 체중과 체질량지수는 평균 9퍼센트 증가하고 체지방은 18퍼센트 증가했다. 여기까지는 그리 놀라운 결과가 아니다. 그러나 에너지 총소비량은 어떻게 됐을까? 하루에 소비되는 열량이 12퍼센트까지 증가했다. 세상에서 가장 살찌기 쉬운 식품으로 여겨지는 음식을 섭취해도 인체는 소비 열량을 늘려서 태워 없애려고 노력하는 것이다.

열량을 과도하게 섭취하면 반드시 비만이 된다는 비만 이론은 지난 반세기 동안 한 치도 틀림없는 사실로 받아들여졌다. 그러나 이 이론은 틀렸다. 옳은 내용이 한 부분도 없다. 섭취하는 열량이 너무 많아서 체중이 늘어나는 것이 아니라면 섭취 열량을 줄여도 체중이 줄지 않는다는 사실을 알 수 있다.

체중은 몸이 정한다

일시적으로는 섭취하는 열량을 늘려서 인체가 원하는 수준보다 더 체중이 나가게 하는 결과를 억지로 만들어낼 수 있다. 그러나 시간이 갈수록 대사 기능이 증대되어 체중은 다시 원래대로 줄어든다. 마찬가지로, 섭취하는 열량을 줄이면 일시적으로는 체중을 인체가 원하는 수준보다 억지로 낮출 수 있지만 시간이 지나면 대사 기능이 줄면서 체중은 다시 원상태로 돌아간다.

비만인 사람들은 체중이 줄면 에너지 총소비량이 감소하는 것을 느끼고 신진대사가 느려졌다고 생각하는 경우가 많다. 그러나 실제로는 정반대라는 사실이 확인됐다.[8] 날씬한 체형인 사람들의 평균 에너지 총소비량은 2,404칼로리인 데 반해 비만인의 평균 에너지 총소비량은 날씬한 사람들보다 운동 시간이 더 짧은데도 3,244칼로리로 나타났다. 비만이 되면 인체가 살을 찌우는 방향이 아니라 여분의 에너지를 태워서 체중을 줄이려는 방향으로 애쓴다는 것을 알 수 있는 결과였다. 그런데도 비만인 사람들은 왜 비만이 된 걸까?

이를 설명할 수 있는 기본적인 생물학적 원리는 항상성이다. 1984년에 키시와 코벳 연구진이 최초로 제안한 내용과 같이[9] 인체에는 체중과 비만 수준을 정하는 설정 값이 존재하는 것으로 보인다. 우리 몸의 항상성 기전은 체중이 이 설정 값보다 증가하거나 낮아지는 변화를 방지한다. 즉, 체중이 설정 값보다 내려가면 다시 높이기 위해 보상 기전이 활성화되고 체중이 설정 값보다 높아지면 다시 낮추기 위한 보상 기전이 활성화된다.

비만은 이 설정 값이 너무 높을 때 발생한다. 예를 들어서 생각해 보자. 인체의 체중 설정 값이 약 90킬로그램이라고 가정해 보자. 섭취 열량을 줄이자 체중이 일시적으로 줄어서 81킬로그램 정도가 되었다. 설정된 체중은 90킬로그램이므로 인체는 식욕을 자극해서 빠진 체중을 되돌리려고 노력한다. 그렐린 분비량이 늘어나고 포만감을 느끼게 하는 호르몬(아밀린, 펩타이드 YY, 콜레시스토키닌)의 분비는 억제된다. 동시에 에너지 총소비량도 감소한다. 대사 기능이 중단되기 시작하고 체온 감소, 심장 박동 수 감소, 혈압 감소, 박출량 감소도 이어진다. 모두 에너지를 보존하려는 인체의 절박한 노력에서 나온 결과다. 이럴 때 우리는 배고프고 춥고 피곤하다고 느낀다. 다이어트를 해본 사람들에게는 익숙한 현상일 것이다.

이에 따라 체중은 안타깝게도 원래 설정된 체중인 90킬로그램으로 돌아온다. 다이어트 경험자들이라면 이렇게 된다는 사실도 잘 알 것이다. 음식을 더 많이 먹는 것이 체중 증가의 원인이 아니라 결과가 된 셈이다. 많이 먹어서 뚱뚱해지는 것이 아니다. 뚱뚱해져서 많이 먹는 것이다.

과식은 개개인이 선택할 수 있는 문제가 아니다. 호르몬으로 촉발되는 행동이며, 허기를 느끼게 하는 호르몬이 증가하면서 나타나는 자연스러운 결과다. 문제는 대체 무엇 때문에 살이 찌는가 하는 것이다. 인체의 체중 설정 값이 지나치게 높아지는 이유는 무엇일까?

체중 설정 값은 이와 반대되는 경우에도 동일하게 작용한다. 즉, 과식하면 체중이 일시적으로 늘어난다. 그래서 약 100킬로그램이 되었다고 한다면 설정된 체중은 90킬로그램이므로 체중을 줄이기 위한 기전이 활성화된다. 식욕이 감소하고 여분의 열량을 태울 수 있도록 대사 기능이 증가한다. 결과적으로 체중은 감소한다.

인체는 섭취 열량과 소비 열량의 균형을 맞추기만 하는 단순한 저울이 아니다. 그보다는 온도조절장치에 가깝다. 체중 설정 값, 즉, 인체가 설정한 값은 체중이 증가하거나 감소하는 경우 모두 적극적으로 방어한다. 루돌프 레이벨 박사는 1995년에 이 개념을 명쾌하게 입증했다.[10] 그가 실시한 연구에서는 체중 증가나 감소 목표를 정하고 그 목표에 도달할 수 있도록 참가자들은 고의적으로 과식하거나 덜 먹으려고 노력했다. 처음에는 체중의 10퍼센트가 늘어나도록 과식했다. 그런 다음에는 처음 체중으로 돌아갈 수 있도록 식단을 조정했다. 그리고 다음 단계에서는 체중을 10~20퍼센트 추가로 줄이기 위한 조정이 이루어졌다. 이 모든 단계를 거치는 동안 에너지 소비량이 어떻게 변화하는지 측정했다.

참가자들의 체중이 10퍼센트 증가한 단계에서는 1일 에너지 소비량이 500칼로리 가까이 늘어났다. 예상대로 인체는 여분의 열량이 공급되자 태워서 없애려 노력하는 것으로 반응한 것이다. 그러다 체중이 원래대로 돌아가자 에너지 총소비량도 원래 수준으로 돌아갔다. 다음 단계에서 참가자들의 체중이 10~20퍼센트 감소하자 1일 에너지 총소비량은 약 300칼로리 줄었다. 먹는 양은 줄었지만 에너지 총소비량이 함께 줄어서 그 영향이 상쇄되었으므로 체중은 줄지 않았다. 비만에 관한 인식이 완전히 바뀔 수밖에 없도록 만든 획기적인 결과였다.

몸무게를 꾸준히 줄이는 것이 얼마나 힘든 일인지는 굳이 말할 필요도 없다! 다이어트를 하면 초반에는 효과가 잘 나오지만 체중이 감소하면 대사가 느려진다. 체중이 줄어들면 거의 즉각적으로 보상 기전이 시작되고 그 영향은 영원히 지속된다. 이런 상태에서 빠진 체중을 유지하려면 섭취 열량을 점점 더 많이 줄여야만 한다. 그렇지 않으면 체중은 변화가 없고 그러다 슬금슬금 원래대로 돌아가기 시작한다. 다이어트 경험자라면 누구나 다 아는 사실이다(반대로 몸무게를 늘리는 것도 마찬가지로 힘들다. 레슬링 선수가 아닌 이상 고민거리로 여기지 않을 뿐이다). 지난 한 세기 동안 진행된 사실상 모든 다이어트 연구에서 이 같은 사실이 입증됐다. 그 이유도 밝혀졌다.

다시 온도조절기에 비유해 보자. 보통 실내 온도는 21°C인데 온도조절기를 0°C로 설정하면 집이 너무 춥다고 느껴진다. 열역학 제1법칙에 따라 집안 온도는 유입되는 열과 방출되는 열에 좌우된다. 이것은 물리학의 기본적인 법칙이며 마음대로 바꿀 수 없다. 집 안으로 유입되는 열을 늘리려면 히터를 사서 전력을 공급해야 한다. 그러나 유입되는 열을 늘려봐야 온도 상승에는 일시적인 영향만 발생한다. 히터가 작동하면 처음에는 온도가 올라가지만 그 변화를 온도조절기가 감지하면 냉방기가 작동된다. 냉방기와 히터는 이렇게 끊임없이 켜졌다 꺼졌다를 반복하고 결국 히터는 고장 나고 만다. 그리고 온도는 설정된 0°C로 돌아간다.

문제는 궁극 원인 대신 근접 원인에 집중한 것이다. 집 안이 춥다고 느끼는 궁극 원인은 온도조절기가 너무 낮게 설정되어 있었다는 것이다. 온도를 일정하게 유지하는 장치(온도조절기)가 설치되어 있고, 이것이 온도를 0°C로 되돌리려 한다는 사실을 깨닫지 못하면서 문제가 생긴 것이다. 온도조절기의 제어 기능을 이해하고, 설정 온도를 21°C로 맞춰서 히터와 냉방기가 맞서 싸우는 일이 없도록 만드는 것이 더 현명한 해결책이다.

　다이어트가 너무나 힘들고 성공하지 못하는 경우가 비일비재한 것은 다이어트를 하면서 계속 인체와 싸움을 벌이기 때문이다. 체중이 감소하면 인체는 원래대로 되돌아가려고 한다. 그러므로 인체의 항상성 유지 기전을 인지하고 설정 값이 낮아지도록 조정하는 것이 더 영리한 해결책이다. 바로 이것이 우리가 해결해야 할 핵심이다. 비만이 인체의 체중 설정 값이 너무 높아서 생긴 결과라면 비만을 치료하기 위해서는 그 값을 낮춰야 한다. 인체라는 온도조절기의 설정 값은 어떻게 해야 낮출 수 있을까? 그 답을 찾다 보면 렙틴과 만나게 된다.

렙틴 : 호르몬 조절물질을 찾아서

비엔나대학교의 알프레드 프뢸리히 박사는 1890년에 비만의 바탕이 되는 신경과 호르몬의 작용을 최초로 파헤치기 시작했다. 이와 관련하여 프뢸리히 박사는 갑자기 비만이 된 후 뇌 시상하부에 병소가 발견된 한 소년의 사례를 소개했다. 시상하부가 손상되면 별다른 원인 없이 체중이 증가하는 원인이 된다는 사실은 나중에 밝혀졌다.[11] 이 결과는 시상하부가 인체 에너지 균형을 조절하는 핵심 영역임을 확증한 결과이자 비만이 호르몬 불균형으로 발생한다는 것을 보여준 중요한 단서가 되었다.

시상하부에 위치한 뉴런은 이상적인 체중, 즉 인체의 체중 설정 값을 정하는 역할을 한다. 뇌종양이나 외상성 뇌 손상, 방사선 피폭으로 이 중요한 영역이 손상되면 극심한 비만이 되며 이런 경우 비만 치료도 소용이 없는 경우가 많다. 하루에 500칼로리만 섭취해도 마찬가지다.

시상하부는 에너지 공급, 소비와 관련된 신호가 통합되는 곳이다. 그러나 어떤 방식으로 조절이 이루어지는지는 아직 밝혀지지 않았다. 로메인 허비는 1959년에 지방 세포에서 혈액과 함께 순환하는 포만감 인자가 만들어진다고 추정했다.[12] 저장 지방이 증가하면 이 인자의 양도 늘어나며, 혈액을 타고 시상하부에 도달하면 뇌에서 식욕 감소, 대사 증가 신호를 내보냄으로써 저장된 지방의 양을 줄여 체중을 다시 원래대로 만들려는 노력이 시작된다고 본 것이다. 그는 인체가 이와 같은 방식으로 과체중이 되지 않도록 스스로 방어한다고 설명했다.

이후 포만감 인자의 정체를 밝히기 위한 노력이 경쟁적으로 이루어졌다. 1994년에 이 요소는 렙틴으로 밝혀졌다. 지방 세포에서 만들어낸 단백질이다. 렙틴leptin이라는 명칭은 '마르다'라는 뜻을 가진 그리스어 lepto에서 비롯됐다. 렙틴의 작용 기전은 수십 년 전에 허비가 제안한 내용과 거의 비슷한 것으로 나타났다. 지방 조직의 비율이 늘어나면 렙틴의 양도 증가하고 이 물질이 뇌로 이동하여 허기를 약화시킴으로써 저장 지방이 더 늘어나지 않도록 방지한다.

곧이어 드물게 발생하는 인체 렙틴 결핍증도 발견됐다. 그리고 이 병은 외인성 렙틴(몸 바깥에서 제조된 렙틴)을 이용한 치료로 극심한 비만을 정상으로 되돌리는 극적인 효과를 얻을 수 있는 것으로 확인됐다. 렙틴의 발견으로 제약업계와 과학계 모두 엄청난 흥분에 휩싸였다. 너무나 오랜 시간이 지나 마침내 비만 유전자가 발견된 것으로 보인다는 견해도 나왔다. 그러나 렙틴이 극심한 비만 중에서도 드문 경우에 중대한 역할을 한다는 사실은 알게 되었지만 일반적인 인체 비만에도 영향을 주는지는 추가로 밝혀내야 할 문제였다.

학자들은 비만 환자들에게 외인성 렙틴을 점차 양을 늘려가면서 투여하고[13] 환자들만큼이나 두근대는 마음으로 결과를 기다렸지만 체중은 전혀 줄지 않았다. 줄줄이 이어진 연구에서 이 참담하고 실망스러운 결과가 계속 확인됐다. 비만인 사람들 가운데 대다수는 렙틴이 부족하지 않다. 체내 렙틴 농도를 측정해 보면 오히려 높게 나타난다. 문제는 렙틴 농도가 높다고 해서 체지방 감소라는 효과로 이어지지는 않는다는 것이다. 비만이 되면 렙틴 저항성이 발생한다.

렙틴은 인체가 정상적일 때 체중을 조절하는 주요 호르몬이지만 일단 비만이 되면 문제의 원인과 결과를 제대로 인지하지 못하는 부차적인 호르몬으로 작용한다. 그러므로 렙틴을 공급한다고 해서 날씬해지지는 않는다. 비만은 렙틴 결핍이 아니라 렙틴 저항성으로 생긴 질병이다. 여기서 우리는 다시 처음과 거의 비슷한 질문으로 되돌아간다. 렙틴 저항성은 왜 생길까? 비만의 원인은 무엇일까?

새로운 비만 모형

{ 06 }

새로운 희망

•

섭취 열량을 줄여야 살이 빠진다는 이론은 다리를 반쯤 짓다 만 것이나 같다. 이 이론으로는 영구적으로 체중을 감량할 수 없다는 사실이 연구를 통해 반복적으로 입증됐다. 덜 먹고 더 많이 움직이는 전략 또한 효과가 없고 비만 환자들이 기꺼이 따르지도 않는다. 그러나 의료보건 전문가들은 섭취 열량 모형을 버리지 않으니 어떤 결과가 따를까? 비난의 화살은 환자에게로 향할 수밖에 없다! 의사나 식이요법 전문가들은 환자를 질책하고 비웃는 태도로 하찮게 대하면서 엄하게 꾸짖는다. 이들이 섭취 열량 모형을 거부하지 못하는 것은 이 이론으로 비만을 자신들의 잘못에서 의지력이 부족하고 게으른 우리의 잘못으로 탈바꿈시킬 수 있기 때문이다.

하지만 진실을 영원히 덮어둘 수는 없다. 섭취 열량을 줄여야 한다는 다이어트 모형은 한마디로 틀렸다. 효과도 없다. 섭취 열량이 많다고 해서 비만이 되지는 않으므로 섭취 열량을 줄이는 것으로는 비만을 해결할 수 없다. 운동 부족은 비만의 원인이 아니므로 운동량을 늘린다고 해서 비만이 해결되지 않는다. 열량이라는 가짜 신을 모시는 종교는 이미 사이비로 드러났다. 그 잔재를 털어내고 나서야 비로소 우리는 새롭고 더 탄탄한 비만 이론을 세울 수 있게 되었다. 또한 체중이 늘어나는 현상을 더욱 자세하게 파악할 수 있게 되어 새로운 희망도 생겼다. 바로 합리적이고 성공적인 치료법을 마련할 수 있다는 희망이다.

체중은 왜 늘어날까? 이와 관련된 이론은 다음과 같이 다양하다.

- 열량
- 설탕
- 정제된 탄수화물
- 밀
- 탄수화물 전체
- 식이지방
- 붉은 육류
- 육류 전체
- 유제품
- 간식
- 음식 보상
- 음식 중독
- 수면 부족
- 스트레스
- 섬유질 섭취량 부족
- 유전적 요소
- 빈곤
- 경제적으로 풍족한 생활
- 장내 미생물
- 아동 비만

이처럼 다양한 이론들은 원인 요소가 제각기 별도로 작용하고 비만의 진짜 원인은 딱 하나밖에 없는 것처럼 갈등을 벌인다. 예를 들어 저열량 식단과 저탄수화물 식단을 비교하는 최근 연구들을 보면 한쪽만 옳고 나머지는 틀렸다는 전제가 깔려 있다. 대부분의 비만 연구가 이와 같은 방식으로 실시된다.

비만코드

그러나 이론마다 일정 부분은 사실이므로 그러한 접근 방식은 잘못됐다고 볼 수 있다. 다른 비유를 통해 생각해 보자. 심장마비는 무엇 때문에 생길까? 심장마비에 영향을 주는 요소를 일부만 정리해 보면 다음과 같다.

- 가족력
- 나이
- 성별
- 당뇨병
- 고혈압
- 고콜레스테롤혈증
- 흡연
- 스트레스
- 신체활동 부족

이 중에는 바꿀 수 있는 것도 있지만 그럴 수 없는 것도 있다. 그러나 모두 심장마비 위험을 높이는 데 영향을 준다. 흡연이 위험요소라고 해서 당뇨병은 위험요소가 아니라고 할 수는 없다. 제각기 일정 부분 영향을 주므로 전부 위험요소라고 봐야 한다. 동시에 전부 단독으로는 심장마비를 일으키지는 않으므로 원인이 아니라고도 할 수 있다. 가령 심혈관 질환 연구에서는 금연과 혈압 감소의 영향을 비교하지 않는다. 담배와 혈압은 둘 다 해당 질환을 일으키는 중요한 요소이기 때문이다.

비만 연구의 또 한 가지 심각한 문제점은 비만이 시간 의존적 질환이라는 사실을 간과한다는 사실이다. 비만은 반드시 오랜 시간에 걸쳐 발생하며 보통 수십 년씩 소요된다. 일반적으로 비만 환자들은 어릴 때 약간 과체중인 수준이었다가 연평균 0.5~1킬로그램씩 서서히 체중이 늘어난다. 연평균만 봐서는 작게 느껴지지만 이 추세가 40년 넘게 이어지면 체중은 대략 35킬로그램까지 늘어날 수 있다. 이처럼 비만이 발생하기까지 소요되는 시간을 감안하면 단기 연구는 효용성에 한계가 있다.

다른 비유로 생각해 보자. 파이프에 녹이 생기는 현상을 연구한다고 가정하면 녹은 몇 개월 동안 습기에 노출되면서 발생하는 시간 의존적 현상이라는 사실을 우리는 잘 알고 있다. 그러므로 하루나 이틀 정도만 관찰한 다음 48시간 동안 녹이 형성되지 않았으므로 물은 파이프 녹에 영향을 주지 않는다고 자신 있게 결론을 내려봐야 아무 짝에도 쓸모가 없다.

그런데 인체 비만 연구에서는 이런 잘못된 방식이 항상 적용된다. 비만은 수십 년에 걸쳐 발생한다. 그럼에도 연구 결과 중에는 1년도 안 되는 기간 동안 무슨 일이 벌어지는지 지켜본 연구가 수백 건이다. 관찰 기간이 채 일주일도 안 되는 연구는 수천 건에 이른다. 그러면서 하나같이 인체 비만의 비밀을 풀었다고 주장한다.

확실하고 명확하면서 하나로 통일된 비만 이론은 없다. 체중 증가와 감소를 설명할 수 있는 틀도 없다. 이러한 문제는 발전적인 연구에 걸림돌이 된다. 이 지점에서 우리가 해결해야 할 과제는 바로 호르몬 비만 이론을 수립하는 것이다.

비만은 호르몬의 체지방 조절 기능에 이상이 생긴 결과다. 인체는 기준 체중을 설정하고 유지하며 그 기능은 집 안에 설치된 온도조절기와 매우 흡사하다. 설정된 기준 체중이 너무 높으면 비만이 된다. 현재 체중이 기준 값보다 작은 경우, 인체는 허기를 활성화시키고 대사 기능을 낮춰 늘어난 체중이 설정된 수준에 도달하게 하려고 애를 쓴다. 그러므로 과식과 대사가 느려지는 현상은 비만의 원인이 아니라 결과다. 그렇다면 인체가 설정한 체중이 그토록 높아지는 이유는 무엇일까? 본질적으로 이 질문은 '무엇이 비만을 유발하는가?'라는 질문과 같다. 답을 찾기 위해서는 인체가 체중 설정 값을 어떻게 조절하는지부터 알아야 한다. 어떻게 해야 인체의 '지방조절기'를 높이거나 낮출 수 있을까?

호르몬 비만 이론

비만은 섭취하는 열량이 과도해서 생기는 것이 아니라 호르몬 불균형으로 인해 우리 몸이 설정한 체중이 지나치게 높아질 때 발생한다. 호르몬은 식욕과 지방 저장, 혈당 농도 등 인체의 수많은 시스템과 기능을 조절하는 화학적인 메신저다. 그렇다면 비만은 어떤 호르몬이 조절할까?

체지방 조절의 핵심인 렙틴은 체중 설정 값의 조절에 있어서는 주된 호르몬이 아닌 것으로 밝혀졌다. 그렐린(허기를 조절하는 호르몬)이나 포만감을 조절하는 펩타이드 YY, 콜레시스토키닌과 같은 호르몬도 먹는 행동을 시작하게 하거나 멈추게 하는 데에는 모두 중요한 역할을 하지만 우리 몸의 체중 설정 값에는 영향을 주지 않는 것으로 보인다. 이런 사실은 어떻게 알 수 있을까? 체중 증가를 유발하는 것으로 의심되는 호르몬은 반드시 인과성 시험을 통과해야 한다. 즉, 해당 호르몬을 인체에 투여했을 때 체중이 증가해야 한다는 의미다. 허기나 포만감과 관련된 이 호르몬들과 달리 이 시험을 통과한 호르몬이 두 가지가 있다. 바로 인슐린과 코르티솔이다.

앞서 3장에서 비만 해결을 위해 섭취 열량을 줄여야 한다는 주장이 다섯 가지 틀린 전제를 바탕으로 마련되었다고 설명했다. 호르몬 비만 이론을 적용하면 그 전제들이 왜 틀렸는지 알 수 있다. 다음 내용을 살펴보자.

전제 1 : 열량 섭취와 열량 소비는 각각 분리된 별개의 과정이다

호르몬 이론은 열량 섭취와 열량 소비가 서로 밀접하게 연관되어 동시에 이루어지는 이유를 설명한다.

전제 2 : 기초대사율은 일정하게 유지된다

호르몬 이론은 기초대사율이 호르몬에 의해 조정되며 이에 따라 체중이 늘거나 감소하는 과정을 설명한다.

전제 3 : 섭취하는 열량을 의식적으로 통제할 수 있다

호르몬 이론은 우리가 음식을 먹을지 말지 결정할 때 허기 호르몬과 포만감 호르몬이 핵심 역할을 한다는 사실을 설명한다.

전제 4 : 저장 지방은 원래 조절되지 않는다

호르몬 이론은 저장 지방도 인체의 모든 시스템과 마찬가지로 엄격히 조절되며 음식 섭취나 활동량에 따라 바뀐다는 사실을 설명한다.

전제 5 : 열량은 열량이다

호르몬 이론은 섭취하는 열량마다 제각기 다른 대사 반응을 유발하는 이유가 무엇인지 설명한다. 열량은 체온을 높이는 데 사용될 때도 있지만 지방 저장에 활용될 때도 있다.

소화는 어떻게 이루어질까

인슐린에 관한 논의에 앞서, 먼저 호르몬에 대해 전반적으로 알아야 할 내용들이 있다. 호르몬은 표적 세포에 메시지를 전달한다. 예를 들어 갑상선 호르몬은 갑상선 세포에 활성을 높이라는 메시지를 전달한다. 인슐린의 경우 체내 거의 모든 세포에 혈액에서 에너지로 사용할 수 있도록 포도당을 분리하라는 메시지를 전한다.

호르몬이 이 같은 메시지를 전달하기 위해서는 표적 세포의 표면에 있는 수용체와 반드시 결합해야 한다. 그 방식은 자물쇠와 열쇠의 결합과 매우 비슷하다. 인슐린은 인슐린 수용체와 결합하여 세포로 포도당을 끌어 모으도록 한다. 열쇠에 해당하는 인슐린이 자물쇠(인슐린 수용체)에 꼭 맞게 결합하면 문이 열리고 포도당이 유입된다. 모든 호르몬이 대체로 이와 같은 방식으로 작용한다.

우리가 먹은 음식은 위와 소장에서 분해된다. 단백질은 아미노산으로 분해되고 지방은 지방산으로 분해된다. 당이 사슬처럼 연결된 탄수화물은 더 작은 크기의 당으로 분해된다. 식이섬유는 분해되지 않으므로 흡수되지 않은 상태로 이동한다.

혈액의 당(포도당)은 인체 모든 세포가 사용한다. 특정 음식, 특히 정제된 탄수화물은 다른 음식들보다 혈당을 더 많이 높인다. 그리고 혈당 상승은 인슐린 분비를 촉진한다.

단백질도 인슐린 농도를 높이지만 단백질이 혈당에 끼치는 영향은 미미한 수준이다. 이와 달리 식이지방은 혈당과 인슐린 수치를 모두 약간 증가시킨다. 분비된 인슐린은 반감기가 2~3분에 불과하므로 금세 분해되어 혈액에서 사라진다.

인슐린은 에너지 대사에 관여하는 중추적인 조절물질이자 지방의 축적과 저장을 촉진하는 핵심 호르몬이다. 인슐린은 세포가 포도당을 흡수하여 에너지로 사용하도록 한다. 따라서 인슐린이 충분하지 않으면 혈류에 포도당이 쌓인다.

제1형 당뇨는 인슐린을 생산하는 췌장 세포가 파괴되는 자가 면역 질환으로, 인슐린 수치가 극히 낮은 것이 특징이다. 인슐린의 발견은(프레더릭 밴팅과 J. J. R. 매클라우드는 이 업적으로 1923년 노벨 의학상을 수상했다) 불치병이던 제1형 당뇨를 만성 질환으로 바꿔놓았다.

밥을 먹고 탄수화물이 소화되면 인체가 사용할 수 있는 탄수화물이 필요한 양보다 많아진다. 인슐린은 이렇게 쏟아지는 포도당을 혈류에서 제거하여 나중에 사용할 수 있도록 저장하는 과정을 돕는다. 포도당은 글리코겐으로 변환되어 간에 저장되며 이 과정을 글리코겐 합성이라고 한다. 포도당 분자는 긴 사슬 형태로 서로 연결되어 글리코겐을 형성한다. 이 글리코겐 합성을 촉진하는 주된 물질이 바로 인슐린이다. 인체는 포도당을 글리코겐으로, 다시 글리코겐을 포도당으로 매우 쉽게 변환할 수 있다.

그런데 간에는 글리코겐을 저장할 수 있는 공간이 한정되어 있다. 이 공간이 가득 차면 남은 탄수화물은 지방으로 바뀐다. 이를 지방산 생합성이라고 한다.

식사 후 몇 시간이 지나면 혈당과 인슐린 농도가 감소하기 시작한다. 근육과 뇌, 다른 기관에서 사용할 수 있는 포도당도 줄어든다. 간은 글리코겐을 포도당으로 분해하기 시작하고, 이를 전신에 순환시켜 에너지로 활용할 수 있도록 한다. 글리코겐으로 합성해서 저장했던 과정과 반대로 다시 분해해서 풀어놓는 과정이 진행되는 것이다. 대부분 식사를 하지 않는 야간에 이러한 과정이 이루어진다.

인슐린은 저장 호르몬이다. 음식을 다량 섭취하면 인슐린이 분비되고, 인슐린이 당과 지방의 저장 기능을 활성화시킨다. 음식을 먹지 않으면 인슐린 농도가 감소하고 당과 지방의 연소가 활성화된다. 이러한 과정은 매일 진행된다. 정교한 체계에 따라 균형을 맞춰 진행되는 이 시스템은 보통 자체적으로 통제된다. 음식을 먹으면 인슐린이 늘어나고 그에 따라 인체는 글리코겐과 지방의 형태로 에너지를 저장한다. 밥을 굶으면 인슐린이 감소하고 인체는 저장된 에너지를 사용한다. 음식을 먹는 시간과 먹지 않는 시간의 균형이 유지되는 한 이 시스템도 균형이 유지된다. 가령 오전 7시에 아침을 먹고 저녁 7시에 저녁식사를 마칠 경우 음식을 먹는 시간은 총 12시간이므로 음식을 먹지 않는 나머지 12시간과 균형을 이루게 된다.

글리코겐은 지갑과 같다. 돈이 들어오고 나가는 과정이 계속 반복된다. 지갑에 넣은 돈은 쉽게 꺼내서 이용할 수 있지만 지갑에 담을 수 있는 지폐의 양에는 한계가 있다. 반면 지방은 은행에 예금해 둔 돈과 같다. 돈을 꺼내 쓰기는 어렵지만 계좌만 있으면 무한정 보관해 둘 수 있다. 글리코겐은 지갑을 열듯 몸이 사용할 수 있는 포도당을 재빨리 공급한다. 그러나 글리코겐이 공급할 수 있는 양은 한정되어 있다. 지방은 은행 계좌처럼 에너지를 무한정 저장할 수 있지만 이 에너지는 접근성이 떨어진다.

그러나 이것으로는 몸에 축적된 지방을 없애기가 얼마나 어려운지 부분적으로만 이해할 수 있다. 우리는 은행에서 돈을 인출하기 전에 먼저 지갑에 있는 돈부터 사용한다. 그렇다고 지갑이 텅 빌 때까지 쓰지는 않는다.

마찬가지로 '지방 은행'에서 에너지를 빼내기 전에 인체는 '글리코겐 지갑'에 담긴 에너지부터 사용하지만 지갑이 완전히 비지 않도록 관리한다. 즉, 글리코겐 지갑이 계속 채워진 상태를 유지하도록 한다는 의미인데 이렇게 되면 지방 은행을 이용하지 않게 된다. 이는 곧 지방 연소가 시작되기도 전에 글리코겐이 줄어드는 단계부터 이미 배가 고프고 불안해진다는 뜻이다. 이때 글리코겐을 쉼 없이 다시 채워 넣으면 저장된 지방은 절대 에너지로 사용되지 못한다.

지방산 생합성 과정을 거쳐 만들어진 여분의 지방은 어떻게 될까? 새로 합성된 지방은 내장 지방에 저장되거나(기관 주변) 피하 지방(피부 아래), 간에 쌓인다. 정상적인 상태에서는 인슐린 농도가 올라가면 당과 지방의 저장 과정이 촉진된다. 그리고 인슐린 농도가 낮아지면 글리코겐과 지방의 연소 과정이 촉진된다. 따라서 인슐린이 과도한 상태가 지속되면 저장되는 지방의 양도 증가하는 경향이 나타난다. 음식을 먹는 시간과 먹지 않는 시간이 균형을 잃으면 인슐린이 증가하고, 이는 지방을 늘린다. 비만은 그렇게 유발된다. 그렇다면 인슐린이 체중을 조절하는 호르몬일까?

인슐린, 체중 설정 값, 비만

시상하부에서 체중이 설정 값에 도달할 수 있도록 체지방량을 늘리라는 명령이 떨어질 때 비만이 발생한다. 이 명령에 따라 가용 열량은 지방의 양을 늘리는 데 사용되므로 인체가 사용할 수 있는 에너지(열량)가 부족해진다. 이때 인체에서는 열량을 더 얻으려고 애쓰는 합리적인 반응이 나타난다. 허기를 느끼게 하는 호르몬 신호가 증가하고 포만감을 느끼게 하는 호르몬 신호는 줄어든다. 그러나 우리는 먹고 싶은 충동을 누르고 섭취 열량을 제한할 수 있다.

그 결과 시상하부의 목적을 한동안은 차단할 수 있지만 다른 결과가 촉발된다. 인체가 체지방량을 늘리는 데 필요한 열량을 확보하기 위해 다른 기능을 중단시키고 대사 속도가 느려지는 것이다. 섭취 열량 증가와 소비 열량 감소(많이 먹고 덜 움직이는 것)는 비만의 원인이 아니라 비만의 결과이다.

체중 설정 값은 엄격히 관리되며 대부분의 사람들은 체중이 비교적 일정하게 유지된다. 체중이 늘어난 사람도 1년에 0.5~1킬로그램 정도로 극히 천천히 늘어나는 경향이 나타난다. 그러나 이러한 특징이 있다고 해서 체중 설정 값이 절대로 변하지 않는다는 뜻은 아니다. 시간이 갈수록 체중 조절기는 값이 점차 상향 조정된다. 비만을 이해하기 위해서는 이 체중 설정 값이 어떻게 관리되고 왜 과도하게 높아지는지, 다시 낮추려면 어떻게 해야 하는지 반드시 이해해야 한다.

인슐린은 에너지를 저장하고 균형을 유지하는 주요 조절물질이므로 분명 체중 설정 값도 조절할 것으로 추정된다. 인슐린이 비만을 유발한다면 그 기능은 대부분 뇌에 발생시키는 영향을 통해 나타날 것이다. 그리고 비만은 말초신경계가 아닌 중추신경계의 체중 설정 값 조절로 통제한다. 이 가설에서는 인슐린 농도가 상승하면 체중 설정 값도 높아진다고 본다.

날씬한 사람과 비만 환자는 인슐린 반응에 커다란 차이가 나타난다. 비만 환자의 경우[1] 공복기 인슐린 수치가 더 높고 음식 섭취 시 인슐린 반응도 훨씬 크다(그림 6.1 참조). 이와 같은 호르몬 활성은 체중 증가로 이어질 가능성이 있다. 인슐린이 비만을 일으킬까? 호르몬 비만 이론의 중심이 되는 이 질문에 대해서는 다음 장에서 좀 더 자세히 살펴보기로 하자.

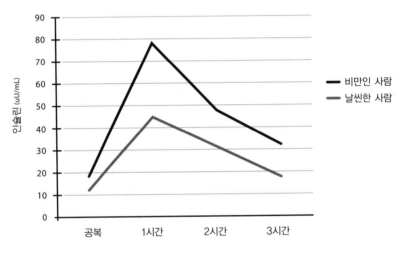

그림 6.1 날씬한 사람과 비만인 사람의 인슐린 반응 차이[2]

{ 07 }

인슐린

•

뚱뚱하게 만드는 법

솔직히 나는 누구든 뚱뚱하게 만들 수 있다. 어떻게? 인슐린을 처방하면
된다. 의지가 강하든, 운동을 얼마나 하든 상관없다. 반드시 뚱뚱해진다.
어떤 음식을 골라서 먹든 그것도 상관없다. 무조건 뚱뚱해진다. 인슐린
을 충분히 공급하고 기다리면 된다.

인슐린 분비량과 비만이 서로 관련이 있다는 사실은 오래전부터 알
려져 있었다.[1] 비만인 사람은 체중이 정상인 사람보다 인슐린 분비량이
훨씬 많다. 또한 날씬한 사람들은 식사를 마친 후 인슐린 농도가 신속히
기준점까지 내려가지만 비만인 사람들은 인슐린 농도가 높아진 상태가
오래 지속된다.

연구에서 비만인 참가자들의 인슐린 농도는 약 20퍼센트 더 높고[2] 이
는 허리둘레, 허리/엉덩이 비율과 같은 중요한 지표와 밀접하게 관련된
것으로 나타났다. 아직 검증되지는 않았지만 인슐린 농도와 비만의 밀접
한 연관성은 이 두 가지가 인과관계일 수 있음을 강력히 시사한다.

인슐린 농도는 음식에 따라 달라지므로 하루 중에도 변동 폭이 커서 측정하기가 어렵다. 평균 농도를 측정하는 방법도 있으나 그러려면 하루 내내 여러 번 농도를 측정해야 한다. 따라서 공복기 인슐린 농도(밤새 굶은 다음에 측정)를 측정하는 것이 더 간단하고 한 번에 농도를 확인할 수 있는 방법이다. 충분히 예상할 수 있겠지만, 연구에서 공복기 인슐린 농도가 높은 것과 비만은 연관성이 높은 것으로 나타났다. 또한 체중이 아닌 체지방량만 놓고 보면 이러한 관계는 더욱 명백하게 드러난다. '샌안토니오 심장 연구'[3]에서는 8년 이상 추적 조사를 실시한 결과 공복기에 인슐린 농도가 높을 경우 체중 증가와 밀접한 상관관계가 있다는 사실이 확인됐다. 10장에서 살펴보겠지만 인슐린 저항성 역시 공복기 인슐린 농도의 증가로 이어진다. 인슐린 저항성만 따로 보더라도 비만을 유발하는 중요한 요소인 만큼 이는 결코 우연의 일치가 아니다.

그러므로 인슐린 농도 증가와 비만이 연관되어 있다는 사실은 이미 명확히 확인되었다고 할 수 있다. 이 연관성이 과연 인과관계로 연결될까? 인슐린 농도가 상승하는 것이 비만의 원인일까?

가설 검증을 위한 시험

'인슐린이 비만의 원인이다'라는 가설을 검증하는 방법은 간단하다. 한 그룹의 사람들에게 인슐린을 실험적으로 공급하고 체중이 증가하는지 측정하면 인과관계를 입증할 수 있다. 그러므로 이 실험에서 핵심이 되는 질문은 이렇게 정리할 수 있다. 인슐린이 공급되면 뚱뚱해질까?

이 질문에는 단호하게 "그렇다!"라고 답할 수 있다. 인슐린을 규칙적으로 투여하는 환자들과 이를 처방하는 의사들은 이 끔찍한 진실, 즉 인슐린을 많이 투여할수록 더 심각한 비만이 된다는 사실을 이미 잘 알고 있다.[4] 인슐린은 비만을 유발한다. 대부분 당뇨 환자들을 대상으로 실시된 수많은 연구에서 다 확인된 사실이다. 인슐린은 비만의 원인이다.

일반적으로 인슐린은 두 가지 유형의 당뇨병 치료에 사용된다. 제1형 당뇨는 췌장에서 인슐린을 만들어내는 세포가 파괴되어 인슐린 농도가 극히 낮아지는 병으로 환자가 생존하기 위해서는 반드시 인슐린을 투여해야 한다. 제2형 당뇨는 세포가 인슐린에 저항성을 나타내며 체내 인슐린 농도가 높다. 그러므로 제2형 당뇨 환자는 인슐린이 항상 필요하지는 않고 먼저 경구 투여 약물로 치료를 받는 경우가 많다.

1993년에 실시되어 획기적인 결과를 도출한 '당뇨병 조절 및 합병증 연구'에서 연구진은 인슐린을 표준 투여량만큼 투여할 때와 제1형 당뇨 환자들의 혈당을 세밀하게 관리할 수 있는 고용량을 투여할 때 결과를 비교했다.[5] 6년이 경과한 후, 합병증은 혈당을 집중관리한 환자들에서 더 적게 발생했다는 사실이 확인됐다.

그러나 체중은 어떻게 됐을까? 고용량 투여 그룹에 속한 연구 참가자들은 표준 투여량 그룹보다 체중이 평균 4.5킬로그램 정도 증가했다. 그리고 환자들 가운데 30퍼센트 이상이 중대한 체중 증가를 경험했다! 연구가 시작되기 전에는 환자들의 체중이 거의 비슷했고 비만인 사람은 거의 없었다. 두 그룹의 유일한 차이는 투여된 인슐린의 양이었다. 이 당뇨 환자들이 갑자기 의지가 약해져서 생긴 결과일까? 연구가 시작되기 전보다 더 게을러진 건 아닐까? 전보다 폭식해서? 전혀 그렇지 않다. 인슐린 농도가 올라가자 체중이 늘어난 것이다.

제2형 당뇨 환자들을 대상으로 한 장기 연구에서도 인슐린이 체중을 증가시킨다는 동일한 결과가 확인됐다.[6] 1970년대에 조직된 '영국 당뇨 전향연구단'은 당시 제2형 당뇨에 관한 최대 규모, 최장 기간의 연구를 진행했다. 일차적인 목표는 집중적인 혈당 관리가 제2형 당뇨의 치료에 도움이 되는지 확인하는 것이었지만 그 안에서 다양한 세부 연구가 별도로 실시됐다. 여기서도 서로 비슷한 두 그룹이 각각 표준 치료와 집중 치료를 받았다. 그리고 집중 치료 그룹에 속한 환자들에게는 두 가지 치료법 중 한 가지가 제공됐다. 하나는 인슐린, 다른 하나는 인체의 자체적인 인슐린 분비량을 높이는 약인 설포닐유레아였다. 이 두 가지 치료법 모두 체내 인슐린 농도를 높이지만 작용 기전이 다르다. 인슐린을 투여하면 설포닐유레아를 복용할 때보다 혈청 내 인슐린 농도가 높아진다.

연구에 참가한 환자들의 체중은 어떻게 됐을까? 집중 치료를 받은 사람들은 체중이 평균 3.1킬로그램 정도 늘어났다. 인슐린을 투여받은 환자들은 체중이 좀 더 많이 늘었는데 평균 4킬로그램 늘었다. 인슐린을 직접 투여하든 설포닐유레아를 복용하든 인슐린 농도가 상승하자 체중이 크게 늘어난 것이다. 인슐린 농도가 올라가면 환자의 체중이 늘어난다는 사실이 또 한 번 확인됐다.

인슐린으로 인한 체중 증가가 장기적으로 발생한다는 새로운 결과도 밝혀졌다.[7] 2007년에 실시된 한 연구에서는 인슐린을 총 세 가지 방식으로 투여할 때 나타난 결과를 비교했다. 이 연구에서 참가자들의 체중은 어떻게 됐을까? 결과를 보면 "투여 방법과 상관없이 참가자들의 체중이 전반적으로 증가했다"라는 내용이 나와 있다. 인슐린 평균 투여량이 가장 적었던 기저 인슐린 그룹의 경우 체중이 평균 1.9킬로그램 증가하여 가장 적은 증가폭을 나타냈다. 투여량이 가장 많았던 식사 인슐린 그룹은 체중이 평균 5.7킬로그램 늘어서 증가폭이 가장 컸다. 중간형 투여 그룹의 체중은 평균 4.7킬로그램 증가했다. 의사가 공급하는 인슐린의 양이 많을수록 연구 참가자들의 체중도 더 많이 늘어난다는 것이 확인된 결과였다.

섭취 열량을 줄여도 소용이 없는 것으로 증명됐다. 1993년에 실시된 대단히 흥미로운 연구에서[8] 제2형 당뇨 환자들을 대상으로 인슐린을 고용량 투여한 결과 혈당이 사실상 표준화되는 것으로 나타났다. 이 연구에서는 인슐린을 0에서부터 시작하여 하루 평균 100 단위까지 점차적으로 늘려서 총 6개월간 투여했다. 동시에 연구 참가자들의 섭취 열량은 매일 300칼로리 이상씩 줄여나갔다.

그 결과 환자들의 혈당 수치는 훌륭하게 관리가 되었는데 체중은 어떻게 됐을까? 평균 8.7킬로그램 증가했다! 먹는 양은 그 어느 때보다 많이 줄었는데 체중은 미친 듯이 증가한 것이다. 이들의 체중이 늘어난 것은 섭취 열량과 무관하다. 인슐린 때문에 생긴 결과다.

당뇨 환자가 아닌 사람도 인슐린으로 인해 체중이 증가한다. 인슐린종 환자들이 바로 그러한 경우에 해당된다. 인슐린종은 당뇨 환자가 아닌 사람에게서만 발생하며 인슐린이 분비되는 세포에서 발생하는 매우 희귀한 종양이다. 연간 발생률은 100만 명당 4명 정도로 추정된다. 인슐린종 환자의 몸에서는 상당히 많은 양의 인슐린이 끊임없이 분비되어 저혈당증(혈당이 낮아지는 것)이 반복적으로 발생한다. 환자의 체중은 어떨까? 한 전향연구에서 인슐린종 환자의 72퍼센트가 체중이 증가한다는 결과가 나왔다.[9] 이 연구에서 25명의 환자 중 24명이 종양 제거로 병이

치료되었으며 악성 인슐린종을 제거하자 체중도 빠른 속도로, 지속적으로 감소했다.[10]

2005년에 진행된 사례 연구에는[11] 인슐린종 진단을 받은 20세 여성의 사례가 등장한다. 이 환자는 진단을 받기 전에 체중이 1년여에 걸쳐 11킬로그램 이상 증가했다. 섭취 열량이 늘어서 체중이 늘어난 것은 아니었고, 섭취 열량을 줄여도 체중은 감소하지 않았다. 결정적인 요소는 인슐린이었다. 인슐린 수치가 오르내린 추세는 체중 변동의 흐름과 일치했다.

경구 혈당강하제

지금까지 우리는 인체 바깥에서 만들어진 인슐린을 인체에 주입하면 체중이 증가한다는 사실을 살펴보았다. 그러나 인슐린은 경구 혈당 강하제로 불리는 또 다른 방식으로도 공급된다. 입으로 삼켜서 인체가 인슐린을 더 많이 만들어내도록 하는 약이다. 이러한 유형의 약도 비만을 유발한다면 인슐린과 체중 증가의 인과관계를 뒷받침하는 매우 탄탄한 증거가 될 것이다.

설포닐유레아와 메트포르민

제2형 당뇨의 약물 치료에 사용되는 알약 형태의 제품은 몇 가지가 있다. 설포닐유레아 계열의 약물은 췌장을 자극하여 인슐린을 더 많이 생산하도록 함으로써 혈당을 낮추는 작용을 한다. 그리고 이와 같은 계열의 약물은 체중을 증가시키는 것으로 잘 알려져 있다.[12]

메트포르민도 경구 혈당 강하제의 또 다른 종류로 간에서 생산되는 포도당의 양을 줄이고[13] 근육의 포도당 흡수량을 늘리는[14] 효과가 있다.

인슐린과 설포닐유레아, 메트포르민이 인슐린 농도에 끼치는 영향은 제각기 다르다. 인슐린은 혈액의 인슐린 농도를 가장 크게 높이고 설포닐 계열의 약물도 인슐린 농도를 높이지만 그 효과가 인슐린을 투여할 때만큼은 미치지 않는다. 메트포르민의 경우 인슐린을 전혀 증가시키지 않는다. 여러 연구를 통해 이 세 가지 치료법에 관한 비교 분석이 실시되었다.[15, 16]

메트포르민 계열 약물과 설포닐유레아 계열 약물의 혈당 조절 효과에는 차이가 없다. 그렇다면 환자의 체중에 끼치는 영향은 어떨까? 인슐린 투여 그룹의 경우 체중이 평균 4.5킬로그램 이상 증가하여 가장 큰 폭으로 늘어났다(인슐린 양이 늘어나면 체중이 증가한다). 설포닐유레아로 치료를 받은 환자들 역시 체중이 평균 2.5킬로그램 정도 증가했다(인슐린을 조금 늘리자 환자의 체중도 약간 늘어났다). 메트포르민 치료군의 경우, 식단 관리만 실시한 환자들과 비교할 때 체중이 조금도 더 늘어나지 않았다(인슐린이 늘어나지 않으니 체중도 늘지 않았다). 인슐린이 체중을 증가시킨 것이라는 사실을 확인할 수 있는 결과다.

치아졸리딘디온

치아졸리딘디온 계열의 약물은 인슐린의 민감도를 증대시킨다. 인슐린 농도를 높이는 대신 인슐린의 영향을 확장시켜 혈당을 낮추는 것이다. 출시 이후 어마어마한 인기를 얻은 이 계통의 약물들은 로시글리타존, 피오글리타존의 안전성 문제가 제기되면서 현재는 거의 사용되지 않는다. 그런데 치아졸리딘디온 계열의 약을 이용하면 혈당을 낮추는 것보다 더 중대한 영향이 발생하는 것으로 밝혀졌다. 인슐린의 영향을 증대시켜 비만을 유발한다는 점이다.

인크레틴

인크레틴은 음식을 먹으면 위에서 분비되는 호르몬이다. 위 내용물의 배출 속도를 늦출 수 있는 호르몬으로, 부작용으로 구토가 따를 수 있다. 또한 인슐린 분비량을 단기적인 늘릴 수 있으나 이는 먹는 음식이 함께 영향을 줄 때만 나타난다. 인크레틴의 효과를 높이기 위해 개발된 몇 가지 약물에 대한 연구에서 전반적으로 체중 증가는 최악의 상황에서도 경미한 수준인 것으로 확인됐으나 연구마다 다양한 결과가 나왔다.[17, 18] 투여 용량이 높아지자 체중 감소가 촉진되고 이것이 위 내용물의 배출 속도를 늦추는 작용과 관련이 있는 것으로 확인된 약물도 있다. 인슐린이 지속적으로 증가하지 않으면 체중은 증가하지 않는다는 것을 알 수 있다(인크레틴에 대해서는 17장에서 상세히 살펴볼 예정이다).

알파글루코시다제 억제제

알파글루코시다제 억제제 계통의 약물은 탄수화물 소화를 돕는 소장 효소의 작용을 차단한다. 그 결과 인체는 탄수화물을 덜 흡수하게 되므로 혈당이 낮아진다. 포도당의 활용도나 인슐린 분비에는 영향을 주지 않는 방식이다.

포도당 흡수량이 감소하면 환자의 체내 인슐린 농도가 약간 감소한다.[19] 체중은 어떻게 될까? 환자들의 체중은 적지만 통계적으로 유의미한 수준만큼 감소하는 것으로 나타났다(인슐린 수치를 조금 낮추면 환자의 체중도 조금 감소한다는 것을 알 수 있다).[20]

SGLT-2 억제제

나트륨-포도당 공동운반체Sodium-Glucose Linked Transporter, SGLT-2 억제제는 새롭게 등장한 제2형 당뇨 치료제다. 이 약은 신장의 포도당 재흡수 기능을 차단하여 소변으로 배출되도록 한다. 그 결과 혈당이 낮아지고 인슐린 생산량도 감소한다. SGLT-2 억제제를 이용하면 식후 혈당과 인슐린 농도를 각각 최대 35퍼센트, 43퍼센트까지 낮출 수 있다.[21]

체중에는 어떤 영향을 줄까? 연구 결과 SGLT-2 계통의 약물을 복용한 환자들은 체중이 꾸준히, 상당한 수준으로 감소한다는 사실이 지속적으로 확인됐다.[22] 식이요법에 관한 연구들마다 초기에 체중이 감소하더라도 다시 되돌아오는 사례가 거의 전부였던 데 반해 SGLT-2 억제제를 복용한 환자들의 경우 줄어든 체중이 1년 이상 지속되는 것으로 나타났다.[23] 줄어든 체중은 2.5퍼센트 정도로 대체로 크지 않은 수준이지만 대부분 순수 근육이 아닌 지방이 감소한 것으로 밝혀졌다(인슐린 농도를 낮추면 환자의 체중이 감소한다는 것을 알 수 있다).

당뇨병 치료제 외 다른 약물

당뇨와 무관한 약 중에도 체중 증가와 감소에 지속적으로 영향을 주는 종류가 있다. 최근 무작위 시험 257건을 메타 분석한 검토연구에서는 54종의 약을 대상으로 체중 변화와 관련이 있는지 살펴보았다.[24] 정신

질환 치료제인 올란자핀은 체중이 평균 2.4킬로그램 늘어나는 것과 연관성이 있는 것으로 나타났다. 올란자핀 복용 시 인슐린 농도가 높아질까? 전향연구에서 정확히 그런 것으로 확인됐다.[25] 인슐린 농도가 높아지니 체중도 높아진 것이다.

신경성 통증 치료에 널리 사용되는 가바펜틴 역시 체중 증가와 관련이 있고 평균 2.2킬로그램이 증가하는 것으로 나타났다. 이 약도 인슐린의 작용을 증대시킬까? 명확히 그렇다. 가바펜틴 복용으로 혈당이 심각한 수준으로 감소했다는 연구 결과가 다수 발표됐다.[26] 가바펜틴은 우리 몸이 자체적으로 만들어내는 인슐린의 양을 늘리는 것으로 추정된다.[27] 또 다른 정신질환 치료제인 쿠에티아핀도 그보다 작은 평균 1.1킬로그램 정도의 체중 증가와 연관성이 있는 것으로 확인됐다. 인슐린 농도는? 당연히 증가한다. 쿠에티아핀 복용 후 인슐린 분비량과 인슐린 저항성이 모두 증가하는 것으로 알려졌다.[28] 이처럼 세 가지 치료제 모두 인슐린 농도가 증가했고 체중은 늘어났다.

날씬하게 만들어드립니다

인슐린이 체중 증가를 유발한다면 인슐린 농도를 낮추는 것으로 반대의 효과를 얻을 수 있을까? 인슐린 농도를 매우 낮은 수준까지 줄이면 체중이 상당한 수준으로, 크게 감소할 것이라 예상할 수 있다. 체내 포도당과 인슐린 농도를 낮추는 SGLT-2 억제제 복용 시 나타나는 결과를 보면 인슐린 농도가 낮아졌을 때 나타나는 효과를 확인할 수 있다(그러나 이 약물이 발생시키는 영향은 크지 않은 수준이다). 치료가 불가능한 제1형 당뇨에서도 극적인 영향이 나타난다.

제1형 당뇨는 췌장에서 인슐린을 만들어내는 베타 세포가 파괴되는 자가 면역 질환이다. 이로 인해 인슐린 농도는 극히 낮은 수준까지 감소한다. 혈당이 상승하는 것도 특징이지만 이 질병의 대표적인 증상은 극심한 체중 감소다. 제1형 당뇨는 고대부터 존재한 것으로 전해진다. 고대 그리스의 저명한 의사인 카파도키아 출신 아레타에우스도 '당뇨병이란 살과 팔다리가 녹아서 소변으로 빠져나가는 것'이라는 고전적인 설명을 남겼다. 환자가 얼마나 많은 열량을 섭취하든 체중은 늘지 않는다. 인슐린이 발견되기 전에는 제1형 당뇨가 누구에게나 치명적인 결과를 가져오는 병이었다. 인슐린 농도가 크게 감소하면 환자의 체중도 감소한다.

이 질병과 관련하여 '당뇨 다식증'으로 알려진 문제가 있다. 오늘날에는 제1형 당뇨를 매일 인슐린을 주입하는 것으로 치료한다. 그런데 일부 환자들 중에 미용 목적으로 체중을 줄이려는 경우가 있다. 이처럼 체중을 즉각적으로 대폭 줄이기 위해 인슐린을 일부러 저용량만 투여하는 것을 당뇨 다식증이라고 한다. 이는 굉장히 위험하며 절대 시도하지 말아야 할 일이다. 그럼에도 체중 감소 효과가 굉장히 높아서 이러한 시도가 계속해서 이루어지고 있다. 여기서도 인슐린 농도가 감소하면 체중도 감소한다는 사실을 확인할 수 있다.

작용 기전

이처럼 결과는 상당히 일관적이다. 체내 인슐린 농도를 높이는 약은 체중 증가를 유발한다. 인슐린 농도에 아무런 영향을 주지 않는 약은 체중에 영향을 주지 않는다. 인슐린 농도를 낮추는 약은 체중을 감소시킨다. 체중에 발생하는 영향은 혈당에 미치는 영향과는 별도로 나타난다. 최근 한 연구에서는[29] 비만인 사람이 체중 감소 반응을 보일 경우 75퍼센트는 인슐린 농도로 예측할 수 있는 것으로 나타났다. 의지력의 문제가 아니다. 섭취 열량의 문제도 아니다. 곁에서 누가 응원해 주거나 압박을 가해서 되는 문제도 아니다. 운동도 아니다. 그저 인슐린의 문제다.

인슐린은 비만을 일으킨다. 이는 곧 인슐린이 인체의 체중 설정 값을 정하는 주요 조절물질 중 하나가 틀림없음을 의미한다. 인슐린 농도가 높아지면 인체의 설정 체중도 높아진다. 시상하부에서는 체중을 늘리라는 호르몬 신호를 보내고, 우리는 허기를 느껴서 먹게 된다. 섭취 열량을 일부러 제한하면 에너지 총소비량이 감소한다. 그래도 결과는 마찬가지다. 체중은 늘어나게 되어 있다.

게리 토브스도 저서 『우리는 왜 살이 찔까 : 그리고 어떻게 해야 할까』에서 통찰력 있는 사실을 전했다. "우리는 많이 먹어서 뚱뚱해지는 것이 아니다. 우리가 뚱뚱하기 때문에 많이 먹는 것이다." 우리는 왜 살이 찔까? 우리 몸이 정하는 체중의 기준 값이 너무 높게 설정되어 있기 때문이다. 왜 그렇게 됐을까? 인슐린 농도가 너무 높기 때문이다.

비만을 이해하기 위해서는 호르몬이 중심이 되어야 한다. 체중 설정 값을 비롯해 우리 몸의 신진대사와 관련된 모든 것은 호르몬으로 조절된다. 비만도와 같은 중요한 생리학적 변화는 하루에 섭취하는 열량이나 운동량에 따라 마음대로 바뀌지 않는다. 체지방은 호르몬에 의해 정확하고 엄격하게 조절된다. 심장 박동 수나 기초대사율, 체온, 호흡을 의식적으로 조절할 수 없는 것처럼 체중도 마찬가지다. 전부 자동으로 조절된다. 우리에게 지금 배가 고프다고 이야기하는 것은 호르몬(그렐린)이다. 배가 부르다고 알려주는 것도 호르몬(펩타이드 YY, 콜레시스토키닌)이고 에너지 소비량을 늘리는 것도 호르몬(아드레날린)이다. 에너지 소비량을 줄이는 것도 호르몬(갑상선 호르몬)이다. 비만은 지방 축적을 조절하는 호르몬의 기능에 이상이 생긴 결과다. 열량은 비만의 원인과 전혀 관련이 없다. 비만은 섭취 열량의 불균형이 아니라 호르몬에 좌우된다.

인슐린이 체중 증가를 어떻게 유발하는가는 훨씬 복잡한 문제고 아직까지 완전하게 밝혀지지 않았다. 그러나 여러 가지 이론이 제시되었다. 소아 비만 전문가인 로버트 러스틱 박사는 인슐린 농도가 상승하면 포만감 신호를 보내는 호르몬 렙틴의 작용이 저해된다고 본다. 체지방이 늘어나면 렙틴의 농도도 상승한다. 이 반응이 시상하부로 전달되면 음식 섭취량을 줄이고 다시 이상적인 체중으로 되돌아가게 하려는 음성 피드백 루프가 시작된다. 그러나 렙틴에 계속해서 노출되면 뇌가 렙틴의 작용에 저항성을 갖게 되고 살을 찌우라는 신호가 줄어들지 않는다.[30]

인슐린과 렙틴은 많은 면에서 정반대다. 인슐린은 지방의 저장을 촉진하고 렙틴은 지방의 저장량을 줄인다. 인슐린은 농도가 높아지면 렙틴의 길항제처럼 작용한다. 그러나 인슐린이 렙틴의 작용을 어떻게 조절하는지 그 정확한 기전은 아직 밝혀지지 않았다.

비만인 사람은 공복 시 인슐린과 렙틴 농도가 모두 높은 것으로 볼 때 두 호르몬에 저항성이 생긴 것을 알 수 있다. 식사 시 나타나는 렙틴의 반응에도 차이가 있다. 날씬한 사람들은 밥을 먹으면 렙틴 농도가 높아진다. 이 호르몬의 기능이 포만감을 느끼게 하는 것임을 떠올리면 당연한 결과다. 그러나 비만인 사람들은 밥을 먹으면 렙틴 농도가 떨어진다. 밥을 먹어도 뇌가 그만 먹으라는 메시지를 받지 못하는 것이다. 이처럼 비만인 사람에게서 나타나는 렙틴 저항성은 자율적인 조절에 의해서도 생길 수 있는 것으로 보인다.[31, 32]

렙틴이 고농도인 상태가 지속되면 렙틴 저항성이 생긴다. 더불어 인슐린 농도가 높으면 렙틴과는 무관한 기전으로 체중이 증가할 수 있다. 이 기전은 아직 밝혀지지 않았다.

그러나 꼭 짚고 넘어가야 할 중요한 사실은 인슐린이 비만을 어떻게 일으키느냐가 아니라 인슐린이 비만을 일으키는 게 맞다는 사실이다.

비만이 호르몬 불균형에 따른 문제라는 사실을 이해하면 비만 치료도 시작할 수 있다. 비만이 과도한 열량 섭취로 발생한다고 생각할 경우 열량을 줄이는 치료를 하게 되지만 이 방법은 완전히 실패한다는 사실이 밝혀졌다. 인슐린 과다가 비만을 유발한다는 사실을 알면 인슐린 농도를 낮춰야만 한다는 사실도 명확히 알게 된다. 핵심은 열량의 균형을 맞추는 것이 아니라 호르몬 균형을 맞추는 것이다. 비만에서 해결해야 할 가장 중요한 문제는 '어떻게 해야 인슐린을 낮출 수 있는가'이다.

{ 08 }

코르티솔

●

나는 여러분을 뚱뚱하게 만들 수 있다. 사실 누구라도 뚱뚱하게 만들 수 있다. 어떻게? 인체 호르몬인 코르티솔의 합성된 버전인 프리드니손을 처방하면 된다. 프리드니손은 천식부터 류머티스성 관절염, 낭창, 건선, 염증성 장 질환, 암, 사구체 신염, 중증 근무력증 등 다양한 질병 치료에 사용된다.

프리드니손을 이용할 때 가장 일관되게 나타나는 영향은 무엇일까? 인슐린과 마찬가지로 살이 찌는 것이다. 두 호르몬이 탄수화물 대사에 중요한 역할을 하는 것도 우연이 아니다. 코르티솔의 자극이 장기적으로 지속되면 혈당이 상승하고 결과적으로 인슐린 농도도 높아진다. 그리고 인슐린 농도의 상승은 체중 증가에 커다란 영향을 준다.

스트레스 호르몬
스트레스 호르몬으로도 불리는 코르티솔은 위협을 인지할 때 생리학적으로 나타나는 반응인 투쟁-도주 반응을 매개한다. 코르티솔은 부신 피질에서 분비되는 글루코코르티코이드(포도당＋피질＋스테로이드)라는 스테로이드 호르몬의 일종이다. 구석기 시대에는 코르티솔 분비를 촉진하는 스트레스는 포식자에게 쫓기는 것처럼 물리적인 요소인 경우가 많았다. 인체가 싸우든 도망치든 어떤 행동을 취할 준비를 하려면 코르티솔이 반드시 필요하다.

코르티솔이 분비되면 포도당의 가용성이 크게 증가하고[1] 포도당은 근육을 움직이는 에너지로 사용된다. 다른 동물에게 먹히지 않도록 힘껏 달아나려면 꼭 필요한 작용이다. 인체가 사용할 수 있는 에너지는 모두 스트레스를 유발한 상황에서 벗어나 살아남는 일에 집중적으로 쓰인다. 성장, 소화, 기타 장기적인 대사활동은 일시적으로 중단된다. 단백질도 분해되어 포도당으로 전환된다(이를 포도당 신생합성이라고 한다).

곧바로 격렬한 신체활동이 따르고(싸우거나 도주하거나) 그 과정에서 새로 만들어진 포도당이 연소된다. 얼마 지나지 않아 목숨을 잃거나 위험 요소가 사라지면 코르티솔 농도는 다시 감소하여 정상 수준으로 낮아진다. 중요한 것은 인체가 코르티솔과 포도당의 단기적인 증가에는 원활히 적응할 수 있다는 점이다. 그러나 이런 상황이 장기적으로 이어지면 문제가 생긴다.

코르티솔은 인슐린을 증가시킨다

언뜻 보면 코르티솔과 인슐린은 정반대로 작용하는 것처럼 보인다. 인슐린은 저장 호르몬이다. 인슐린 농도가 높아지면(식사 시) 인체는 글리코겐과 지방의 형태로 에너지를 저장한다. 반면 코르티솔은 인체가 활동할 수 있도록 준비하는 데 필요한 에너지를 저장고에서 꺼내서 포도당처럼 바로 사용할 수 있는 형태로 바꿔둔다. 따라서 코르티솔과 인슐린이 비슷하게 체중을 증가시킨다는 것이 놀랍게 느껴질 수 있지만 사실이 그렇다. 단기적인 물리적 스트레스가 주어지면 인슐린과 코르티솔이 정반대로 작용하지만 장기적인 심리적 스트레스 상황에 놓이면 그와 상당히 다른 일이 벌어진다.

현대 사회를 살면서 우리는 코르티솔 농도를 높이는 만성적이고 비물리적인 스트레스 인자에 많이 노출된다. 가령 결혼 문제, 직장에서 겪는 문제, 자녀와의 갈등, 수면 부족 등은 모두 심각한 스트레스 요인이지만 혈당을 연소할 만큼 격렬한 신체적 활동이 따르지는 않는다. 즉, 만성 스트레스 상황에서는 혈당이 높은 상태로 유지되며 스트레스 요인을 없앨 수 있는 방법도 없다. 그 결과 혈당이 높아진 채로 수개월이 흐르고 인슐린 분비가 촉진된다. 만성적인 코르티솔 상승이 인슐린 농도의 증가로 이어지는 것이다. 이러한 사실은 여러 연구를 통해 증명됐다.

1998년에 실시된 연구에서는 참가자가 자각한 스트레스 수준이 올라갈수록 코르티솔 농도도 증가하며 이는 혈당과 인슐린 농도의 상승과 밀접한 연관성이 있는 것으로 나타났다.[2] 인슐린은 비만을 일으키는 주된 요인이므로 체질량지수와 복부 비만도가 모두 높아진 것은 그리 놀라운 결과가 아니다.

합성 코르티솔을 이용하면 인슐린 농도를 실험적으로 높일 수 있다. 실제로 건강한 자원자들을 대상으로 코르티솔을 고용량 투여하자 인슐린 농도가 처음보다 36퍼센트 증가했다.[3] 프리드니손의 경우는 혈당을

6.5퍼센트까지 높이고 인슐린 농도를 20퍼센트까지 높이는 것으로 확인 됐다.[4]

시간이 흐르면 인슐린 저항성도 나타난다(즉, 인슐린을 처리하는 인체 기능 이 손상되는 것이다). 이 문제는 주로 간[5]과 골격근[6]에서 발생한다. 코르티 솔과 인슐린은 직접적인 용량-반응 관계를 보인다.[7] 프리드니손을 장기 간 이용한 환자는 인슐린 저항성이 생기거나 심한 경우 완전히 진행된 당뇨에 시달릴 수 있다.[8] 그리고 인슐린 저항성이 높아지면 인슐린 농도 가 높아진다.

글루코코르티코이드는 근육을 분해하여 혈당을 높이는 포도당 신생 합성에 사용될 아미노산을 공급한다. 지방 세포에서 분비되어 인슐린 민감도를 높이는 아디포넥틴은 이 글루코코르티코이드에 의해 기능이 억제된다.

일반적으로 코르티솔은 인슐린과 정반대로 작용하므로 인슐린 저항 성은 어느 정도 예상할 수 있는 결과다. 즉, 코르티솔은 혈당을 증가시 키지만 인슐린은 혈당을 낮춘다. 그리고 인슐린 저항성은 비만에 중대 한 역할을 한다(10장에서 더 자세히 살펴보기로 하자). 인슐린 저항성은 인슐 린 농도 상승에 직접적인 영향을 주고, 인슐린 농도가 높아지면 비만의 주된 동력으로 작용한다. 여러 연구에서 코르티솔의 상승이 인슐린 저 항성을 촉진한다는 사실이 확인됐다.[9, 10, 11]

코르티솔이 증가해서 인슐린도 증가한다면, 코르티솔을 낮춰야 한다. 이식 수술을 받고 거부반응을 없애기 위해 프리드니손(합성 코르티솔)을 수년, 길게는 수십 년간 복용한 환자들에게서 이와 같은 영향을 확인할 수 있다. 한 연구에서는 이와 같은 이식 환자들이 프리드니손 복용을 중

비만코드

단하자 혈장 인슐린 농도가 25퍼센트 감소하고 체중이 6퍼센트, 허리둘레는 7.7퍼센트 줄어든 것으로 나타났다.[12]

코르티솔과 비만

우리가 관심을 갖는 문제는 '코르티솔이 과량 분비되면 체중이 늘어나는가'이다. 본질적으로는 '프리드니손을 처방하는 것으로 환자를 뚱뚱하게 만들 수 있을까'에 관한 답을 찾는 일이기도 하다. 실제로 그렇다면 이는 단순한 연관성을 넘어 인과관계가 입증되는 것이다. 프리드니손이 비만을 유발할까? 명확히 그렇다! 체중 증가는 프리드니손 복용 시 가장 많이 발생하는 것으로 알려진 끔찍한 부작용이다. 이 두 가지 사이에는 인과관계가 성립한다.

쿠싱병, 쿠싱 증후군으로 불리는 병에 걸린 환자들에게 어떤 일이 벌어지는지 살펴보면 이 점을 이해하는 데 도움이 된다. 쿠싱 증후군의 특징은 코르티솔이 장기간 과도하게 만들어지는 것이다. 이름이 이 병의 명칭이 된 하비 쿠싱은 1912년에 체중 증가와 머리카락의 과도한 성장, 생리 중단 증상이 나타난 23세 여성의 사례를 소개했다. 쿠싱 증후군 환자의 3분의 1에서는 고혈당과 현성 당뇨병도 나타난다.

그러나 증상이 경미한 환자들에게서도 나타나는 쿠싱 증후군의 대표적인 특징은 체중 증가다. 여러 사례를 조사한 연구에서 환자의 97퍼센트가 복부 비만이 증가하고 94퍼센트는 전체 체중이 늘어난 것으로 확인됐다.[13, 14] 이 병을 앓는 환자들은 아무리 음식을 적게 먹고 운동을 많이 해도 체중은 늘어난다. 코르티솔 분비가 과도해지는 질환은 모두 체중 증가가 뒤따른다. 코르티솔이 체중 증가를 유발하기 때문이다.

쿠싱 증후군 환자가 아닌 경우에도 코르티솔과 체중 증가의 연관성이 확인된 증거가 있다. 스코틀랜드 글래스고 북부 지역에서 무작위로 선별한 표본을 대상으로 조사한 결과[15] 코르티솔 분비량은 체질량지수, 허리둘레와 밀접한 상관관계가 있는 것으로 나타났다. 체중이 많이 나가는 사람일수록 코르티솔 농도가 높았다. 코르티솔과 관련된 체중 증가, 특히 복부에 축적되는 지방이 증가하는 현상은 허리둘레와 엉덩이 둘레 비율의 증가로 이어진다(복부 지방 증가는 전체적인 체중 증가보다 건강에 더 해로우므로 이 문제는 중요한 의미가 있다).

그 밖에도 복부 비만과 코르티솔의 연관성을 확인할 수 있는 방법이 있다. 소변을 통한 코르티솔 배출량이 많은 사람일수록 허리둘레와 엉덩이둘레 비율이 높다는 연구 결과가 있다.[16] 또 침 속에 함유된 코르티솔 농도가 높을수록 체질량지수와 허리/엉덩이 비율이 높은 것으로 나타났다.[17] 인체가 코르티솔에 장기간 노출될 때 나타나는 결과는 두피와 모발 분석으로 확인할 수 있다. 한 연구에서는[18] 비만 환자들과 정상 체중인 사람들을 비교한 결과 비만 환자의 두피 모발에서 검출된 코르티솔 농도가 더 높은 것으로 나타났다. 이처럼 만성적인 코르티솔 자극이 인슐린 분비량과 비만 가능성을 모두 높인다는 증거는 상당히 많다. 이를 토대로 호르몬 비만 이론을 성립할 수 있다. 코르티솔 농도가 만성적으로 높으면 인슐린 농도가 증가하고 이는 비만으로 이어진다.

반대의 경우는 어떨까? 코르티솔 농도가 높아져서 체중이 증가한다면 코르티솔 농도가 낮아지면 체중이 감소해야 한다. 정확히 이와 같은 상황을 에디슨병에서 확인할 수 있다. 토머스 에디슨은 1855년에 부신 기능부전으로도 알려진 이 고전적인 증상에 관한 설명을 제시했다. 코르티솔은 부신에서 만들어지고 부신이 손상되면 인체 코르티솔 농도가 매우 낮은 수준까지 떨어진다. 이러한 에디슨병의 대표적인 증상은 체중 감소다. 실제로 환자의 최대 97퍼센트가 체중이 줄어들었다는 조사 결과도 있다(코르티솔 농도가 낮아지면 체중이 감소한다는 것을 알 수 있다).[19]

코르티솔의 영향은 인슐린 농도 상승과 인슐린 저항성을 통해 나타나는 것일 수도 있지만 아직 발견되지 않은 또 다른 경로에 의해 비만으로 이어질 가능성도 있다. 그러나 부인할 수 없는 사실은 과도한 코르티솔이 체중 증가를 유발한다는 것이다.

스트레스도 체중 증가를 유발한다. 이를 뒷받침하는 확실한 증거는 아직 부족하지만 많은 사람들이 직관적으로 아는 문제다. 스트레스에 열량이 있거나 탄수화물이 포함된 것도 아닌데 비만으로 이어진다. 장기적인 스트레스는 코르티솔의 장기적인 증가를 유발하고, 그 결과 체중이 증가한다.

스트레스를 줄이는 것은 어려운 일이지만 굉장히 중요하다. 대다수의 생각과 달리 텔레비전이나 컴퓨터 앞에 앉아 있는 것은 스트레스를 해소하는 효과가 별로 없다. 스트레스는 능동적인 과정을 통해 해소된다. 마음챙김 명상, 요가, 마사지요법, 운동 등 오랜 세월에 걸쳐 스트레스를 가라앉히는 효과가 입증된 방법들이 있다. 마음챙김 명상에 관한 연구에서는 참가자들이 요가나 수업 방식으로 진행되는 명상, 그룹 토론에 참가하는 경우에도 코르티솔과 복부 지방이 성공적으로 줄어든 것으로 나타났다.[20] 마음챙김 명상과 수면위생을 개선하여 스트레스를 줄이는 구체적인 방법은 부록 C에 나와 있다.

수면

수면 부족은 오늘날 만성 스트레스를 유발하는 주된 요인이다. 그런데 수면 시간은 점차 줄어드는 추세다.[21] 1910년에는 사람들이 평균 9시간씩 잠을 잤지만 최근에는 30세부터 64세 성인의 30퍼센트 이상이 매일 밤 6시간도 잠을 자지 않는 것으로 나타났다.[22] 특히 교대근무자들은 수면이 부족한 경향이 있고 하루 수면 시간이 5시간 미만인 경우가 많다.[23]

인구군 연구에서도 짧은 수면 시간과 과도한 체중이 서로 연관되어 있다는 사실이 꾸준히 확인됐다.[24, 25] 대체로 수면 시간이 7시간일 때부터 체중 증가가 시작된다. 수면 시간이 5~6시간인 경우 체중 증가 위험이 높은 경우가 50퍼센트 이상인 것으로 나타났다.[26] 수면이 부족할수록 체중도 더 많이 늘어난다.

작용기전

수면 부족은 강력한 심리적 스트레스 인자이며 코르티솔 생산을 촉진한다. 따라서 인슐린 농도와 인슐린 저항성이 모두 높아지는 결과로 이어진다. 하룻밤만 수면이 부족해도 코르티솔 농도는 100퍼센트 이상 증가한다.[27] 그다음 날 저녁에도 코르티솔 농도는 여전히 37~45퍼센트 증가한 상태로 유지된다.[28]

건강한 자원자들을 대상으로 수면 시간을 4시간으로 제한한 연구에서는 인슐린 민감도가 40퍼센트 감소한 것으로 나타났으며[29] 수면이 단 하룻밤만 부족해도 이 같은 결과가 나오는 것으로 확인됐다.[30] 수면 시

비만코드

간을 5일간 제한하자 인슐린 분비량이 20퍼센트 증가하고 인슐린 민감도는 25퍼센트까지 감소했다. 그리고 코르티솔은 20퍼센트까지 증가했다.[31] 또 다른 연구에서는 수면 시간이 줄어들자 제2형 당뇨 발생 위험률이 증가한 것으로 나타났다.[32]

인체의 비만 여부와 식욕을 조절하는 핵심 호르몬인 렙틴과 그렐린은 매일 일정한 리듬에 따라 작용한다. 수면이 부족하면 이 리듬이 깨지는 것으로 밝혀졌다. '위스콘신 수면 코호트 연구'와 '퀘벡 가족 연구'에서 짧은 수면 시간은[33] 체중 증가, 렙틴 감소, 그렐린 증가와 관련이 있는 것으로 확인됐다.

수면 부족이 체중을 줄이려는 노력에 악영향을 끼친다는 사실도 명확하다.[34] 흥미로운 점은 수면이 부족해도 스트레스가 낮으면 렙틴이 감소하거나 허기를 크게 느끼지 않는다는 것이다.[35] 이는 잠이 부족한 것 자체가 해로운 것이 아니라 수면 부족으로 인해 스트레스 호르몬과 허기를 느끼는 기전이 활성화되는 것이 해롭다는 것을 암시한다. 어떤 방식으로 살을 빼든 잠을 충분히 자는 것이 중요하다.

{ 09 }

앳킨스 다이어트의
맹렬한 인기

•

탄수화물과 인슐린 가설

인슐린이 비만을 유발한다는 사실은 확인했으니 다음은 어떤 음식이 인슐린 농도를 높이고 치솟게 만드는지 알아볼 차례다. 가장 확실한 후보는 정제된 탄수화물, 즉 고도로 정제된 곡류와 당류다. 전혀 새로운 사실도 아니고, 윌리엄 밴팅도 살찌우는 탄수화물이 비만을 유발한다고 밝혔을 정도로 아주 오래전부터 알려진 사실이다.

고도로 정제된 탄수화물은 혈당을 높이는 음식으로 가장 악명 높다. 혈당이 높아지면 인슐린 농도가 높아지고, 인슐린이 고농도가 되면 체중 증가와 비만으로 이어진다. 원인과 영향이 연쇄적으로 연결되는 이러한 반응 과정은 탄수화물과 인슐린 가설로 불린다. 이와 관련된 논란의 중심에는 그 유명한 로버트 앳킨스 박사가 있다.

1963년에 로버트 앳킨스 박사는 뚱뚱했다. 100년 앞서 윌리엄 밴팅도 그랬듯이 그도 뭔가를 해야만 했다. 당시 100킬로그램이었던 앳킨스 박사는 뉴욕 시에서 심혈관 의사로 막 일을 시작한 참이었다. 전통적인 방식으로 체중을 줄여보려고 했지만 아무 소용이 없었다. 그러다 페닝턴 박사와 고든 박사가 쓴 저탄수화물 식단에 관한 의학 논문을 떠올리고 직접 저탄수화물 다이어트를 시도해 보기로 결심했다. 알려진 효과가 실제로 나타나 그도 놀랄 정도였다. 먹는 음식의 열량을 일일이 계산하지 않고도 골칫거리였던 여분의 체중을 덜어낼 수 있었다. 앳킨스 박사는 환자들에게도 저탄수화물 식단을 권유했고 꽤 괜찮은 성과를 얻었다.

1965년에 〈투나잇 쇼〉에 출연한 데 이어 1970년에는 잡지 〈보그〉에도 소개됐다. 1972년에는 저서 『앳킨스 박사의 다이어트 혁명』이 나왔다. 출간 직후 베스트셀러에 오른 이 책은 역사상 가장 빠른 속도로 팔려 나간 다이어트 책이 되었다.

저탄수화물의 혁명

앳킨스 박사가 자신이 저탄수화물 다이어트를 발명했다고 주장한 적은 없다. 그가 책으로 써서 유명해졌지만 그보다 한참 전부터 알려진 방식이다. 장 앙텔름 브리야 사바랭은 1825년에 탄수화물과 비만에 관한 글을 썼고 윌리엄 밴팅도 베스트셀러였던 1863년작 『비만에 관한 소책자』에서 같은 내용을 서술했다. 이와 같은 생각은 200년 가까이 이어졌다.

그러나 1950년대 중반에 섭취 열량을 줄여야 비만이 해결된다는 이론이 상승세를 타기 시작했다. 음식보다는 섭취 열량을 따지는 것이 훨씬 더 과학적이라는 인식이 생겼다. 반대 의견도 있었다. 알프레드 페닝턴 박사는 1953년에 〈뉴잉글랜드 의학저널〉에 쓴 사설에서 탄수화물이 비만에 끼치는 영향을 강조했다.[1] 월터 블룸 박사는 저탄수화물 다이어트와 단식을 비교한 결과 체중 감량에 상당한 차이가 나타났다는 연구 결과를 발표했다.[2]

어윈 스틸먼 박사는 1967년에 저서 『의사가 소개하는 간단한 체중 감량 다이어트』에서 고단백 저탄수화물 다이어트를 권고했다.[3] 이 책은 빠른 속도로 팔려 나가 250만 부 이상의 판매고를 기록했다. 단백질은 대사 과정에 더 많은 에너지를 필요로 하므로(음식의 발열 영향) 이론적으로는 단백질을 많이 먹을수록 체중을 더 많이 줄일 수 있다. 스틸먼 박사 자신도 단백질이 최대 90퍼센트까지 함유된 '스틸먼 다이어트'로 체중을 22킬로그램 이상 감량했다. 또한 과체중 환자 1만 명 이상을 같은 방식으로 치료했다고 밝혔다. 앳킨스 박사가 이 떠들썩한 분야에 뛰어들었을 때는 이미 저탄수화물 식단이 선풍적인 인기를 얻고 있었다.

그는 1972년에 나온 자신의 베스트셀러에서 탄수화물을 엄격히 제한하면 체내 인슐린을 낮게 유지할 수 있고 이에 따라 허기를 덜 느끼며 결과적으로 체중이 감소한다고 주장했다. 영양 관련 단체들도 얼마 지나지 않아 견해를 밝혔다. 미국의학협회 산하 식품영양위원회는 1973년에 낸 자료에서 앳킨스의 의견을 맹공격했다. 당시 대다수의 의사들은 그가 제시한 다이어트가 지방 함량이 너무 높아서 심장마비와 뇌졸중을 유발할 수 있다고 우려했다.[4]

그럼에도 불구하고 저탄수화물 식단을 옹호하는 사람들은 계속해서 설파에 나섰다. 1983년에는 9세 때부터 제1형 당뇨를 앓았던 리처드 번스타인 박사가 엄격한 저탄수화물 식단으로 당뇨를 치료하는 병원을 개업하여 논란이 일었다. 그 시절에 영양학계나 의학계에서 가르치던 내용과 정면으로 배치되는 치료법이었기 때문이다.

번스타인 박사는 1997년에 『닥터 번스타인의 당뇨 솔루션』이라는 저서를 냈다. 앳킨스 박사는 1992년에 이어 1999년에도 자신의 베스트셀러 『앳킨스 박사의 다이어트 혁명』 개정판을 발표했다. 번스타인과 앳킨스의 책은 어마어마한 인기를 얻으며 모두 합쳐 1,000만 권 이상 판매됐다. 1993년에 레이첼 헬러와 리처드 헬러가 쓴 『탄수화물 중독자를 위한 다이어트』도 600만 권 이상 판매됐다. 앳킨스의 다이어트는 이처럼 맹렬한 인기를 끌어 모았다.

1990년대에 재점화된 저탄수화물 식단의 인기가 절정에 오른 2002년에 수상 경력이 있는 저널리스트 게리 토브스가 〈뉴욕타임스〉 표제기사로 '비만에 관한 이야기가 지금까지 전부 다 새빨간 거짓말이었다면?'을 발표하면서 큰 논쟁이 일었다. 그는 식이지방이 오랫동안 아테롬성 동맥경화증의 원인으로 여겨져 왔으나 실제로는 건강에 거의 무해하다고 주장했다. 이어 토브스는 베스트셀러가 된 저서 『굿칼로리 배드칼로리』와 『우리는 왜 살이 찔까』를 내고 체중이 늘어나는 근본적인 원인이 탄수화물인 이유를 상세히 설명했다.

다시 돌아온 제국의 역습

이와 같은 생각은 의학계에 서서히 파고들기 시작했다. 의사들 중에는 저탄수화물 식단을 그저 크게 유행했다가 실패하고 사라지는 익숙한 패턴이 또다시 나타난 것으로 생각하던 사람들이 많았다. 미국 심장협회도 『유행성 다이어트는 이제 그만 : 건강한 체중 감량을 위한 개인별 계획』이라는 책을 출판했다. 이 책에서 심장협회가 다른 다이어트 방법들을 비난하면서도 여러 차례 실패가 검증된 다이어트(저지방) 한 가지만 권장한 것은 참 아이러니한 일이다. 실제로 저지방 식단을 향한 믿음은 의학계에 고이 남아 있었고, 믿는 자들은 믿지 않는 자들을 그대로 내버려둘 생각이 없었다. 저지방 식단의 효과를 뒷받침하는 증거는 놀라울 정도로 부족한데도 미국 심장협회, 미국 의학협회를 비롯한 의학계 단체들은 신속히 자신들의 믿음을 방어하면서 신종 유행 다이어트를 맹비난했다. 그러나 앳킨스 다이어트의 인기는 흔들림이 없었다. 2004년에는 미국인 중 2,600만 명 이상이 저탄수화물 다이어트에 해당되는 방식을 실천한다고 밝혔다. 패스트푸드 체인점에서도 양상추로 속을 채운 저탄수화물 햄버거가 출시될 정도였다. 늘어난 체중과 그로 인한 건강 문제를 완전히 없앨 수 있다는 가능성이 거의 실현된 것만 같았다.

미국 심장협회도 저지방 다이어트가 장기적으로는 효과가 검증되지 않았다는 사실을 인정했다. 더불어 앳킨스 다이어트가 콜레스테롤 수치 개선에 훨씬 더 효과적이며 다이어트 초기에 더욱 빠르게 체중을 줄일 수 있는 방법이라는 점도 수긍했다. 그러나 이 같은 장점과는 별개로 아테롬 형성, 즉 혈관에 플라크가 형성될 가능성이 있으므로 우려가 된다는 입장을 고수했다. 물론 이런 우려를 뒷받침할 수 있는 근거는 없었다. 자신들이 권장하는 저지방 식단은 과학적으로 증명도 안 된 내용인데 거기에 대해서는 왜 전혀 우려하지 않았을까!

설탕과 그 밖의 정제된 탄수화물을 다량 섭취하면 건강에 해로울 수 있다는 사실은 전혀 염려하지 않았다. 식생활 연구마다 저지방 식단의 엄청난 실패가 밝혀졌다는 사실에 대해서도 전혀 염려하지 않았다. 비만과 다이어트가 대대적으로 확산될 기미가 바로 코앞에서 나타났지만 별로 우려하지 않았다. 로마는 화염에 휩싸였는데 심장협회는 가만히 앉아 있었을 뿐이다.

심장협회가 저지방 다이어트를 권장한 40여 년의 세월 동안 비만 인구는 어마어마한 비율로 늘어났다. 그럼에도 심장협회는 효과라곤 손톱만큼도 없는 자신들의 조언이 과연 사람들에게 도움이 되기나 하는지 의문을 갖지 않았다. 대신 의사들은 늘 즐겨 하던 게임, 즉 환자 비난하기를 시작했다. 다이어트가 소용없는 건 우리 탓이 아니다. 다이어트의 효과를 확인하지도 않은 그들의 잘못이다.

저탄수화물 식단 : 망연자실한 의학계

새로운 경쟁자가 나타나 식생활에 관한 기존의 생각에 도전장을 내밀자 비방과 빈정거림을 앞세운 반발이 시작됐다. 갓 등장한 저탄수화물 다이어트와 전통적인 방식을 비교하는 새로운 연구들이 2000년대 중반까지 진행됐다. 결과는 많은 사람들을 충격에 빠뜨렸다. 나 역시 무척이나 놀랐다. 2003년에 명망 있는 학술지 〈뉴잉글랜드 의학저널〉에 실린 첫 번째 연구 결과는[5] 앳킨스 다이어트의 단기적인 체중 감량 효과가 더 크다고 밝힌 것이었고 2007년에는 미국 의학협회지에 좀 더 상세한 연구 결과가 발표됐다.[6] 널리 알려진 네 가지 체중 감량 방식을 전면적으로 비교 분석한 이 연구에서 명확한 승자는 딱 하나로 드러났다. 앳킨스 다이어트였다. 나머지 세 가지 방식(지방 섭취량을 최저 수준으로 줄이는 오니시 다이어트, 단백질과 탄수화물, 지방의 섭취 비율을 30 대 40 대 30으로 맞추도록 권장하는 존 다이어트, 그리고 일반적인 저지방 다이어트)는 체중 감량 효과가 거의 비슷비슷한 것으로 나타났다. 그런데 앳킨스 다이어트와 오니시 다이어트를 비교한 결과 체중 감량 효과뿐만 아니라 대사 기능의 전반적인 개선 효과에도 뚜렷한 차이가 난다는 사실이 확인됐다. 혈압, 콜레스테롤, 혈당 모두 앳킨스 다이어트를 실천할 경우 더 크게 개선됐다.

2008년에는 다이렉트[DIRECT](식단 조절 무작위 통제 시험) 연구[7]를 통해 앳킨스 다이어트의 단기적인 체중 감량 효과가 뛰어나다는 사실이 다시 한 번 확인됐다. 이스라엘에서 실시된 이 연구에서는 지중해 다이어트와 저지방 다이어트, 앳킨스 다이어트를 비교했다. 지중해 다이어트의 경우 효과가 강력하고 체지방 감량 효과도 앳킨스 다이어트와 비교해도 크게 뒤떨어지지 않았지만 심장협회가 권장하는 표준 저지방 다이어트는 굴욕적인 패배를 당했다. 학계에 몸담은 의사들 외에는 아무도 인정하지 않는 무기력하고 서글픈 존재가 되어버렸다. 더욱 중요한 사실은 앳킨스 다이어트와 지중해식 식단은 대사 기능에 긍정적인 영향을 주는 것으로 입증되었다는 점이다. 앳킨스 다이어트의 경우 혈당을 평균 0.9퍼센트 낮추는 것으로 나타나 다른 다이어트보다 효과가 훨씬 클 뿐만 아니라 대부분의 약물 치료 못지않게 효과가 강력한 것으로 나타났다.

단백질 함량이 높고 당 지수가 낮은 식단을 6개월 이상 실천할 때 얻을 수 있는 체중 감량 효과는 저지방 다이어트보다 더 우수한 것으로 확인됐다.[8] 이 같은 차이가 나타나는 이유 중 하나는 체중 감량을 목적으로 하는 식단 조절 방법마다 인체의 열량 총소비량에 각기 다른 변화를 일으키기 때문인 것으로 추정된다. 하버드대학교의 데이비드 러드윅 박사는[9] 인체 대사 속도를 느리게 만드는 영향이 저지방 다이어트에서 가장 크게 나타난다고 밝혔다. 그렇다면 대사를 일정하게 유지하는 효과가 가장 우수한 다이어트는 무엇이었을까? 탄수화물 섭취량이 매우 낮은 식단이었다. 그러한 식단은 식욕 저하 효과도 있는 것으로 보였다. G. 보든 박사도 2005년 학술지 내과학 연보에 게재된 논문에서 다음과 같이 밝혔다. "탄수화물을 없애자 환자의 1일 열량 섭취량은 곧바로 하루 1,000칼로리까지 줄었다."[10] 인슐린 농도도 감소하고, 인슐린 민감도도 회복됐다.

정제된 탄수화물을 섭취하면 음식 중독이 발생할 가능성이 있다. 호르몬이 전달하는 자연스러운 포만감 신호는 과식을 억제하는 효과가 매우 강력하다. 콜레시스토키닌, 펩타이드 YY와 같은 호르몬은 단백질과 지방이 소화되면 이를 감지하고 우리에게 그만 먹으라는 신호를 보낸다. 앞서 5장에서 언급했던, 뭐든 다 먹을 수 있는 뷔페를 다시 떠올려보자. 뷔페에서 밥을 먹다가 어느 순간이 되면 도저히 더 이상은 못 먹겠다 싶은 때가 온다. 돼지갈비를 딱 두 덩어리만 더 먹을까 싶다가도 그 생각만으로 토할 것 같은 기분이 들기도 한다. 바로 이런 기분이 우리에게 충분히 먹었다고 포만감 호르몬이 알려주는 신호다.

그런데 이런 상황에서 케이크나 애플파이를 조금 더 먹는다면? '크게 해가 되지는 않겠지' 하는 생각이 들 것이다. '배가 따로 있다'고들 이야기하는 현상이 이에 해당된다. 즉, 평소대로 음식을 먹고 배가 가득 찼는데 디저트 먹을 배는 따로 있다고 할 때가 바로 이와 같은 상황이다. 배가 잔뜩 부른데 어찌된 영문인지 단백질이나 지방은 도저히 안 들어가고 케이크와 파이 같은 고도로 정제된 탄수화물은 들어가는 여유 공간이 생긴다. 고도로 정제된 식품과 가공 식품은 포만감 호르몬의 분비를 촉발시키지 않는다. 그래서 계속 먹을 수가 있는 것이다.

사람들이 어떤 음식을 두고 중독됐다고 표현하는지 생각해 보라. 파스타, 빵, 쿠키, 초콜릿, 감자칩 같은 음식들이다. 뭔가 눈치 챘는가? 모두 고도로 가공된 탄수화물이다. 생선에 중독됐다고 말하는 사람을 본 적이 있는가? 사과는? 쇠고기는? 시금치는? 그런 경우는 거의 없다. 다 맛있는 음식이지만 중독을 유발하지는 않는다.

먹으면 위안을 느낀다고들 하는 음식도 떠올려보자. 마카로니치즈, 파스타, 아이스크림, 애플파이, 으깬 감자, 팬케이크. 공통점은? 전부 고도로 정제된 탄수화물이다. 이러한 음식들은 뇌의 보상 체계를 활성화시켜 위로를 느끼게 하는 것으로 확인됐다. 정제된 탄수화물이 중독되기 쉽고 과식하기도 쉬운 이유는 정제된 탄수화물에 반응하는 포만감 호르몬이 없기 때문이다. 정제된 탄수화물은 자연 식품이 아닌 고도로 가공된 음식이기에 나타나는 특징이다. 정제 탄수화물의 유해성은 가공 과정에서 생겨난다.

앳킨스 다이어트의 추락

앞에서 언급한 연구 결과에 의학계 전문가들은 망연자실하고 놀라움을 금치 못했다. 그 연구들은 모두 앳킨스 다이어트의 명성을 깎아내리려는 목적으로 시작됐기 때문이다. 앳킨스 다이어트를 묻어버리려다가 왕관을 씌워준 꼴이 되고 말았다. 저탄수화물 식단을 우려하는 목소리는 하나둘 사라지기 시작했다. 그리하여 새로운 다이어트 혁명이 본격적으로 진행됐다. 이 혁명은 아주 오랫동안 지속됐지만 서서히 문제가 드러났다.

앳킨스 다이어트는 실천 기간을 더 길게 늘리자 기대했던 효과가 나타나지 않았다. 템플대학교의 게리 포스터 박사는 2년간 진행한 연구 결과에서 저지방 다이어트와 앳킨스 다이어트를 각각 실시한 두 그룹 모두 체중이 줄었다가 다시 늘어난 비율이 거의 동일했다고 밝혔다.[11] 앳킨스 다이어트 그룹이 포함된 다이렉트 연구에서도 12개월이 경과하자 참가자들의 줄어든 체중 대부분이 다시 돌아왔다.[12] 식생활 연구 결과 전체를 체계적으로 검토 분석한 결과에서는 저탄수화물 다이어트의 긍정적인 효과가 대부분 1년 뒤에 사라지는 것으로 나타났다.[13]

앳킨스 다이어트는 섭취 열량을 따질 필요가 없으므로 꼬박꼬박 잘 지키는 비율이 높다는 것이 장점으로 여겨졌다. 그러나 이 다이어트에는 섭취를 엄격히 제한해야 하는 음식이 있고, 이는 일반적으로 열량을 계산하면서 먹는 방식보다 크게 더 수월하지는 않은 것으로 확인됐다. 다이어트 계획의 준수 비율은 양쪽 모두 비슷하게 낮았고 1년 내에 참가자의 40퍼센트가 다이어트를 포기했다.

뒤늦게 밝혀진 사실은 이러한 결과가 어느 정도 예측 가능한 문제였다는 것이다. 앳킨스 다이어트에서는 케이크, 쿠키, 아이스크림, 그 밖의 디저트 등 사람들이 실컷 먹고 싶어 하는 음식을 엄격히 제한했다. 전부 어떤 종류의 다이어트를 하든 먹으면 살이 찌는 음식들이다. 우리가 계속해서 이런 음식을 먹게 되는 이유는 그런 욕구를 일으키기 때문이다. 음식에는 축하와 기념의 의미가 있고, 인류는 역사상 언제나 축하할 일이 생기면 마음껏 먹고 마셨다. 2015년이나 기원전 2015년이나 마찬가지다. 생일, 결혼, 연휴를 즐기면서 우리는 어떤 음식을 먹는가? 케이크,

아이스크림, 파이를 먹지 유청 분말을 섞은 셰이크나 기름기 쏙 뺀 돼지고기를 먹지는 않는다. 왜 그럴까? 마음껏 퍼먹고 싶은 욕구 때문이다. 단순한 사실이지만 앳킨스 다이어트에서는 허용되지 않는 일이고, 그러니 이 다이어트는 처음부터 실패할 운명이었다.

수많은 사람들이 앳킨스 다이어트를 직접 해보고 밝힌 사실은 오랫동안 실천할 수가 없다는 점이다. 수백만 명이 저탄수화물 다이어트를 포기하자 새로운 다이어트 혁명도 여느 유행하던 다이어트처럼 사그라졌다. 앳킨스 박사가 1989년에 설립한 업체 앳킨스 뉴트리셔널스는 결국 파산 신청을 하고 소비자들이 뚝뚝 떨어져 나갔다. 체중 감량 효과도 더 이상 지속되지 않았다.

이유가 뭘까? 왜 이런 일이 벌어졌을까? 저탄수화물 식단의 바탕이 되는 기본 원리 중 하나는 탄수화물 섭취가 혈당을 가장 크게 높인다는 사실이다. 고혈당은 인슐린 증가로 이어진다. 그리고 인슐린 증가는 비만을 유발하는 핵심 동력이다. 이런 사실만으로도 원리는 충분히 파악됐는데 대체 뭐가 문제였을까?

탄수화물-인슐린 가설의 불완전성

탄수화물은 인슐린 분비를 촉진하고 이것이 체중 증가의 원인이라고 보는 탄수화물-인슐린 가설이 완전히 틀린 것은 아니다. 실제로 탄수화물 함량이 높은 음식은 다른 거대영양소가 함유된 식품보다 인슐린 농도를 훨씬 더 많이 높인다. 그리고 고인슐린은 분명 비만으로 이어진다.

그러나 이 가설에는 불완전한 부분이 있다. 구체적으로는 여러 가지 문제점이 있는데, 쌀을 주식으로 섭취하는 아시아인들에게서 가장 뚜렷한 모순을 찾아낼 수 있다. 아시아인들 대다수가 최소 지난 반세기 동안 정제된 백미, 즉 고도로 정제된 탄수화물을 먹고 살았지만 최근까지도 아시아인 중에 비만인 사람은 상당히 드물다.

'거대영양소와 혈압에 관한 국제 연구INTERMAP'[14]에서는 영국과 미국, 일본, 중국 사람들의 식생활을 상세히 비교했다(그림 9.1 참조). 이 연구는 식생활의 전 세계적인 서구화에 아시아도 영향을 받기 전인 1990년대 말 이전에 실시됐다.

중국인들의 탄수화물 총섭취량과 섭취 비율은 다른 국가들보다 월등히 높은 수준이다. 그러나 설탕 섭취량은 다른 국가들보다 현저히 낮다. 일본의 경우 탄수화물 섭취량은 영국, 미국과 비슷하지만 설탕 섭취량은 훨씬 적다. 중국인들과 일본인들은 이처럼 탄수화물 섭취량이 높지

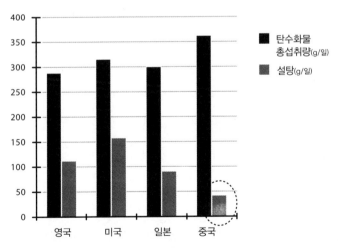

그림 9.1 영국, 미국, 일본, 중국 사람들의 식생활 비교(2003)[15]

만 최근까지도 비만율이 매우 낮은 것으로 집계됐다.

그러므로 탄수화물-인슐린 이론이 틀린 것은 아니지만 뭔가 다른 요소가 분명히 존재한다는 것을 알 수 있었다. 탄수화물 총섭취량이 전부가 아니며, 설탕이 다른 정제된 탄수화물보다 비만에 훨씬 더 큰 몫을 하는 것으로 보였다.

실제로 탄수화물을 주로 먹는 원시 부족사회의 비만율이 매우 낮은 것으로 밝혀진 경우도 많다. 1989년에 스테판 린드버그 박사는 인구 대다수가 전통적인 식단을 지키는 지구상 마지막 지역으로 여겨지는 파푸아뉴기니의 트로브리안드 군도, 키타바 섬의 사람들을 대상으로 연구를 실시했다. 참마, 고구마, 타로, 카사바를 비롯한 전분질 채소가 이들의 주식이었다. 열량의 69퍼센트를 탄수화물에서 얻고, 가공된 서구 식품으로 얻는 열량은 1퍼센트도 안 되는 것으로 나타났다. 키타바 섬의 사람들은 이처럼 탄수화물 섭취량이 높지만 인슐린 농도는 매우 낮고 따라서 비만인 사람도 없었다. 린드버그 박사는 이들과 뿌리는 같지만 스웨덴에 살고 있는 사람들을 섬 주민들과 비교한 결과, 섬에 사는 사람들은 식단의 70퍼센트가 (정제되지 않은) 탄수화물로 구성되어 있음에도 불구하고 인슐린 농도가 스웨덴에 사는 사람들의 5퍼센트 미만이라는 사실을 발견했다.[16] 키타바 섬에 사는 청년들의 체질량지수는 평균 22(정상)로, 나이가 들수록 감소하는 것으로 나타났다. 운동량이 많아서 인슐린 농도와 비만율이 낮다는 가능성이 제기되었지만 이는 사실이 아닌 것으로 밝혀졌다.

마찬가지로 일본 오키나와 섬 토착민의 경우에도 정제되지 않은 탄수화물이 식단의 85퍼센트가량을 차지한다. 이들의 주식은 고구마이고 하루 최대 세 번 녹색과 황색 채소를 섭취한다. 설탕 섭취량은 일본 본토 사람들이 먹는 양의 25퍼센트에 불과하다. 오키나와 사람들은 이처럼 탄수화물 섭취량이 많지만 비만인 사람은 사실상 없는 수준이고 평균 체질량지수도 20.4다. 세계 최장수 지역이기도 한 이곳에서는 100세 이상 인구의 비율이 (일본 본토 국민들과 비교할 때) 세 배 이상이다.

탄수화물-인슐린 가설이 불완전한 이론이라는 사실이 명확해지자 많은 이들이 밝혀진 사실을 참고해서 식생활을 조정하는 대신 아예 버리는 쪽을 택했다. 한 가지 가능성은 쌀을 먹는 것과 밀을 먹는 것은 중요한 차이가 있다는 점이다. 아시아에서는 쌀을 섭취하는 반면 서구 사회에서는 정제된 밀과 옥수수 제품에서 탄수화물을 얻는 경향이 있다. 서양인들이 섭취하는 밀의 품종이 바뀐 것도 서구 사회의 비만율과 관련이 있을 수 있다. 〈뉴욕타임스〉 베스트셀러 『밀가루 똥배』를 쓴 윌리엄 데이비스 박사는 오늘날 우리가 섭취하는 왜소화된 밀이 전통적인 밀과 크게 다르다고 밝혔다. 기원전 3300년부터 재배된 밀은 일립계 밀에 해당하는 아인콘 종이다. 1960년대에 세계적으로 인구가 늘어나자 밀 생산량을 높이기 위한 농업 기술이 개발되고, 그 결과물로 나온 것이 왜소화된 밀과 반왜소화된 밀이다. 현재는 상업적으로 재배되는 밀의 99퍼센트가 이 두 가지 종류에 해당된다. 이 같은 새로운 품종을 섭취하게 된 것이 건강에 영향을 발생시켰을 가능성이 있다.

인슐린과 비만이 서로 인과관계라는 점은 변함이 없다. 그러나 탄수화물 섭취량이 높다고 해서 반드시 인슐린 농도가 상승하는 주된 원인이 되는 것은 아니며 그 이유는 불분명하다. 키타바 섬의 주민들은 탄수화물 섭취량이 높지만 인슐린 농도는 높아지지 않았다. 그러므로 탄수화물이 인슐린을 늘리는 유일한 동력이라는 개념은 틀렸다고 할 수 있다. 퍼즐의 핵심 조각이 간과된 것이다. 구체적으로는 비만에 중대한 역할을 하는 것은 설탕인데, 과연 어떤 영향을 줄까? 빠진 연결고리는 바로 인슐린 저항성이다.

{ 10 }

인슐린 저항성

•

오프라 윈프리는 수십 년 동안이나 공개적으로 체중과의 싸움을 벌여왔다. 체중이 가장 많이 나갈 때는 107.5킬로그램까지 나갔으나 2005년에는 72.6킬로그램까지 감량하여 비교적 날씬해지는 성과를 얻었다. 오프라는 너무나 기뻐했다. 탄수화물을 끊고 운동을 하고 개인 요리사와 트레이너까지 두고 노력한 결과였다. 전부 올바른 방향으로 바꾼 것이다. 우리로선 엄두를 낼 수 없는 특별한 기회를 오프라는 전부 활용했다. 그럼에도 왜 2009년에 오프라의 체중은 18킬로그램이나 다시 늘었을까? 빠진 체중이 왜 유지되지 않았을까?

비만인 상태가 오래 지속되면 왜 치료가 더 까다로워질까? 비만에 시간 의존적 특성이 있다는 것은 보편적이라 할 만큼 많이 알려진 사실이지만 제대로 인정받는 경우는 드물다. 대체로 비만은 1년에 0.5~1킬로그램씩 체중이 점차적으로 늘어난 결과다. 이런 속도로 25년이 지나면 23킬로그램이 늘어난다.

평생을 비만으로 살아온 사람은 체중을 줄이기가 극히 힘들다는 사실을 깨닫게 된다. 반면 최근에 체중이 늘어난 사람은 그보다 훨씬 더 쉽게 체중을 줄일 수 있다.

일반적인 열량 이론에서는 일주일간 과체중이었던 사람이나 10년간 과체중이었던 사람이나 똑같이 4.5킬로그램이 빠졌다면 똑같은 과정을 거쳐 그와 같은 결과가 나타났다고 본다. 즉, 섭취 열량을 줄이면 체중이 줄어든다고 보는 것이다. 이는 사실이 아니다. 탄수화물-인슐린 가설에서도 마찬가지로 비만이 지속된 기간은 감안하지 않는다. 탄수화물을 줄이면 반드시 체중이 줄어들고 과체중으로 얼마나 살았느냐는 상관이 없다고 여긴다. 이 역시 사실이 아니다.

실제로는 기간이 매우 중요한 역할을 한다. 비만으로 지낸 기간이 끼치는 영향을 별 것 아닌 것으로 여길 수도 있으나 장기간 비만이었던 경우 치료가 훨씬 더 까다롭다는 진실을 완전히 지울 수는 없다. 그러므로 비만이 시간 의존적 현상이라는 사실을 반드시 인정해야만 한다. 17세에 비만이 되면 그 여파는 향후 수십 년간 이어진다.[1] 비만을 포괄적으로 설명하려는 이론이라면 반드시 왜 비만의 지속 기간이 매우 중요한 역할을 하는지 해석할 수 있어야 한다.

인슐린 농도가 높아지면 체중이 늘어난다. 그리고 어떤 음식을 선택하느냐에 따라 인슐린의 농도가 좌우된다. 그런데 우리가 간과했지만 인슐린 농도를 높이는 또 다른 경로가 있다. 시간 의존적이고, 식단과는 무관한 이 경로는 바로 인슐린 저항성이다.

인슐린 저항성은 렉스 루터(영화 〈슈퍼맨〉의 악당-옮긴이)와 같다. 비만, 당뇨병, 지방간, 알츠하이머, 심장 질환, 암, 고혈압, 고콜레스테롤 등 현대 의학에서 최대의 적으로 여겨지는 대부분의 문제와 관련된 숨겨진

힘이다. 차이가 있다면 렉스 루터는 가상의 인물이지만 대사증후군으로도 알려진 인슐린 저항 증후군은 그렇지 않다는 사실이다.

인슐린 저항성은 어떻게 생길까?

인체는 기본적으로 항상성 유지라는 생물학적 원리대로 기능하는 특징이 있다. 한쪽으로 어떤 변화가 일어나면 인체는 반대 방향의 변화가 일어나도록 유도하여 처음과 가까운 상태로 되돌아가려고 한다. 예를 들어 너무 추울 때 우리 몸에서는 열을 더 많이 내는 반응이 나타난다. 반대로 너무 더우면 몸은 열을 식히기 위해 땀을 흘린다. 이와 같은 적응 기능은 생존에 필수적인 능력이며 생물학적인 시스템 전체에서 동일하게 나타나는 특징이다. 인체가 변화를 견디는 방법은 안정 상태에서 벗어나 그 변화에 적응하는 것이다.

인슐린 저항성의 경우는 어떨까? 세포에서 호르몬은 자물쇠에 꼭 맞는 열쇠와 같은 역할을 한다. 인슐린 저항성은 인슐린(열쇠)이 수용체(자물쇠)와 제대로 결합하지 못하는 상태라 할 수 있다. 열쇠가 제대로 맞지 않아서 문이 완전히 열리지 않아 포도당이 유입되는 양도 줄어든다. 이 때 세포는 내부로 유입되는 포도당의 양이 크게 줄었음을 감지한다. 들어오지 못한 포도당은 문 바깥에 쌓인다. 세포는 포도당이 부족하다고 느끼고 더 많은 양을 요구한다. 그러면 인체는 열쇠(인슐린)를 추가로 만들어낸다. 결합 상태는 여전히 불량하지만 열리는 문의 숫자가 늘어나므로 세포로 공급되는 포도당의 양은 정상치에 이를 수 있다.

정상적으로라면 열쇠(인슐린)를 10개 만들어낸다고 가정해 보자. 열쇠

하나로 잠긴 문을 열고 포도당 분자 2개를 세포 내부로 들여보낼 수 있다. 이런 열쇠가 10개라면 포도당 분자 20개가 세포 안으로 유입된다. 인슐린 저항성이 생기면 열쇠를 끼워도 잠긴 문이 완전히 열리지 않아서 포도당 분자가 1개만 들어온다. 열쇠 10개로 포도당 분자가 10개만 유입된다. 부족한 양을 채우기 위해 인체는 총 20개의 열쇠를 만들어낸다. 그 결과 포도당 분자 20개가 유입되지만 열쇠 개수는 늘어난다. 즉, 인슐린 저항성으로 인해 인체는 인슐린 농도를 높여야 세포 내로 똑같은 양의 포도당을 유입시킬 수 있다. 대신 인슐린 농도가 높아진 대가를 계속해서 감당해야 한다.

왜 이런 과정에 관심을 기울여야 할까? 인슐린 저항성은 인슐린 농도의 상승으로 이어지고, 지금까지 살펴본 것처럼 인슐린 농도 상승은 비만을 유발하기 때문이다. 인슐린 저항성은 왜 생길까? 열쇠(인슐린)가 문제일까, 자물쇠(인슐린 수용체)가 문제일까? 인슐린은 비만인 사람이나 날씬한 사람이나 똑같이 가진 호르몬이다. 아미노산 서열도 동일하고, 품질을 측정할 수 있는 요소에서 차이가 있는 부분은 없다. 그러므로 인슐린 저항성 문제는 수용체에서 발생하는 것이 분명하다. 인슐린 수용체가 적절히 반응하지 않아서 포도당이 세포 바깥에 머무는 상태가 되는 것이다. 왜 이런 일이 벌어질까?

이 수수께끼를 풀기 위해 먼저 다른 생물학적 시스템에서 나타나는 현상을 살펴보면서 단서를 찾아보기로 하자. 생물학적 저항성에 해당되는 예는 여러 가지가 있다. 인슐린과 인슐린 수용체의 문제와 완전히 동일하지는 않을 수도 있으나 저항성 문제의 본질을 어느 정도 밝히고 어디서부터 풀어나가야 할지 실마리를 얻을 수 있다.

항생제 내성

먼저 항생제 내성부터 살펴보자. 새로운 항생제가 체내에 들어오면 그 약물이 작용할 표적으로 정해진 세균은 거의 전부 사멸된다. 그러나 시간이 갈수록 항생제가 고용량으로 유입되어도 살아남는 균이 생긴다. 이러한 균들이 약물 내성 슈퍼버그가 된다. 슈퍼버그 감염은 치료가 어렵고 환자가 사망에 이르기도 한다. 전 세계 도시 지역의 수많은 병원에서 슈퍼버그 감염 문제가 점차 심각한 문제로 자리를 잡고 있다. 내성으로 인해 어떤 항생제도 효과를 발휘하지 못하는 사태가 시작된 것이다.

항생제 내성은 새로운 문제가 아니다. 알렉산더 플레밍이 1928년에 개발한 페니실린은 1942년부터 본격적으로 대량 생산되기 시작했다. 미국과 영국 정부가 제2차 세계대전에 사용할 수 있도록 자금을 댄 결과였다. 플레밍 박사는 1945년에 '페니실린'이라는 제목으로 진행된 노벨 강연에서 다음과 같이 내성 문제의 가능성을 정확히 예견했다.

모르고 약을 충분한 양만큼 복용하지 않는 일이 벌어지기 쉽고, 이로 인해 약이 체내 미생물을 사멸시킬 수 있는 양에 미치지 못해서 균이 약물에 노출되기만 할 경우 내성이 생길 위험이 있다. 예를 들어 이런 상황을 떠올릴 수 있다. X라는 사람이 목이 아파서 페니실린을 구입했다. 그런데 그가 복용한 페니실린의 양이 감염된 연쇄상구균을 없앨 수 있는 양에는 미치지 못하는 동시에 균이 페니실린 내성을 획득할 수 있는 양에 해당될 가능성이 있다.[2]

항생제 내성 사례는 1947년에 최초로 보고됐다. 플레밍 박사는 어떻게 이런 문제를 확신 있게 예측할 수 있었을까? 항상성 유지 기능을 알고 있었기 때문이다. 노출은 내성을 유발한다. 생물학적 시스템은 기능에 문제가 생기면 원 상태로 돌아가려고 한다. 항생제가 더 많이 유입될수록 자연 선택에 따라 약물에 내성을 가진 개체가 살아남아 번식한다. 최종적으로는 이렇게 내성을 가진 개체가 우세한 비율을 차지하고 항생제는 약효를 잃게 되는 것이다.

항생제 내성을 방지하기 위해서는 항생제 사용량을 대폭 줄여야 한다. 그럼에도 불구하고 의사들은 항생제 내성이 발견되면 이 문제를 극복하기 위한 방안으로서 오히려 항생제를 더 많이 복용할 것을 기계처럼 제시하는 경우가 허다하다. 이는 내성을 더 강화시키는 역효과로 이어질 뿐이다. 이처럼 항생제 내성은 항생제를 지속적으로, 고용량 사용할 때 발생한다.

바이러스 저항성

바이러스 내성은 어떨까? 디프테리아, 홍역, 소아마비 같은 질병을 일으키는 바이러스에 대한 내성은 어떻게 발생할까? 백신이 개발되기 전에는 바이러스에 감염되는 것 자체가 추가적인 감염을 막아주는 역할을 했다. 어릴 때 홍역 바이러스에 감염된 사람은 평생 홍역에 다시 걸리지 않았다. (전부는 아니지만) 대부분의 바이러스가 마찬가지다. 노출이 저항성을 만드는 것이다.

백신도 이 원칙과 정확히 같은 방식으로 작용한다. 에드워드 제너는 영국의 시골 지역에서 일을 하던 중 소젖을 짜는 하녀들이 우두 바이러스에 가볍게 감염되고 나면 목숨을 앗아갈 수 있는 천연두 바이러스에 걸리지 않는다는 이야기를 접했다. 1796년, 그는 어린 소년을 고의로 우두에 감염되도록 한 뒤 비슷한 바이러스인 천연두 바이러스에 감염되지 않는지 관찰했다.

사멸한 바이러스나 활성이 약화된 바이러스를 접종하면 그 바이러스가 일으키는 병에 대해 면역력이 생긴다. 바이러스가 바이러스 저항성을 유발하는 셈이다. 백신의 용량을 점차 늘려가며 반복적으로 접종함으로써 저항성을 더욱 키울 수 있다.

약물 내성

코카인을 처음 사용하면 흥분 반응으로 일컬어지는 강렬한 반응이 나타난다. 그러나 연속해서 사용하면 흥분의 강도가 약화된다. 이로 인해 마약 사용자는 기분을 전과 같이 고조시키려고 점점 더 많은 양을 투약한다. 인체가 약에 노출되면 약의 영향에 대한 저항성이 생긴다. 이를 내성이라고 한다. 마약, 마리화나, 니코틴, 카페인, 알코올, 벤조디아제핀, 니트로글리세린 모두 인체에 내성을 유발할 수 있다.

약물 내성이 발생하는 기전은 상세히 밝혀졌다. 약물이 정해진 효과를 발휘하기 위해서는 호르몬이 세포 표면의 수용체라는 자물쇠를 여는 열쇠로 작용하는 것과 동일한 과정을 거쳐야 한다. 예를 들어 모르핀의 통증 완화 효과는 체내에서 오피오이드 수용체와 결합해야 나타난다. 약물에 장기간 노출되거나 과량의 약물에 노출되면 인체는 수용체의 숫자를 줄인다. 항상성 유지라는 기본적인 생물학적 원리가 여기서도 적

용되는 것이다. 세포 수용체에 과도한 자극이 전달되면 수용체의 활성
이 약화되고, 열쇠가 있어도 자물쇠에 꼭 맞게 끼워지지 않는 상태가 된
다. 그 결과 생물학적 시스템은 원 상태와 더 가까운 상태로 돌아간다.
약물이 약물 저항성을 유발하는 것이다.

악순환

저항성이 생기면 자동으로 자극 물질의 양이 늘어나는 반응이 뒤따른
다. 가령 항생제 내성의 경우에는 항생제를 더 많이 사용하게 되는 것이
다. 복용량을 늘리거나 새로운 약을 찾는다. 약물 저항성이 생기면 자동
으로 더 많은 약을 사용하듯이 알코올중독자는 저항성을 이겨내기 위해
점점 더 많은 양의 알코올을 섭취한다. 이로써 저항성을 일시적으로 극
복할 수 있다.

그러나 이것은 명확히 자멸적인 행위다. 저항성은 고농도로 장기간
노출될 때 생겨나므로 복용량을 늘리면 저항성도 높아진다. 코카인 투
여량을 늘리면 저항성도 그만큼 커진다는 뜻이다. 항생제도 많이 사용
할수록 내성이 커진다. 더 이상 양을 늘릴 수 없을 때까지 이와 같은 상
황이 지속된다.

또한 자체적으로 문제를 키우는 악순환을 유발한다. 노출은 저항성
으로 이어지고 저항성은 더 많은 양에 노출되도록 만드는 결과를 낳는
다. 이러한 상황이 계속해서 이어지고 양이 늘어나면 역설적인 영향이
발생한다. 즉, 항생제 복용량이 늘어날수록 약으로 얻는 효과는 줄어든
다. 코카인 사용량이 늘어날수록 코카인의 영향은 줄어든다.

지금까지 설명한 내용을 정리해 보자.

- 항생제는 항생제 내성을 유발한다. 사용량을 늘리면 내성도 커진다.
- 바이러스는 바이러스 저항성을 유발한다. 사용량을 늘리면 저항성도 커진다.
- 약물은 약물 저항성(내성)을 유발한다. 투여량을 늘리면 저항성도 커진다.

이제 다시 하던 이야기로 돌아가서 우리가 원래 알고자 했던 내용을 살펴보자. 인슐린 저항성은 왜 생길까?

인슐린 저항성 유발

인슐린 저항성이 다른 형태의 저항성과 비슷하다면 가장 먼저 살펴봐야 할 것은 '인슐린의 농도가 지속적으로 높아지는가' 하는 부분이다. 인슐린 농도가 높아지면 인슐린 저항성이 생길까?

근거 자료

인슐린종은 다른 심각한 질환이 없는 상태에서 비정상적으로 많은 양의 인슐린이 분비되는 희귀한 종양이다.[3, 4] 인슐린종 환자의 체내 인슐린 농도가 상승하면 인슐린 저항성도 정확히 같은 속도로 증가한다. 이는 환자를 보호하기 위한 기전이고 매우 유익한 반응이다. 인슐린 저항성이 나타나지 않을 경우 인슐린 농도의 상승으로 인해 혈당은 급속히 매우 낮은 수준까지 떨어진다. 극심한 저혈당은 단시간에 발작을 유발하고 사망을 초래한다. 인체는 죽지 않는 방향으로 애를 쓰고, 따라서 인슐린 저항성을 발달시키는 것으로 몸을 보호한다. 항상성 유지 기능이 나타나는 것이다. 인슐린 저항성은 인슐린의 양이 이례적으로 늘어났을 때 인체를 보호하기 위한 목적으로 자연스럽게 발달한다. 인슐린이 인슐린 저항성을 유발하는 셈이다.

수술로 인슐린종을 제거하는 것이 선호되는 치료법이다. 이렇게 치료하면 환자의 인슐린 농도를 크게 줄일 수 있다. 종양이 제거되면 인슐린 저항성도 대폭 약화되고 관련된 증상도 함께 사라진다.[5] 즉, 높아졌던 인슐린 농도가 다시 낮아지면서 인슐린 저항성도 사라진다.

인슐린종의 증상은 실험적으로 간단히 재현할 수 있다. 당뇨병이 없는 건강한 자원자들을 대상으로 체내 인슐린이 정상치보다 높은 농도가 되도록 인슐린을 투여한다. 이런 방식으로 인슐린 저항성을 유발할 수 있을까?[6] 가능하다. 인슐린을 40시간 동안 투여하자 피험자의 포도당 활용도가 무려 15퍼센트나 감소했다. 다시 말해서 인슐린 저항성이 15퍼센트 증가한 것이다. 이 결과에 담긴 의미는 이렇다. 의사는 여러분에게 인슐린 저항성을 유발할 수 있다. 의사는 모든 사람을 그렇게 만들 수 있다. 인슐린만 주면 된다.

심지어 인슐린의 생리학적 농도를 정상 수준으로 맞춰도 정확히 같은 결과를 얻을 수 있다.[7] 과거 비만이 된 적이 없고 당뇨병 전 단계나 당뇨병 환자가 아닌 사람들을 대상으로 인슐린을 96시간 동안 꾸준히 정맥 투여한 결과 인슐린 민감도는 20퍼센트에서 40퍼센트까지 감소했다. 매우 충격적인 결과다. 정상 농도의 인슐린을 중단 없이 투여한 것만으로 젊고 건강하고 날씬한 체형의 사람들에게 인슐린 저항성을 유발할 수 있다는 사실이 확인된 것이다. 의사가 인슐린을 투여하는 것만으로 이러한 사람들에게 인슐린 저항성을 유발하고 당뇨병과 비만의 길로 이끌 수 있다. 물론 일반적인 상황에서 체내 인슐린 농도는 이와 같이 일정하게 높은 상태로 유지되지 않는다.

인슐린은 제2형 당뇨병 환자들이 혈당을 조절할 수 있도록 처방되는 경우가 대부분이다. 때때로 상당한 고용량이 처방될 때도 있다. 여기서 궁금증이 생긴다. 고용량 인슐린이 인슐린 저항성을 유발할까? 1993년에 이 의문을 풀기 위한 연구가 실시됐다.[8] 제2형 당뇨병 환자들을 대상으로 한 이 연구에서는 피험자들은 인슐린을 전혀 공급받지 않던 상태에서 6개월간 1일 평균 100 단위까지 인슐린을 제공받았다. 그 결과 혈당은 굉장히 원활하게 조절이 된 것으로 나타났다. 그러나 인슐린 투여량이 늘어날수록 인슐린 저항성이 늘어났다. 이 직접적인 인과관계는 몸에서 그림자를 분리할 수 없듯이 분리할 수 없는 결과이다. 최종적으로는 혈당 조절이 더 원활하게 이루어졌지만 당뇨병은 더 악화됐다! 또한 섭취 열량을 1일 300칼로리까지 줄였음에도 불구하고 참가자들의 체중은 평균 약 8.7킬로그램이 늘었다. 열량을 줄인 건 아무 영향이 없었다. 인슐린은 인슐린 저항성뿐만 아니라 체중 증가도 유발한다.

시간 의존성과 비만

이제 인슐린이 인슐린 저항성을 유발한다는 사실을 잘 알게 되었으리

라. 인슐린 저항성이 생기면 인슐린 농도가 더 높아진다. 고전적인 악순환, 혹은 자체 강화 사이클이 내부적으로 시작되는 것이다. 인슐린 농도가 높아지면 인슐린 저항성도 더 심각한 수준에 이르고 인슐린 저항성이 높아지면 인슐린 농도는 또다시 증가한다. 이와 같은 악순환은 인슐린 농도가 극단적인 수준이 될 때까지 한쪽이 다른 한쪽을 강화하며 계속해서 반복된다. 사이클이 길게 지속될수록 결과는 악화된다. 비만이 시간 의존적인 특성을 나타내는 이유도 바로 이 때문이다.

이 같은 악순환에 갇힌 상태로 수십 년을 살아온 사람들은 인슐린 저항성이 심각한 수준에 이른다. 이는 인슐린 농도의 상승으로 이어지며 그 영향은 식단과 무관하게 발생한다. 식단을 변경하더라도 인슐린 저항성으로 인해 인슐린 농도는 계속해서 높은 상태가 유지된다. 인슐린 농도가 높은 상태로 유지되면 인체는 체중 설정 값을 높인다. 온도조절기가 더 높은 온도로 설정되는 것과 같은 이런 상황이 되면 체중은 어쩔 수 없이 늘어날 수밖에 없다.

뚱뚱한 사람은 점점 더 뚱뚱해진다. 비만으로 살아온 기간이 길수록 비만에서 벗어나기가 힘들다. 여러분도 이런 사실을 잘 알고 있으리라. 오프라도 알고 있었다. 모두가 이미 다 알고 있다. 비만을 설명하는 최신 이론들은 대부분 이 같은 현상을 설명하지 못한다. 그래서 그냥 무시하는 쪽을 택한다. 하지만 비만은 시간 의존적 특성이 있다. 녹이 스는 것과 마찬가지로 시간이 흘러야 비만이 된다. 녹이 발생할 때 습도 조건이나 금속의 조성을 연구하면서도 시간에 따른 특성 변화를 무시한다면 전체적인 현상을 이해할 수 없다.

비만의 시작은 인슐린 반응을 촉발하는 음식을 과량 섭취하는 것일 수 있으나 시간이 갈수록 인슐린 저항성이 점차 큰 영향력을 발휘하고 나중에는 인슐린 농도를 높이는 주된 동력으로 작용할 수 있다. 비만이 이 같은 결과를 유발한다. 비만에 따른 악순환이 장기간 지속되면 그 사이클을 깨기가 극도로 힘들어지고 식생활을 바꾸는 것만으로는 문제를 해결할 수 없다.

무엇이 먼저일까?

닭이 먼저인지 달걀이 먼저인지 따져보는 흥미로운 상황이 여기에도 적용된다. 인슐린 농도가 높아지면 인슐린 저항성이 생기고 인슐린 저항성은 인슐린 농도를 높인다. 어느 쪽이 먼저일까? 인슐린 농도가 높아지는 것? 아니면 강력한 인슐린 저항성? 양쪽 다 가능하지만 비만이 발달한 과정을 시간 순서대로 따라가 보면 답을 찾을 수 있다.

1994년에 실시된 한 연구에서는 비만이 아닌 사람들과 최근(4.5년 미만) 비만이 된 사람들, 장기간 비만으로 살아온 사람들(4.5년 이상)로 구성된 세 그룹을 비교 분석했다.[9] 비만이 아닌 사람들은 인슐린 농도가 낮았다. 여기까지는 예상했던 결과였다. 비만인 두 그룹은 인슐린 농도가 비슷한 수준으로 높았는데, 이는 비만이 되면 인슐린 농도가 높아지지만 시간이 흐를수록 계속 높아지지는 않는다는 것을 의미한다.

인슐린 저항성은 어떨까? 비만 초기에는 인슐린 저항성이 약하게 나타나지만 시간이 갈수록 저항성이 발달한다. 비만으로 지낸 기간이 길어질수록 인슐린 저항성도 강해진다. 그리고 이 저항성의 영향은 점차적으로 확대되어 공복기에도 인슐린 농도가 높게 유지되는 상황에 이르게 된다.

일차적인 문제는 인슐린 농도의 상승이다. 인슐린 농도가 높아지고 이 상태가 지속되면 결국 점진적으로 인슐린 저항성이 증가한다. 그리고 인슐린 저항성은 인슐린 농도를 더 높인다. 이 악순환의 결정적인 시작 지점은 인슐린 농도의 상승이다. 나머지 단계는 시간이 흐르면서 뒤따르고 상황은 악화된다. 그 결과 뚱뚱한 사람은 더 뚱뚱해지는 것이다.

인슐린 저항성의 구획화

인슐린 저항성이 어떻게 비만으로 이어질까? 뇌의 시상하부에서 인체의 체중 설정 값을 조절한다는 점, 인슐린이 이 설정 값을 높이거나 낮춰서 재설정하는 과정에 핵심적인 역할을 한다는 점은 모두 밝혀진 사실이다. 인슐린 저항성이 생기면 뇌를 포함한 인체 모든 세포가 영향을 받을까? 모든 세포에 인슐린 저항성이 생긴다면 저항성의 강도가 높아지는 것으로 인체의 체중 설정 값이 무조건 높아지지는 않을 것이다. 실제로는 세포마다 저항성의 수준이 모두 달라서 인슐린 저항성은 구획화되어 나타난다.

인슐린 저항성의 구획은 크게 뇌와 간, 근육을 기준으로 나눌 수 있다. 이 가운데 한 구역에서 저항성 수준이 바뀌어도 다른 구역의 저항성에는 영향을 주지 않는다. 예를 들어 간의 인슐린 저항성은 뇌나 근육의 저항성과 무관하다. 우리가 탄수화물을 과량 섭취하면 간에 인슐린 저항성이 발생한다. 식생활이 크게 개선되면 간의 인슐린 저항성은 나아지지만 근육과 뇌에 발생한 저항성에는 아무 영향도 주지 않는다. 운동

비만코드

부족은 근육의 인슐린 저항성으로 이어질 수 있다. 운동을 하면 근육의 인슐린 민감도가 향상되지만 간과 뇌의 저항성에는 거의 영향이 없다.

인체의 전체적인 인슐린 저항성은 간이나 근육의 저항성에 따라 함께 증가한다. 그러나 시상하부에서 식욕을 관장하는 영역에 발생한 인슐린의 영향은 바뀌지 않는다. 뇌는 인슐린에 대한 저항성이 없다. 따라서 고농도의 인슐린이 뇌에 감지되면 그 영향이 고스란히 반영되어 체중 설정 값이 높아진다.

지속성에서 비롯되는 저항성

호르몬의 농도가 높아지는 것만으로는 저항성이 생기지 않는다. 그렇지 않다면 누구나 단시간에 극심한 저항성에 시달릴 것이다. 우리 몸에는 저항성이 생기지 않도록 인체를 방어하는 기능이 존재한다. 코르티솔, 인슐린, 성장 호르몬, 부갑상선 호르몬을 비롯한 체내 호르몬은 갑작스럽게 분비되기 때문이다. 즉, 특정한 효과를 얻기 위해 특정한 시점에 고농도의 호르몬이 분비되었다가 신속히 농도가 감소해서 다시 매우 낮은 수준으로 유지된다.

일상적인 신체 리듬을 생각해 보자. 뇌 송과선에서 분비되는 호르몬인 멜라토닌은 낮 동안 농도가 거의 검출이 불가능한 정도에 머무른다. 그러다 밤이 되면 양이 늘어나기 시작하고 이른 아침 몇 시간 동안 최고 농도에 이른다. 코르티솔은 이른 아침에 농도가 상승하고 잠에서 깨기 직전에 최고조에 이른다. 성장 호르몬은 대부분 깊이 잠들었을 때 분비되고 낮 동안에는 대체로 검출이 안 되는 수준까지 떨어진다. 갑상선 자극 호르몬은 이른 아침에 최고 농도에 이른다. 이처럼 모든 호르몬이 일정한 주기에 따라 분비되는 것은 호르몬에 대한 저항성을 방지하는 필수 요건이다.

인체는 자극에 계속해서 노출되면 그 자극에 적응한다(여기서도 항상성 유지 기능이 발휘되는 것이다). 시끌벅적하고 소란스러운 공항에서도 잠든 아기를 본 적이 있는가? 주변 소음은 상당한 수준이지만 일정하게 유지되면 가능한 일이다. 즉, 아기가 소음에 내성이 생긴 것으로 상황에 적응한 것이다. 소리를 무시할 수 있게 된 것으로 볼 수 있다. 하지만 이 아기가 조용한 집 안에서 잠들었다고 생각해 보자. 마룻바닥이 조금만 삐걱거려도 아기는 잠에서 깬다. 그 소리가 별로 크지 않더라도 금방 들리기 때문이다. 아기는 이런 소음에 익숙하지 않다. 따라서 저항성은 자극의 지속성이 높을 때 발생한다.

호르몬도 정확히 이와 동일한 방식으로 작용한다. 호르몬 농도는 대부분의 시간 동안 낮은 수준으로 유지된다. 그러다 한 번씩 (갑상선 호르몬, 부갑상선 호르몬, 성장 호르몬, 인슐린을 비롯한 모든) 호르몬이 농도가 짧은 시간 동안 상승한다. 이 시점이 지나고 나면 호르몬 농도는 다시 매우 낮은 수준까지 떨어진다. 농도가 낮았다가 높아지면 인체는 적응할 기회를 얻지 못한다. 호르몬 농도가 높아져도 저항성이 발달하기 전에 짧게 끝나기 때문이다.

인체가 조용한 방 안과 같은 환경을 계속해서 유지하다가 어쩌다 한 번씩 발생하는 소리에 노출되는 것과 같다. 즉, 한 번 그런 일이 생길 때마다 그 영향을 고스란히 받는다. 저항성이 생길 정도로 인체가 적응할 수 있는 기회는 주어지지 않는다.

농도가 높아지는 것만으로는 저항성이 생기지 않는다. 저항성이 생기려면 두 가지 요건이 충족되어야 한다. 호르몬 농도가 높아야 하고, 자극이 꾸준히 지속되어야 한다. 이와 같은 사실은 꽤 오래전부터 알려졌고, 협심증 환자의 약물 치료에도 활용되어 의사들은 환자에게 니트로글리세린 패치를 처방하면서 아침에 부착하고 저녁에는 떼어내라고 지시한다.

약물의 고용량 효과와 저용량 효과가 번갈아 나타나도록 함으로써 인체는 니트로글리세린에 저항성을 키울 기회를 얻지 못한다. 패치를 계속 붙인 채로 지낸다면 약의 효과는 금세 사라질 것이다. 금방 약에 대한 내성이 생기기 때문이다.

이와 같은 특징은 인슐린과 비만에 어떻게 적용될까? 앞에서 언급했던, 인슐린을 지속적으로 투여했던 실험을 상기해 보자. 실험에 참가한 건강한 젊은이들도 인슐린 저항성이 생겼다. 이들에게 투여된 인슐린의 양은 일반적인 농도였다. 그렇다면 무엇이 문제였을까? 바뀐 것은 주기적인 분비다. 평소에는 인슐린이 갑자기 다량 분비되므로 인슐린 저항성이 발달하지 않는다. 그러나 해당 실험에서는 인슐린이 연속으로 폭탄이 떨어지듯 계속 과량으로 존재하므로 인슐린 수용체의 활성이 약화되면서 저항성이 생긴 것이다. 이 상태로 시간이 경과하면 인슐린 저항성이 그 저항성을 극복하기 위해 더 많은 인슐린을 만들도록 촉발하는 역할을 하게 된다.

그러므로 인슐린 저항성에 영향을 주는 요소는 식사의 구성과 타이밍으로 나눌 수 있다. 두 가지 모두 중추적인 역할을 한다. 우리가 먹는 음식의 종류는 인슐린 농도에 영향을 준다. 사탕과 올리브유 중에 어느 쪽을 택해야 할까? 이는 거대영양소의 조성, 혹은 무엇을 먹어야 하는가의 문제다. 그러나 인슐린의 지속성도 인슐린 저항성 발달에 중요한 역할을 하므로 식사의 타이밍, 즉 언제 먹어야 하는가의 문제이기도 하다. 둘 다 똑같이 중요한 요소다. 안타깝게도 우리는 먹어야 하는 음식이 무엇인지 따지는 일에는 엄청난 시간과 에너지를 쏟아 부으면서도 음식을 언제 먹어야 하는가에 대해서는 거의 관심을 기울이지 않았다. 전체 그림의 절반만 쳐다본 것이다.

하루 세 끼, 간식은 빼고

시간을 되돌려 1960년대 미국으로 가보자. 전쟁으로 식량이 부족했던 시대는 가고 아직은 비만이 심각한 문제로 떠오르지 않은 시기였다. 그 이유는 무엇일까? 당시에도 오레오 쿠키며 킷캣, 흰 빵과 파스타를 먹었는데? 당시 사람들도 설탕을 먹었지만 섭취량이 그렇게 많지는 않았다. 그리고 하루 세 끼를 챙겨 먹었지만 끼니 사이에 간식을 먹지 않았다.

오전 8시에 아침식사를 하고 저녁 6시에 저녁식사를 한다고 가정해보자. 이렇게 하면 음식을 먹는 시간은 10시간, 먹지 않는 시간은 14시간이 되므로 균형이 유지된다. 즉, 인슐린이 증가하는 시간(음식을 먹는 시간)과 인슐린이 감소하는 시간(음식을 먹지 않는 시간) 사이에 균형이 잡힌다.

설탕, 흰 빵과 같은 정제된 탄수화물을 다량 섭취하면 인슐린 농도는 더욱 크게 상승한다. 그런데도 비만이 천천히 진행된 이유는 무엇일까? 결정적인 차이는 바로 인슐린 농도가 낮은 상태로 유지되는 시간이 얼

　　　　　　　　　　　　　　　　　　　비만코드

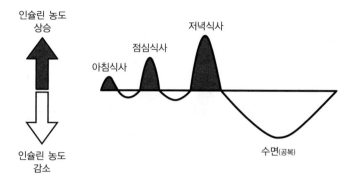

인슐린 농도
상승

인슐린 농도
감소

아침식사

점심식사

저녁식사

수면(공복)

그림 10.1 간식은 먹지 않고 하루 세 끼를 챙겨 먹을 때 인슐린 분비 패턴

마나 되는가 하는 부분이다. 인슐린 저항성은 지속적으로 고농도가 유지되어야 발생한다. 밤 시간에 음식을 먹지 않으면 인슐린은 매우 낮은 농도로 유지되므로 인슐린 저항성이 생길 수 없다. 비만이 발달하는 핵심 요건 중 한 가지가 충족되지 않는 것이다.

그림 10.1과 같은 식생활에서는 인슐린 농도가 급증하는 시간(밥을 먹는 시간)이 지나면 오랜 시간 동안 음식을 먹지 않는다. 이와 달리 인슐린에 계속해서 노출되면 상황은 완전히 바뀐다. 하루에 음식을 먹는 횟수가 세 번에서 여섯 번으로 늘어나면 어떤 일이 벌어질까? 1970년대부터 바로 그와 같은 변화가 일어났다. 전 세계 모든 나라의 엄마들은 간식을 입에 달고 살면 몸에 안 좋다는 사실을 잘 알고 있었다. "그러다 살찐다." "저녁밥을 제대로 못 먹게 되잖니." 그런데 영양 전문가들이 간식은 몸에 좋다고 이야기하기 시작했다. 수시로 더 자주 먹을수록 날씬해진다는, 얼핏 듣기에도 말이 안 되는 의견을 내놓았다. 수많은 비만 전문가와 의사들은 두 시간 반마다 음식을 먹어야 하다며 섭취 빈도를 더

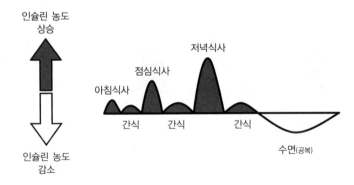

인슐린 농도
상승

아침식사
점심식사
저녁식사

간식
간식
간식

수면(공복)

인슐린 농도
감소

그림 10.2 하루에 식사와 간식을 여러 번 섭취할 때 나타나는 인슐린 분비 패턴

늘려야 한다는 견해도 제시했다.

미국에서 성인과 아동 6만 명 이상을 대상으로 한 조사에 따르면[10] 1977년에는 대다수의 사람들이 하루에 음식을 세 번 섭취했다. 2003년 이 되자 대부분이 하루 다섯 번에서 여섯 번씩 음식을 먹는 것으로 나타났다. 하루에 세 끼 식사를 하고 그 사이에 간식을 두세 차례 먹는다는 의미다. 끼니 사이에 시간 간격은 271분에서 208분으로 30퍼센트 짧아졌다. 음식을 먹는 시간(인슐린이 우세한 영향을 발휘하는 시간)과 음식을 먹지 않는 시간(인슐린이 감소하는 시간) 사이에 균형이 완전히 망가지고(그림 10.2 참조) 깨어 있는 대부분의 시간 동안 음식을 먹는다. 이런데도 체중이 늘어난 것이 아주 희한한 일이라고 할 수 있을까?

상황은 갈수록 악화된다. 인슐린 저항성이 생기면 공복기 인슐린 농도는 더욱 증가한다. 원래 공복기에는 인슐린 농도가 낮다. 그런데 밤새 음식을 먹지 않아 인슐린 농도가 낮아진 상태에서 하루를 시작하는 것이 아니라 인슐린이 높아진 상태로 하루가 시작되는 것이다. 인슐린 농

비만코드

도가 높게 지속되면 인슐린 저항성은 더욱 강해진다. 다시 말해 인슐린 저항성이 더 강력한 저항성으로 이어지는 악순환이 되는 것이다.

인슐린 저항성이 발생하는 필수 요건, 즉 인슐린의 고농도와 지속성이 모두 충족된 상태에서 저지방 다이어트를 시작하면 정제된 탄수화물의 섭취량은 더욱 늘어난다. 이는 인슐린 농도를 추가로 증가시키는 자극제가 되므로 체중 증가를 유발한다.

비만이 되는 과정에서 먹는 음식이 바뀌는 것보다는 식사 횟수가 늘어나는 것이 두 배가량 더 중요한 작용을 한다.[11] 그럼에도 우리는 어떤 음식을 먹는가에 집착하고 불과 10년 전만 해도 구하기 힘들었던 음식들을 찾아서 먹는다. 날씬한 몸매로 만들어주리라는 희망으로 퀴노아, 치아씨, 아사이베리 같은 음식을 섭취하는 것이다. 그러면서도 음식을 언제 먹어야 하는가에 대해서는 거의 신경 쓰지 않는다.

오래전부터 사람들이 간식이 정말로 몸에 이롭다고 확신하게 만든 잘못된 정보들이 몇 가지 있다. 첫 번째는 음식을 자주 섭취하면 대사율이 높아진다는 것이다. 우리가 밥을 먹고 음식을 소화시킬 때 실제로 대사율은 약간 높아진다. 음식의 발열 영향 때문이다. 그러나 전체적인 대사율의 변화는 극히 작은 수준이다.[12] 하루에 여섯 끼를 먹으면 대사율이 하루 여섯 번 증가하지만 그 수준은 미미하다. 하루에 세 끼를 먹고 한 번에 많은 양을 먹으면 대사율은 세 번 증가하지만 매번 더 큰 폭으로 증가한다. 그러나 최종적으로는 이런 효과가 다 사라진다. 24시간 동안 찔끔찔끔 먹든 한 번에 실컷 먹든, 음식으로 인한 전체적인 발열 영향은 동일하며 어느 쪽도 대사율에 이로운 영향을 주지 않는다. 다시 말해 식사 빈도를 늘리는 것은 체중 감량에 도움이 되지 않는다.[13]

두 번째 잘못된 정보는 음식을 자주 먹으면 허기를 제어할 수 있다는 것이다. 그러나 이를 뒷받침하는 증거는 찾을 수가 없다. 조금씩 자주 먹는 방식을 실천해 보기로 마음먹은 사람들이 그러한 전략을 뒷받침할 수 있는 이유를 만들어낸 것 같다는 생각이 들 정도다. 최근에 진행된 연구 결과들을 살펴봐도 근거가 될 만한 내용은 없다.[14]

세 번째 틀린 정보는 음식을 자주 섭취해야 혈당이 과도하게 낮아지지 않는다는 것이다. 그러나 당뇨병 환자가 아닌 이상 혈당은 하루에 여섯 끼를 먹든 한 달에 여섯 끼를 먹든 일정하게 유지된다. 장기간 단식을 해도 혈당이 낮아지지 않는 것으로 확인된 사례들이 있는데 이런 결과가 나온 세계 최장기록은 382일에 이른다.[15] 사람의 몸은 오랫동안 음식을 먹지 않아도 견딜 수 있도록 진화해 왔다. 음식을 먹지 못하는 기간이 길어지더라도 포도당 신생합성이 가동되어 당 대신 지방을 연소해서 에너지를 얻고 혈당은 정상 범위로 유지된다.

오늘날 우리는 늘 음식을 먹는다. 과거에는 식사 시간 외에 음식을 먹는 것이 사회적인 통념상으로도 부적절하다고 여겨졌으나 이제는 언제 어디서든 음식을 먹는다. 한때는 자제하라고 뜯어말리던 간식 섭취도 정부기관과 학교들이 나서서 적극적으로 장려한다. 자고 일어나자마자 밥을 먹는 것이 익숙해졌고, 하루 종일 먹고도 잠자리에 들기 전에 또 먹는 일 또한 익숙한 일이 되었다. 하루 열여덟 시간을 인슐린의 영향이 우세한 상태로 지내다 보니 인슐린 농도가 낮게 유지되는 시간은 여섯 시간 정도에 불과하다. 그림 10.3을 보면 인슐린의 영향이 우세한 시간과 인슐린 농도가 낮은 시간의 균형이 얼마나 달라졌는지 알 수 있다.

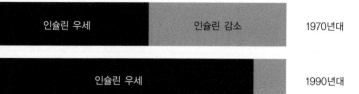

| 인슐린 우세 | 인슐린 감소 | 1970년대 |
| 인슐린 우세 | | 1990년대 |

그림 10.3 인슐린 영향 우세 시간과 인슐린 농도가 낮은 시간의 균형 비교

그러한 정신 나간 주장은 여전히 공고하게 남아 있다. 지금도 우리는 음식을 계속 먹는 것이 어찌됐건 이롭다고 세뇌 당한다! 자주 먹어도 된다는 수준을 넘어 아예 건강에 좋다고 하는 지경에 이르렀다.

사회적인 통념도 음식을 수시로 먹을 수 있도록 하는 방향으로 바뀌었다. 과거에는 모든 음식을 식사 시간에 밥상 앞에 앉아서 먹었지만 이제는 어디서든 음식을 먹어도 된다고 여겨진다. 차에서, 영화관에서, 텔레비전 앞에서, 컴퓨터 앞에 앉아서도 먹을 수 있다. 걸어가면서도 먹는다. 이야기를 나누면서도 먹는다. 상자 안에 들어가서 먹건, 여우와 나란히 앉아서 먹건, 집 안에서 먹건, 쥐와 함께 먹건 상관없다. 내가 하는 말이 무슨 뜻인지 여러분도 잘 알 것이다.

아이들에게 수백만 달러를 들여 하루 종일 간식을 제공한다. 그리고 다시 수백만 달러를 들여서 아동 비만을 퇴치하려고 한다. 아이들은 살이 찌면 질책을 당한다. 성인 비만 문제를 해소하려는 노력에도 다시 수백만 달러가 사용된다.

음식을 먹는 빈도가 늘어나면 인슐린 농도가 높은 상태로 지속된다. 대부분 정제된 탄수화물에 해당되는 간식 역시 인슐린 농도를 높인다. 이런 상황에서는 인슐린 저항성이 생길 수밖에 없다.

우리는 식사 빈도의 엄청난 변화가 남긴 영향에 대해서는 생각하지 않는다. 하루 세 끼 식사를 하던 1960년에는 비만인 사람이 거의 없었다. 2014년에는 하루에 여섯 끼를 먹는다. 그리고 비만은 대유행병이 되었다.

자, 지금도 하루에 여섯 끼를 먹어야만 한다고 생각하는가? 한 번에 먹는 양을 엄격히 조절해야 한다며 다들 열을 올리지만, 문제의 핵심은 꽁꽁 숨어 있다. 조용히 킬킬대는 진범은 바로 간식이다. 수많은 건강 전문가들이 하루에 음식 먹는 횟수를 늘려야 한다고 목소리 높여 주장하지만 정말이지 말도 안 되는 정신 나간 소리가 아닐 수 없다. 자주 먹어야 살이 빠진다? 이 말만으로도 효과가 절대 있을 리 없다는 것을 알 수 있다. 그리고 실제로도 아무 효과가 없다.

사회 현상이 된 비만

{ 11 }

대형 식품업체와 당뇨 비만

•

섭취 빈도를 늘리라고 부채질하는 분위기는 더 많은 돈을 끌어모으는 것이 목표인 대형 식품업체들이 간절히 바라던 일이다. 식품업계는 스낵 식품이라는, 전에 없던 새로운 식품 카테고리까지 만들어서 공격적으로 홍보했다. 텔레비전, 인쇄 매체, 라디오, 인터넷에 광고가 실렸다.

실제로는 광고인 협찬과 연구들이 광고보다 훨씬 더 사악하다. 대형 식품업체들은 규모가 큰 영양 관련 기관들을 후원한다. 의학협회도 마찬가지다. 미국 심장협회는 1988년에 영양학적 품질 면에서 믿을 수 있는 식품에 '하트 체크Heart Check' 표식을 부착하기로 하고 이를 위해 자금을 지원받기로 했다. 공익과학센터에 따르면[1] 심장협회가 이 사업을 위해 제공받은 돈은 2002년에만 200만 달러가 넘는다. 식품업체가 이 프로그램에 참여하려면 제품 한 종부터 아홉 종까지는 7,500달러를 지불하고 신청 제품의 수가 25종 이상인 경우 할인까지 받았다! 물론 독점 허가를 받으려면 더 많은 돈을 내야 한다. 2009년에는 '코코아 퍼프'

나 '프로스티드 미니 휘트'와 같이 영양학적 측면에서 다른 의미로 아주 눈에 띄는 식품들까지 하트 체크 식품으로 선정됐다. 2013년 댈러스에서 개최된 '심장 건강을 위한 걷기 대회Heart Walk' 행사에서는 심장협회가 프리토 레이를 주요 협찬사로 소개했다. 캐나다 심장 · 뇌졸중협회도 상황은 마찬가지다. 요니 프리드호프 박사의 블로그[2]에 나와 있듯이 설탕 함량이 티스푼 10개 분량이나 되는 포도주스에도 하트 체크 표식이 자랑스럽게 붙어 있다. 이런 식품은 그냥 설탕 덩어리일 뿐이라는 사실을 아무도 개의치 않은 모양이다.

여론을 이끄는 데 큰 영향력을 발휘하는 연구자나 학계에 몸담은 의사들도 예외가 아니다. 수많은 건강 전문가들이 식사 대체용으로 만들어진 인공 셰이크나 바, 약물, 수술을 검증된 다이어트 보조 수단이라고 옹호한다. 정제되지 않은 자연 식품으로 이루어진 식단을 지킬 필요가 없고, 첨가 당과 흰 빵 같은 정제된 전분 식품을 줄이는 방식도 굳이 택할 필요가 없다는 식이다. 식사 대체용 셰이크로 유명한 제품들의 성분 목록을 한번 확인해 보기 바란다. 가장 먼저 나오는 다섯 가지 성분이 물과 옥수수 말토덱스트린, 설탕, 농축 유단백, 그리고 카놀라유다. 내 기준으로는 물과 설탕, 카놀라유가 섞인 이런 구역질 나는 혼합물은 절대 건강에 이로운 식품에 해당되지 않는다.

나아가 공정성과 근거 부족은 의학적인 정보나 건강 정보에 심각한 문제가 될 수 있다. 학술지나 웹사이트에 실린 일부 논문을 보면 재정 지원을 받은 곳의 명단이 반 페이지가 넘는다. 연구를 지원한 주체는 연구 결과에 엄청난 영향력을 행사한다.[3] 하버드대학교의 데이비드 러드윅 박사는 탄산음료만 집중적으로 분석한 2007년 연구에서, 특정 업체

비만코드

로부터 연구 지원을 받은 경우 해당 업체의 제품에 대한 검토 결과가 긍정적으로 나올 확률이 무려 700퍼센트 증가한다고 밝혔다! 뉴욕대학교의 영양학·식품학 교수인 마리온 네슬의 연구에서도 동일한 사실이 확인됐다. 네슬 교수는 2001년에 연구 결과 중에서 "후원사의 상업적 이익에 유리한 결론이 나오지 않은 사례를 찾기가 힘들다"고 밝혔다.[4]

흡사 여우가 닭장을 지키고 있는 형국이 된 것 같다. 대형 식품업계가 의학계의 텅 비어 있는 공간으로 마음껏 침투할 수 있는 미끼가 마련된 느낌이다. 과당을 팍팍 밀어달라고? 전혀 문제없다. 비만 약을 홍보해 달라고? 얼마든지. 식사 대용 인공 셰이크를 좀 밀어달라고? 그렇게 해주고말고.

그러나 비만의 확산은 그렇게 뚝딱 해결할 수 없는 일이고, 반드시 원흉을 찾아야만 했다. 열량은 완벽한 희생양이었다. 섭취 열량은 줄이고, 열량과 무관한 건 더 많이 먹으라고들 이야기했다. 열량을 판매하는 회사는 없다. '열량'이라는 브랜드도, 그런 이름이 붙은 식품도 없다. 열량은 이름도 얼굴도 없어서 꼭두각시로 세우기에 안성맞춤이었다. 모든 비난을 열량이 다 받도록 한 것이다.

그런 주장을 펼치는 사람들은 사탕을 먹어서 살이 찌는 것이 아니라 열량 때문에 살이 찐다고 이야기한다. 100칼로리인 콜라나 100칼로리인 브로콜리나 살이 찌는 데 있어서는 다 똑같다고 이야기한다. 열량은 열량일 뿐이라고 이야기한다. 몰랐다고? 혹시 데친 브로콜리를 너무 많이 먹어서 살이 찐 사람을 한 명이라도 본 적 있는가? 진실은 나도 알고 여러분도 다 알고 있다.

평소에 먹던 식단에 지방이나 단백질을 좀 추가하고 간식을 끼워 넣

표 11.1 체중 감량에 도움이 된다고 제시되는 일반적인 충고

하루에 여섯 끼를 먹어라
단백질을 많이 먹어라
채소를 많이 먹어라
오메가 3를 많이 먹어라
비타민을 많이 먹어라
간식을 많이 먹어라
지방을 적게 먹어라
아침밥을 먹어라
칼슘을 많이 먹어라
통곡류를 많이 먹어라
생선을 많이 먹어라

는 것만으로 살이 빠지기를 기대할 수는 없다. 체중 감량에 도움이 된다며 제시되는 충고는 대부분 상식과 달리 더 많이 먹으라고 권한다. 표 11.1을 살펴보기 바란다.

대체 누가 이런 말도 안 되는 조언을 한단 말인가? 여러분이 먹는 양을 줄이면 아무도 돈을 벌 수가 없기 때문에 이런 소리가 나오는 것이다. 여러분이 식이보충제를 많이 먹어야 보충제 회사가 돈을 번다. 여러분이 우유를 더 많이 마셔야 낙농업계가 돈을 번다. 여러분이 아침밥을 많이 먹어야 아침식사용 식품을 만드는 회사들이 돈을 번다. 여러분이 간식을 많이 먹어야 간식 만드는 회사들이 돈을 번다. 이런 목록은 끝도 없이 이어진다. 그중에서도 최악의 조언은 자주 먹어야 살이 빠진다는 것이다. 간식을 먹어야 체중이 감소한다고? 듣기만 해도 정말 멍청한 소리고 실제로도 말이 안 되는 소리다.

간식 먹는다고 날씬해지지 않는다

현재 건강 전문가들은 간식을 먹으라고 적극적으로 권유한다. 예전에는 강력히 말리던 일이다. 간식을 먹으면 음식 섭취량이 늘어난다는 사실은 연구로도 입증됐다. 간식을 의무적으로 먹도록 한[5] 경우, 실험 참가자들이 그다음 끼니에 섭취하는 열량은 약간 줄지만 간식 자체가 가진 추가적인 열량을 상쇄할 정도로 크게 줄지는 않았다. 기름기 많은 음식이나 설탕이 많이 들어간 간식도 마찬가지다. 식사 빈도를 늘린다고 해서 체중이 줄지는 않는다.[6] 할머니 말씀이 옳다. 간식 먹으면 살이 찐다.

간식은 고도로 가공된 식품인 경우가 많으므로 식사의 질도 크게 저하된다. 가공 식품을 팔아야 자연 식품을 파는 것보다 훨씬 더 큰 이윤을 남길 수 있으므로 간식으로 발생하는 이득은 주로 대형 식품업체에게로 간다. 편의성과 보관 기간을 늘리기 위해서는 정제된 탄수화물을 사용해야 한다. 쿠키나 크래커는 주성분이 설탕과 밀가루라 썩지 않는다.

아침식사 : 절대 건너뛰면 안 되는 중요한 식사?

미국인 대다수가 아침식사를 하루 식사 중 가장 중요한 끼니라고 생각한다. 건강한 식생활의 핵심은 아침식사를 충분히 잘 챙겨 먹는 것이라고 여긴다. 아침밥을 거르면 허기가 극심해져서 하루 종일 과식하게 된다고들 이야기한다. 다들 이것이 누구나 다 아는 사실이라고 생각하지만 사실은 북미 지역에서만 아침을 꼬박꼬박 챙겨 먹는다. 프랑스(국민들이 날씬하기로 유명한 나라)에서는 아침에 커피 한 잔을 마시고 따로 식사는 하지 않는 사람들이 많다. 프랑스어로 아침식사를 의미하는 '쁘띠 데주

네(가벼운 점심)'라는 표현만 봐도 아침밥을 적게 먹는다는 사실을 알 수 있다.

1994년에 설립된 미국 체중조절연구소는 체중을 14킬로그램 이상 감량하고 1년 이상 유지한 사람들을 모니터링해 왔다. 해당 연구소의 모니터링에 참여한 사람들 대다수(78퍼센트)가 아침식사를 하는 것으로 확인됐다.[7] 이 결과는 아침식사가 체중 감량에 도움이 된다는 증거로 여겨진다. 그러나 아침밥을 먹고도 체중이 줄지 않은 사람들은 몇 퍼센트일까? 이 부분을 모른다면 확실한 결론을 내릴 수 없다. 아침밥을 챙겨 먹는데 살이 빠지지 않은 사람도 똑같이 78퍼센트라면? 확인이 필요한 부분이다.

더욱이 미국 체중조절연구소에서는 자체적으로 세심하게 선정한 인구를 모니터링하지만[8] 이들이 전체를 대표한다고 볼 수는 없다. 등록자 중 77퍼센트가 여성이고 82퍼센트가 대학 졸업자이며 전체의 95퍼센트가 백인이다. 관련성(체중 감량과 아침식사를 먹는 것 간의)과 인과관계는 다른 개념이라는 것도 감안해야 한다. 2013년에 아침식사와 관련된 연구를 체계적으로 검토 분석한 결과에 따르면[9] 대부분의 연구가 가용 증거를 자신들이 바라는 결론이 나오게끔 해석한 것으로 나타났다. 즉, 예전부터 아침식사가 비만을 방지한다고 생각한 연구진은 자료를 그러한 생각을 뒷받침한다고 해석하는 경향이 있다. 그러나 실제로는 통제군이 포함된 연구가 거의 없고, 아침밥을 먹는 것은 비만 방지에 아무 효과가 없는 것으로 확인된 연구가 대부분이다.

잠에서 깨자마자 곧장 밥을 먹어야 할 이유는 전혀 없다. 우리는 하루를 시작하려면 시동을 걸어야 한다고 생각하지만 인체는 알아서 그러

186

한 준비를 마친다. 아침마다 우리가 잠에서 깨어나기 직전에 몸을 활기 차게 움직일 수 있도록 자연스러운 생체 리듬에 따라 성장 호르몬과 코르티솔, 에피네프린, 노르에피네프린(아드레날린)이 적절히 혼합된다. 이 작용으로 아침에 잠에서 깨어날 때 유용하게 쓰일 포도당이 간에서 새로 만들어진다. 새벽 현상으로 불리는 이러한 과정은 수십 년 전부터 잘 알려진 사실이다.

많은 사람들이 아침에는 배가 고프지 않다고 느낀다. 자연스럽게 분비된 코르티솔과 아드레날린이 경미한 투쟁-도주 반응을 촉발하여 교감신경계를 자극하기 때문이다. 즉, 인체는 아침에는 무언가를 먹을 준비를 하는 것이 아니라 활동할 태세를 갖춘다. 이때 분비되는 모든 호르몬은 신속히 에너지로 사용할 수 있도록 혈액에 포도당을 공급한다. 연료를 빵빵하게 채우고 활동할 준비를 마친 상태가 되는 것이다. 그러므로 설탕이 가득 든 시리얼이나 베이글로 연료를 추가할 필요가 없다. 아침에 배가 고픈 것은 어릴 때부터 수십 년간 몸에 익은 탓인 경우가 많다.

영어로 아침식사breakfast는 공복fast을 깬다break는 뜻이다. 여기서 공복은 잠을 자는 동안 아무것도 먹지 않는 것을 의미한다. 낮 12시에 첫 끼로 구운 연어 샐러드를 먹는다면 이것이 공복을 깨는 식사가 된다. 그래도 아무 문제 될 것이 없다.

아침밥을 든든하게 먹으면 나머지 하루 동안 먹는 음식의 양이 줄어든다고 알려져 있다. 그러나 반드시 그런 것만은 아니다.[10] 여러 연구를 통해, 아침식사로 섭취한 열량과 상관없이 점심과 저녁에 먹는 양은 일정한 것으로 나타났다. 그러므로 아침에 많이 먹을수록 하루 동안 섭취한 총열량은 늘어난다. 게다가 아침식사를 하면 하루에 먹는 끼니의 횟수도 늘어난다. 따라서 아침밥을 챙겨 먹는 사람들은 더 많이 먹고 더 자주 먹는, 해로운 조합이 나타나는 경향이 있다.[11]

실제로 많은 사람들이 아침에 일어나면 배가 고프지 않은데 건강에 좋을 것 같아서 억지로 먹는다고 털어놓는다. 체중을 줄이려는 노력의 일환으로 아침에 더 많이 먹으려고 애를 쓰는, 얼핏 들어도 이치에 맞지 않는 행동을 하는 것이다. 2014년에 실시된 한 무작위 통제 연구에서는 16주간 아침식사를 하도록 한 결과 널리 지지를 받는 생각과 달리 체중 감량에 두드러질 만한 효과는 없는 것으로 확인됐다.[12]

우리가 자주 듣는 말 중에는 아침밥을 안 먹으면 대사 기능이 정지된다는 말도 포함되어 있다. 그러나 무작위 통제 연구로 진행된 '바스 아침식사 프로젝트'[13]에서는 통념과 달리 아침식사에 인체 대사가 적응하는 반응은 나타나지 않았다. 즉, 아침밥을 먹은 사람과 먹지 않은 사람의 에너지 총소비량은 동일했다. 아침식사를 챙겨 먹은 사람들은 하루 평균 539칼로리를 추가로 소비했는데 이는 아침밥을 거른 사람들과 거의 비슷했다. 다른 연구들에서도 이와 일치하는 결과가 확인됐다.

아침에는 항상 시간에 쫓긴다. 바로 여기에서 주된 문제가 발생한다. 편리하고 가격이 저렴하면서도 저장 기간이 긴 가공 식품을 찾게 되는 것이다. 설탕이 듬뿍 들어 있는 시리얼은 아침 식탁의 왕으로 자리 잡았다. 주된 표적은 아이들이다. 어린이 대다수(73퍼센트)가 아침마다 설탕이 잔뜩 들어 있는 시리얼을 먹는다. 반면 아침식사로 주로 달걀을 먹는 아이들은 12퍼센트에 불과하다. 그 외에도 토스트, 빵, 설탕이 들어간 요구르트, 대니시 페이스트리, 팬케이크, 도넛, 머핀, 인스턴트 오트밀, 과일 주스처럼 간편하게 먹을 수 있는 음식들이 아침 메뉴로 인기가 좋다. 역시나 저렴한 정제 탄수화물 식품이 군림하는 현장이다.

아침식사가 정말로 하루 중 가장 중요한 식사인 곳은 대형 식품업체들이다. 고도로 가공된 아침식사용 식품이야말로 이윤을 더 많이 남길 수 있는 완벽한 수익 기회임을 감지한 이 대형 식품업체들은 다친 먹잇감에 냄새를 맡고 몰려드는 상어 떼처럼 아침식사를 손쉬운 돈벌이 기회로 여긴다. "아침밥을 드세요!" 이들은 고래고래 소리친다. "하루 중 가장 중요한 식사니까요!" 우렁찬 외침과 함께 의사와 식이요법 전문가, 기타 의학계 전문가들을 교육할 수 있는 기회도 마련한다. 이러한 전문가들은 사람들의 존경을 받고, 이는 대형 식품업체가 절대 얻을 수 없는 부분이다. 돈은 그렇게 흘러간다.

아침식사에 대해서는 여러분 스스로 상식적인 질문을 던져보기 바란다. 아침에 배가 고픈가? 그렇지 않다면 몸의 신호에 귀를 기울이고 그냥 안 먹으면 된다. 아침밥을 먹으면 배가 고파지는가? 즉, 아침에 토스트 한 쪽과 오렌지주스 한 잔을 마시면 한 시간 뒤에 다시 배가 고픈가? 그렇다면 아침을 먹지 말아야 한다. 아침에 배가 정말로 고프면 아침밥을 먹으면 된다. 단, 설탕이 든 식품과 정제된 탄수화물은 피하자. 아침밥을 걸렀다고 해서 아침과 점심 사이에 크리스피 크림 도넛을 간식으로 마음껏 먹어도 된다고 생각한다면 큰 오산이다.

과일과 채소 : 진실

체중 감소에 관한 조언 가운데 사람들에게 가장 깊숙이 침투한 내용 중 하나가 과일과 채소를 많이 먹으라는 것이다. 물론 이 두 가지가 비교적 건강에 좋은 식품이라는 점에는 반론의 여지가 없다. 그러나 체중을 줄이는 것이 목표라면, 몸에 덜 이로운 다른 음식을 대체하는 것이 아닌 이상 건강에 좋다고 해서 일부러 더 많이 먹는 것은 도움이 안 된다. 논리적으로 충분히 이해할 수 있는 사실이다. 그러나 영양 섭취 가이드라인에는 이런 내용이 없다. 예를 들어 세계보건기구 자료에는 다음과 같이 명시되어 있다. "비만 예방을 위해서는 과일과 채소 섭취를 장려하는 노력이 필요하다."[14]

2010년판 「미국인을 위한 식생활 지침」에서도 과일과 채소 섭취를 늘려야 한다는 내용이 강조되어 있다. 사실 이 조언은 해당 지침이 만들어진 가장 기본적인 이유이기도 하다. 과일과 채소에는 미량영양소와 비타민, 수분, 섬유질이 많이 들어 있다. 항산화 성분과 기타 건강에 좋은 식물성 화학물질이 함유된 경우도 있다.

그러나 명확하게 전해지지 않은 사실은 과일과 채소의 섭취량을 늘릴 경우 반드시 몸에 덜 이로운 다른 식품을 줄여야 한다는 것이다. 과일과 채소는 열량 밀도가 낮고 섬유질 함량이 높아서 포만감이 크고, 따라서 과일과 채소를 많이 먹으면 열량 밀도가 높은 식품을 덜 먹게 된다고 여겨진다. 이 전략을 체중 감량의 주된 수단으로 활용하려면 '빵 대신 채소를 먹으라'는 내용으로 고쳐서 조언해야 한다. 그러나 실제로는 그렇지 않다. 그저 과일과 채소를 많이 먹으라고만 한다. 더 많이 먹는데 정말로 체중을 줄일 수 있을까?

2014년에 한 연구진은 과일과 채소 섭취량을 늘렸을 때 체중 감량에 나타난 영향을 조사한 모든 연구 결과를 종합해서 분석했다.[15] 그 결과

190   비만코드

과일과 채소를 많이 먹으면 살이 빠진다는 가설을 뒷받침하는 근거가 단 한 건의 연구에서도 나오지 않았다는 것을 알 수 있었다. 체중 감량에 도움이 된다고 밝혀진 연구도 없었다. 한마디로 정리하면, 채소처럼 몸에 좋은 음식이라도 먹는 양이 늘어나면 체중을 줄일 수 없다.

그래도 과일과 채소를 많이 먹어야 할까? 당연히 그렇다. 대신 식단 중에서 몸에 좋지 않은 식품을 대신해서 먹어야 한다. 더하는 것이 아니라 대체해야 한다.[16]

새로 밝혀진 당뇨 비만

제2형 당뇨는 인슐린 저항성이 크게 높아지는 질병이다. 인슐린 저항성이 높아지면 혈당이 증가한다. 이것이 제2형 당뇨의 증상이다. 구체적으로 설명하면, 인슐린은 비만을 유발할 뿐만 아니라 제2형 당뇨도 유발한다는 뜻이다. 비만과 제2형 당뇨를 일으키는 공통적인 근본 원인은 인슐린 농도가 높아지고 그 상태가 지속되는 것이다. 즉, 둘 다 고인슐린혈증(혈중 인슐린 농도가 높은 것)으로 발생하는 질병이다. 두 질병이 굉장히 유사하고 처음에 여러 징후가 함께 나타난다는 점에서 둘을 합쳐서 당뇨 비만이라고도 한다.

인슐린 농도가 높아지면 비만과 제2형 당뇨가 모두 유발된다는 사실에는 중대한 의미가 담겨 있다. 두 질병 모두 인슐린 농도를 낮춰야 치료가 된다는 것인데, 현재 실시되는 치료는 인슐린 농도를 높이는 것에 집중되어 있다. 완전히 틀린 전략이다. 제2형 당뇨 환자에게 인슐린을 투약하면 병이 개선되는 것이 아니라 악화된다. 인슐린 농도를 낮추면 제2형 당뇨를 치료할 수 있을까? 당연히 가능하다. 제2형 당뇨를 둘러싼 여러 가지 잘못된 정보들을 제대로 다루려면 따로 책 한 권을 내야 할 만큼 많다.

1970년대 이후 우리의 식생활이 잘못된 길로 인도되어 엉뚱한 곳으로 빠지면서 당뇨 비만이라는 커다란 문제가 발생했다. 적을 드디어 찾아냈는데 알고 보니 우리 자신이 바로 적으로 드러난 격이다. 탄수화물 많이 먹기, 식사 빈도 늘리기, 아침밥 먹기, 더 많이 먹기와 같은 식생활 조정은 사실 심장 질환을 줄이기 위해 제시되던 방법이었다. 아이러니한 사실은 이제 비만 당뇨가 심장 질환과 뇌졸중을 일으키는 가장 강력한 위험인자가 되었다는 것이다. 그럼에도 여전히 그런 방법을 권장하고 있다. 불이 난 곳에 불을 끄려고 휘발유를 들이붓는 것과 같은 상황이다.

{ 12 }

빈곤과 비만

•

애틀랜타 질병통제센터에서는 미국의 비만 유병률에 관한 상세한
통계 자료를 제공한다. 이 자료를 보면 비만이 지역별로 편차가
엄청나다는 점을 알 수 있다. 2010년 기준으로 비만율이 가장 낮은 지
역의 비만 수준이 1990년에 비만율이 가장 높았던 지역보다 높다는 사
실도 눈길을 끈다(그림 12.1 참조).

미국은 전국적으로 비만이 크게 증가했다. 문화와 인구의 유전학적
특성이 비슷한 캐나다와 비교해도 미국의 비만율이 훨씬 높다. 여기서
우리는 정부 정책이 비만 확산에 분명 큰 역할을 한다는 사실을 알 수
있다. 특히 텍사스를 포함한 미국 남부 지역은 서부(캘리포니아, 콜로라도)
나 미국 북동부에 위치한 지역보다도 비만율이 훨씬 높다.

사회경제적 수준이 비만에 영향을 준다는 것은 오래전에 밝혀진 사
실이다. 빈곤은 비만과 매우 밀접한 상관관계가 있는 것으로 알려져 있
다. 실제로 빈곤율이 극심한 지역은 비만율도 매우 높다. 미국 남부 지
역은 서부나 북동부 지역보다 경제적 수준이 상대적으로 낮다. 2013년

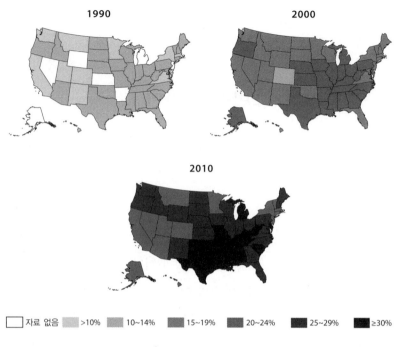

1990　　　　　　　　　　　2000

2010

| 자료 없음 | >10% | 10~14% | 15~19% | 20~24% | 25~29% | ≥30% |

그림 12.1 미국 성인의 비만율 동향[1]

중간 소득을 기준으로 살펴보면 미시시피는 3만 9,031달러로 미국에서 가장 가난한 주로 나타났다.[2] 그리고 이곳의 비만율은 35.4퍼센트로 가장 높았다.[3] 빈곤과 비만은 서로 어떤 관련이 있을까?

각종 이론, 열량 그리고 빵 가격

비만 이론 중에 음식 보상 가설로 불리는 이론이 있다. 음식의 질이 높아지면 과식이 유발된다는 내용이다. 비만율이 높아진 것은 음식이 과거 그 어느 때보다 맛이 좋아서 사람들이 더 많이 먹어서 생긴 결과일 수도 있다. 보상은 행동을 강화한다. 즉, 음식을 먹었을 때 맛이 좋다고 느끼는 것이 먹는 행동의 보상에 해당된다.

그런데 음식 맛이 좋아진 것은 우연이 아니다. 사회 변화로 사람들은 레스토랑이나 패스트푸드 음식점과 같이 집이 아닌 곳에서 밥을 먹는 경우가 많아졌다. 이와 같은 음식점에서 조리된 음식들은 맛을 크게 높이기 위해 화학물질이나 첨가물을 사용하고 그 밖에 여러 가지 인위적인 과정을 거쳐 완성되는 경우가 많다. 설탕이나 글루탐산나트륨^{MSG} 같은 조미료가 첨가된 음식을 맛보면 마치 더 큰 보상을 얻은 것으로 착각하게 된다.

마이클 모스가 쓴 『설탕과 소금, 지방 : 거대 식품업체가 우리를 홀리는 방식』[4]과 데이비드 케슬러의 저서 『과식의 종말 : 탐욕스러운 식욕을 어떻게 통제할 것인가』[5]에도 이 같은 주장이 담겨 있다. 첨가 당과 소금, 지방, 또는 이 성분들이 전부 함유된 식품은 과식을 유발한다는 비난이 크게 쏟아지고 있다. 그러나 인간은 5,000년 전부터 소금과 설탕, 지방을 섭취했다. 현대인의 식단에 새롭게 추가된 것이 아니라는 뜻이다. 설탕과 지방이 모두 들어 있는 아이스크림은 100년 넘게 우리의 여름철 간식이었다. 초콜릿 바와 쿠키, 케이크, 사탕도 비만이 확산된 1970년대보다 훨씬 오래전부터 존재했다. 1950년대에는 아이들이 비만 걱정 없이 오레오 쿠키를 먹었다.

2010년의 식품이 1970년의 식품보다 맛이 더 좋다는 주장에는 식품과학자들이 음식을 그렇게 만들었다는 기본적인 전제가 깔려 있다. 어쩔 수 없이 과도한 열량을 섭취하게 되고 따라서 비만이 됐다는 의미다. 즉, 맛이 극히 좋은 가짜 식품이 진짜 음식보다 더 맛있고 더 큰 보상을 제공한다고 본다. 그러나 이는 상당히 믿기 힘든 이야기다. 데우기만 하면 바로 먹을 수 있는 식품처럼 고도로 가공된 가짜 식품이 생연어 회를 고추냉이 섞인 간장에 찍어 먹는 것보다 정말 맛이 더 좋을까? 인공 치즈 소스가 들어 있는 크래프트사의 간편 요리 제품이 풀을 먹여 키운 소에서 얻은 쇠고기로 만든, 갓 구운 립아이 스테이크보다 더 유혹적일까?

비만과 빈곤이 서로 연관되어 있다는 주장에도 문제가 있다. 음식 보상 가설에서는 부유한 사람일수록 보상 수준이 높은 식품을 더 많이 구입할 수 있으므로 이들의 비만율도 더 높을 것이라 예상하지만 실제로는 정반대다. 저소득 집단일수록 비만율이 더 높다. 더 구체적으로 이야기하면, 부유층은 보상 수준이 높은 식품과 값비싼 식품을 모두 구입할 수 있지만 빈곤층은 가격이 저렴하면서 보상 수준이 높은 식품만 구입할 수 있기 때문이다. 스테이크, 랍스터 같은 음식은 보상 수준도 높고 값도 비싸다. 집에서 만들어 먹는 음식보다 비싼 레스토랑에서 사 먹는 음식의 보상 수준이 훨씬 높다. 경제적으로 풍족할수록 보상도가 높은 식품을 더 다양하게 이용할 수 있다. 이는 비만율 증가로 이어질 것 같지만 그렇지 않다.

식생활이 아니라 운동 부족이 원인일까? 부유한 사람들은 헬스클럽에 다닐 수 있는 형편이 되니까 신체활동이 더 활발해서 비만율이 낮을 수도 있다. 마찬가지로 풍족한 집에서 자라는 아이들은 체계적인 스포츠 활동에 더 많이 참여할 수 있으므로 살이 찌는 경우도 적을지 모른다. 이와 같은 주장은 언뜻 들으면 그럴듯하게 들리지만 좀 더 깊이 들여다보면 허점이 많다는 사실을 알게 된다.

운동은 따로 돈을 들이지 않고 신발만 있으면 할 수 있는 종류가 더 많다. 걷기, 달리기, 축구, 야구, 팔굽혀펴기, 윗몸 일으키기, 각종 미용 체조까지 모두 돈이 거의 들지 않거나 아예 한 푼도 들지 않지만 모두 아주 훌륭한 운동에 속한다. 건설업이나 농업처럼 일의 특성상 일하는 내내 상당한 신체활동을 요하는 직업도 많다. 이러한 직업에 종사하는 사람들은 매일 무거운 물건을 들어올린다. 사무실 책상 앞에 가만히 앉아 있는 변호사나 월 스트리트의 투자은행에서 일하는 사람들과는 대조되는 특징이다. 하루 열두 시간씩 컴퓨터 앞에 가만히 앉아 있는 사람들은 신체활동이라곤 책상에서 엘리베이터까지 오갈 때 걷는 것이 전부다. 이처럼 부유한 사람들과 가난한 사람들의 일상적인 신체활동량에 큰 차이가 있다. 그런데 비만율은 몸을 더 많이 움직이는 가난한 사람들에게서 더 높게 나타난다.

음식 보상이나 신체활동 수준으로는 비만과 빈곤의 관계를 설명할 수 없다. 그렇다면 왜 가난한 사람들은 비만이 될까? 원인은 언제 어디에서나 비만을 촉발하는 것, 바로 정제된 탄수화물이다.

빈곤에 시달리는 사람들에게는 저렴한 식품이 필요하다. 식이지방 중에는 상당히 저렴한 종류도 있지만, 그렇다고 저녁식사로 식물성 유지를 한 컵 마실 수는 없다. 게다가 정부에서는 저지방 식단을 공식적으로 권장한다. 고기와 유제품 같은 식이단백질의 경우 상대적으로 값이 비싼 편이다. 두부, 콩 같은 보다 저렴한 식물성 단백질을 이용하면 되지만 북미 지역의 경우 이런 재료가 그리 흔하지 않다.

이런 이유로 결국 남는 것은 탄수화물이다. 정제된 탄수화물이 다른 식재료보다 훨씬 저렴하면 가난한 사람들은 정제된 탄수화물을 먹게 된다. 실제로 가공된 탄수화물은 가격 면에서 가장 저렴하다. 빵 한 덩이

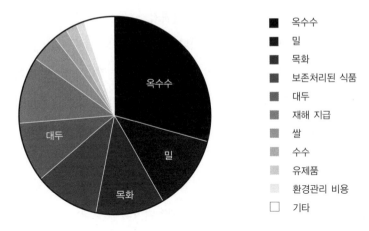

그림 12.2 1995~2012년 미국 농업 지원금[6]

값이 1.99달러, 파스타 한 봉지가 0.99달러 정도다. 보통 10달러, 20달러씩 하는 치즈나 스테이크 가격과 차이가 있다. 신선한 과일과 채소 같은 정제되지 않은 탄수화물의 가격도 값이 훨씬 싼 가공 식품과 가격 면에서 비교가 안 된다. 체리의 경우만 하더라도 450그램에 6.99달러다.

고도로 정제된 탄수화물은 왜 이렇게 저렴할까? 그리고 가공되지 않은 탄수화물은 왜 값이 훨씬 비쌀까? 정부가 풍족하게 제공하는 농업 지원금으로 생산가격을 낮출 수 있지만 모든 식품이 동일한 지원을 받지는 않는다. 그림 12.2를 보면 어떤 식품 또는 어떤 사업에 가장 큰 지원금이 할당되는지 알 수 있다.

미국 공익연구그룹은 2011년에 "미국의 농업 보조금 중 무려 29퍼센트가 옥수수에 할당되고 12퍼센트가 밀에 제공된다"고 밝혔다.[7] 옥수수는 고도로 정제된 탄수화물로 가공되어 콘 시럽이나 고과당 옥수수 시럽, 옥수수 전분과 같은 식품의 성분으로 사용된다. 밀은 통밀 그대로

비만코드

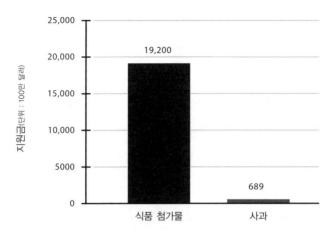

그림 12.3 1995~2013년 미국 농업 지원금[8]

섭취하는 대신 가공 공정을 거쳐 밀가루로 만들어진 뒤 광범위한 식품에 사용된다.

가공되지 않은 탄수화물에는 이와 반대로 경제적인 지원이 사실상 전혀 제공되지 않는다. 대량 재배되는 옥수수와 밀에는 지원금이 넉넉하게 제공되지만 양배추나 브로콜리, 사과, 딸기, 시금치, 상추, 블루베리에는 그런 지원금이 없다.

그림 12.3에 사과와 옥수수 시럽, 고과당 옥수수 시럽, 옥수수 전분, 대두유 같은 식품 첨가물에 각각 제공되는 지원금을 비교한 결과가 나와 있다. 식품 첨가물에 제공되는 지원금이 거의 30배 더 많은 것을 알수 있다. 더 서글픈 사실은 사과가 과일과 채소를 통틀어 연방 정부의 지원금을 그나마 가장 많이 받는 품목이라는 점이다. 나머지 과일과 채소에 주어지는 지원은 거의 없다고 볼 수 있다.

미국 정부는 국민들이 세금으로 낸 돈을 비만을 유발하는 식품 생산을 촉진하는 데 사용한다. 비만은 사실상 정부 정책의 결과라고 할 수 있는 이유다. 연방정부의 보조금은 가공을 거쳐 수많은 식품에 사용되는 옥수수와 밀의 대량 경작을 부추긴다. 이러한 식품은 값이 훨씬 저렴하고, 따라서 사람들이 더 많이 먹게 된다. 고도로 가공된 탄수화물을 다량 섭취하면 비만이 된다. 그런데 비만을 막는답시고 또다시 세금이 사용된다. 비만과 관련된 각종 질병을 치료하는 의료비도 추가로 발생한다.

사람들을 병들게 하려는 거대한 음모는 아닐까? 충분히 의심스러운 일이다. 대규모 지원금은 식품을 보다 저렴하게 생산하기 위한 사업에서 나온 성과다. 이러한 사업은 1970년대부터 본격적으로 시작됐다. 당시에 사람들의 주된 건강 문제는 비만이 아니라 심장 질환의 대확산이었고 식이지방을 지나치게 많이 섭취하는 것이 심장 질환의 원인으로 여겨졌다.

그렇게 탄생한 식품 피라미드의 맨 아래층, 즉 매일 먹어야 하는 식품에는 빵과 파스타, 감자, 쌀이 자리 잡았다. 돈은 자연히 이러한 식품을 지원하는 쪽으로 흘러갔다. 미국 농무부도 해당 식품의 생산을 독려했다. 정제된 곡류와 옥수수 제품은 금세 누구나 구입할 수 있는 식품이 되었다. 그 뒤를 비만이 죽음의 신처럼 조용히 뒤따라왔다.

한 가지 주목할 만한 사실은 1920년대만 해도 설탕이 비교적 값비싼 식품이었다는 점이다. 1930년 연구 결과를 보면[9] 제2형 당뇨 환자 수는 가난한 남부 지역보다 경제적으로 풍족한 미국 북부 지역에 훨씬 더 많았다. 그러나 설탕 값이 뚝 떨어지자 상황은 역전됐다. 이제는 다른 어떤 원인보다 빈곤이 제2형 당뇨와 깊이 연결되어 있다.

피마 족에서 찾은 증거

피마 족은 미국 남서부 지역의 인디언으로, 북미 대륙에서 당뇨와 비만 발생률이 가장 높다. 피마 족 성인의 50퍼센트가 비만, 95퍼센트가 당뇨로 추정된다.[10] 빈곤율이 높을수록 비만율이 높아진다는 사실을 이들에게서도 확인할 수 있다. 왜 이런 일이 벌어졌을까?

피마 족의 전통적인 식생활은 농업과 사냥, 어업에 의존하는 형태였다. 1800년대 자료에는 하나같이 피마 족이 활기가 넘치고 건강하다고 기록되어 있다. 그런데 1900년대 초에 미국과의 교역이 시작되자 농업, 사냥, 식생활을 비롯한 피마 족의 전통적인 생활방식이 완전히 바뀌었다. 정제된 탄수화물, 특히 백설탕과 밀가루는 실온에 오랫동안 두어도 썩지 않는 특징 덕분에 이들의 전통 식품을 대체하기 시작했다. 1950년 대가 되자 피마 족 전체에 빈곤과 관련된 비만이 널리 확산됐다.

피마 족만의 일도 아니다. 북미 지역 거의 모든 원주민들에게 비만과 당뇨는 매우 심각한 건강 문제가 되었다. 이와 같은 변화는 현재의 이 사태가 시작된 1977년보다 수십 년 앞서 1920년대부터 징후가 나타났다.

원인은 무엇일까? 채소, 야생 동물, 물고기와 같은 자연 식품을 충분히 먹던 시절에는 피마 족에 비만도 당뇨도 없었다. 전통적인 생활방식과 식생활이 사라진 후에야 비만이 크게 증가했다.

자동차와 컴퓨터 비디오 게임, 노동 시간을 줄이는 각종 장비의 사용이 늘어나는 등 현대 사회의 생활방식이 비만과 관련이 있다고 할 수도 있다. 앉아서 생활하는 시간이 늘어난 우리의 생활방식은 비만의 원인일 가능성이 있다.

그러나 좀 더 자세히 들여다보면, 이 같은 설명이 짚으로 짠 바구니에 물을 담으려는 시도나 매한가지라는 것을 알 수 있다. 북미 원주민들 사이에 비만이 나타난 것은 1920년대로, 자동차가 일반화된 시기보다 수십 년 앞선 시기였다. 북미 지역에 비만이 급증한 시기는 1977년경이지만 같은 시기에 차량 이용률이 크게 늘지는 않았다. 차량 이용률은 1946년부터 2007년까지 점진적으로 늘어났다.[11, 12]

패스트푸드를 많이 먹게 된 것이 비만 위기에 영향을 주었다고 이야기하는 사람들도 있다. 그러나 1977년 즈음에 패스트푸드 음식점이나 패스트푸드 판매점이 갑자기 늘어난 것도 아니다. 이러한 음식점들 역시 수십 년에 걸쳐 서서히 늘어났다. 피마 족도 마찬가지로, 패스트푸드가 널리 알려진 시기보다 수십 년 앞서서 비만이 확산됐다. 더욱 놀라운 사실은 북미 원주민 전체가 북미 대륙의 나머지 사람들이 비교적 날씬하던 1920년대 초부터 비만에 광범위하게 시달리기 시작했다는 것이다.

피마 족에서 나타난 현상을 어떻게 설명할 수 있을까? 답은 간단하다. 이들 원주민에게 비만을 일으킨 원인은 다른 인구군에 비만이 발생한 원인과 동일하다. 바로 고도로 정제된 탄수화물이다. 피마 족의 식단이 정제되지 않은 전통적인 음식에서 고도로 정제된 설탕과 밀가루로 바뀌면서 비만이 발생한 것이다. 1977년에 식생활 지침이 새로 발표된 후 탄수화물 섭취 비율은 급속히 증가했다. 그 뒤를 비만이 말 안 듣는 꼬마 동생마냥 쫄래쫄래 따라왔다.

이와 같이 호르몬 비만 이론을 적용하면 비만의 확산 상황에서 명확히 드러난 모순을 많은 부분 설명할 수 있다. 비만의 원동력은 인슐린

비만코드

이고, 정제된 탄수화물이 널리 확산된 것도 비만의 원인이 된 경우가 많다. 이러한 사실을 이해하면 또 한 가지 심각한 문제, 아동 비만도 쉽게 이해할 수 있다.

{ 13 }

아동 비만

•

초 중고생 연령대에서 비만과 제2형 당뇨에 시달리는 사례가 급증하자 정부도 심각성을 인지하고 이 문제를 해결하는 일에 수억 달러를 배정했다. 그 첫 번째 방법으로 채택된 것이 모두가 좋아하는 덜 먹고 많이 움직이기 운동으로, 대단히 성공적인 결과를 끌어냈다. 영양 전문가들도 앞 다투어 함께 싸우겠다고 달려들었으나 이들이 제시한 여러 가지 식생활 개선 계획 중 단 한 가지만이 채택됐다. 미국 국립보건연구소에서는 마흔두 곳의 학교에 재학 중인 6학년부터 8학년 학생들을 3년간 조사한 대규모 '건강HEALTHY' 연구[1]에 자금을 지원했다. 선정된 학교들 중 절반에서는 다양한 비만 해결 방법이 시도되었고 나머지 절반은 평소와 같이 생활하도록 했다. 해당 연구에서 독려한 영양 관리와 운동 관리 목표에는 다음과 같은 내용이 포함됐다.

- 음식에 함유된 지방의 평균 함량을 줄일 것
- 학생 1인당 과일과 채소를 최소 2회 섭취량 제공할 것

- 곡류가 주성분인 식품 및/또는 콩을 최소 2회 섭취량 제공할 것
- 디저트와 스낵 식품은 개당 200칼로리 미만으로 제한할 것
- 음료는 물과 저지방 우유, 100퍼센트 과일주스로 제한할 것
- 매주 225분 이상, 적당한 수준부터 격렬한 수준까지 신체활동을 하도록 할 것

낡은 담요처럼 아주 화려하진 않지만 친숙한 방식, 우리의 오랜 친구 같은 '덜 먹고 많이 움직이기' 전략이 학급 단위 프로그램과 학부모에게 발송되는 소식지, 소셜 마케팅(브랜딩, 포스터, 교내 통지 활동), 학교 행사와 장려 활동(티셔츠, 물병 지급) 등 다양한 형태로 실시됐다. 이 연구에서 양쪽 그룹 모두 전체 학생의 약 50퍼센트가 과체중 또는 비만이었다. 3년이 지난 후 덜 먹고 많이 움직이기를 실천한 쪽의 학생들은 45퍼센트가 체중이 줄었다. 성공이다! 평상시와 같이 생활한 학생들은 어땠을까? 최종적으로 전체 중 45퍼센트가 체중이 감소했다. 다이어트를 하고 운동을 했던 그룹과 뚜렷한 차이가 없었다. 이와 같은 체중 감량 전략은 사실상 아무 쓸모가 없었던 셈이다.

덜 먹고 많이 움직이는 방식을 시도했다가 다이어트에 실패한 경험이 한 번도 없는 사람이 있을까? 건강 연구는 무익한 것으로 줄줄이 드러난 체중 감량 방식 가운데 가장 최근에 나온 한 가지에 불과하다.

더 이상 어른들만의 문제가 아니다

1977년부터 2000년까지 아동 비만 유병률은 전 연령대에서 급속히 치

솟았다. 6세부터 11세 아동의 비만율은 7퍼센트에서 15.3퍼센트로 증가했고 12세부터 19세의 경우 5퍼센트에서 15.5퍼센트로 세 배 이상 늘어났다. 과거에는 아동에게 희귀 질환이었던 제2형 당뇨, 고혈압 등 비만관련 질병도 흔해졌다. 비만도 성인에게만 국한된 문제에서 아동에게까지 확대된 것이다.

아동 비만은 성인 비만으로 이어진다. 또한 생애 이후 시기에 건강 문제를 일으키는 원인이 되는데 특히 심혈관 질환과 관련이 있다.[2] '보걸루사 심장 연구'[3]에서는 아동 비만이 초기 성인기까지 이어지며 비만인 아동 대부분에게서 이 같은 특징이 뚜렷하게 나타난다는 결론이 도출됐다. 아동 비만은 사망률을 높이는 예측인자에도 해당된다.[4] 그러나 아동 비만의 가장 중요한 특징은 영향을 되돌릴 수 있다는 사실이다. 즉, 아동기에 과체중이었다가 성인기에 정상 체중이 된 사람은 태어나 과체중이었던 때가 한 번도 없었던 사람과 사망률이 동일하다.[5]

비만은 유아와 영아에게도 영향을 끼치기 시작했다. 총 22년간 진행된 후 2001년에 종료된 한 연구에서는 모든 연령의 아동에서 비만 유병률이 증가했으며, 생후 0개월에서 6개월 된 아기도 예외가 아니라는 결과가 확인됐다.[6]

이 결과는 특히 주목할 만하다. 열량이 중심에 놓인 보편적인 비만 이론으로는 이와 같은 동향이 왜 나타나는지 설명할 수 없다. 비만은 신체 에너지의 균형에 문제가 생긴 결과이고 지나치게 많이 먹거나 운동을 너무 적게 해서 생긴다고들 생각한다. 그러나 생후 6개월 된 아기는 배가 고플 때마다 먹고 모유를 먹는 경우도 많은데 지나치게 많이 먹는다는 개념 자체를 적용할 수가 없다. 또한 태어난 지 6개월 된 아기는 걸을 수도 없는데 운동을 너무 적게 한다는 것도 불가능한 일이다. 게다가 신생아의 출생 시 체중도 지난 25년간 200그램 증가했다.[7] 신생아더러 과식했다거나 운동을 많이 안 했다고 할 수는 없는 노릇인데 말이다. 왜 이런 일이 생겼을까?

신생아 비만의 원인을 두고 수많은 가설이 제기되어 왔다. 그 가운데 잘 알려진 이론 하나는 현대 사회에서 환경에 존재하는 특정 화학물질(비만 유발 물질)이 비만을 일으킨다는 것이다. 이와 같은 화학물질은 내분비 교란 물질(인체 호르몬계의 정상적인 기능을 방해한다)인 경우가 많다. 비만은 열량 불균형이 아닌 호르몬 문제라는 점에서 이 가설은 직관적으로도 일리가 있다는 생각이 든다. 그러나 이러한 주장과 관련된 데이터는 동물 실험에서 나온 것이 대부분이다.

예를 들어 아트라진과 DDE라는 농약은 설치류 동물에 비만을 유발할 수 있는 것으로 나타났다.[8] 그러나 인체에 어떤 영향을 주는지 확인된 데이터는 없다. 이런 상황에서는 특정 화학물질이 비만 유발 물질인지 그렇지 않은지 확실한 결론을 내리기 어렵다. 그리고 실험 조건에서는 화학물질이 보통 인체가 노출되는 농도보다 수백 배, 심지어 수천 배더 높은 농도로 적용된다. 이렇게 실험된 화학물질은 유독성이 거의 확실하다고 판단되는 경우에도 일반적인 조건에서 인체 비만에 어떤 영향을 주는지 파악하기 어렵다.

문제는 인슐린이다

호르몬 비만 이론을 알면 답은 간단하다. 인슐린은 체중 증가를 유발하는 주된 호르몬이다. 인슐린은 성인 비만을 유발한다. 그리고 인슐린이 신생아 비만을 유발하고, 유아 비만의 원인으로 작용한다. 인슐린은 아동 비만을 일으킨다. 아기의 인슐린은 어떻게 높아질까? 바로 엄마를 통해서다.

데이비드 러드윅 박사는 최근 51만 3,501명의 여성과 이들이 낳은 116만 4,750명의 자녀들을 대상으로 부모와 아이의 체중 관계를 조사했다.[9] 그 결과 엄마의 체중 증가는 신생아의 체중 증가와 매우 밀접하게 관련된 것으로 나타났다. 엄마와 태아는 혈액을 공유하므로 인슐린 농도가 높아지는 등 모체의 호르몬 균형이 깨지면 그 영향은 자동적으로, 그리고 곧바로 자궁 안에서 자라고 있는 태아에게 전해진다.

재태기간에 몸집이 큰 태아는 거대아로 불린다. 거대아가 발생하는 위험요소는 여러 가지가 있지만 엄마가 임신성 당뇨 환자이거나 비만인 경우, 또는 엄마의 체중 증가가 주된 원인으로 꼽힌다. 이 핵심 원인들의 공통점은 무엇일까? 바로 엄마의 체내 인슐린 농도가 높아지는 것이다. 늘어난 인슐린은 발달 중인 태아에게 전달되고 아이는 비대해진다.

신생아의 체내에 인슐린 농도가 지나치게 높아지는 이유를 논리적으로 따져보면, 인슐린 저항성이 발생하고 그러한 상황에서 전형적으로 시작되는 악순환으로 인해 인슐린 농도가 더욱 더 높아진 결과로 볼 수 있다. 인슐린 농도의 증가는 신생아나 생후 6개월 된 유아에서나 똑같이 비만을 유발한다. 인슐린은 유아 비만과 성인 비만의 동일한 원인인 것이다. 각기 다른 두 가지 질환이 아니라 동전의 양면과 같다.

임신성 당뇨가 있는 엄마에게서 태어난 아기는 이후 생애 중에 비만과 당뇨가 발생할 위험이 세 배 더 높다. 성인기 초기에 비만이 될 가능

비만코드

성에 가장 큰 영향을 주는 요인은 아동 비만이다.[10] 어린 시절에 비만이었던 아이는 비만인 상태로 성인이 될 위험성이 무려 17배 이상 더 높다! 엄마가 임신성 당뇨를 앓지 않는데도 거대아로 태어난 아기 역시 그와 같은 위험성이 크다. 이들의 경우 대사증후군이 발생할 가능성도 두 배 더 높다.

참 안타까운 일이지만, 지금 우리가 아이들에게 비만을 물려주고 있다는 결론을 내릴 수밖에 없다. 원인은 무엇일까? 아이가 자궁에 있을 때부터 고농도 인슐린에 노출되고 있기 때문이다. 이렇게 태어난 아이들은 머지않아 심각한 비만이 된다. 비만은 시간 의존적인 문제라 시간이 흐를수록 악화되는 특성이 있으므로 뚱뚱한 아기는 나중에 뚱뚱한 어린이가 된다. 그리고 뚱뚱한 어린이는 뚱뚱한 성인이 된다. 뚱뚱한 성인은 뚱뚱한 아기를 낳고, 그렇게 비만은 계속해서 다음 세대로 전달된다.

아동 비만을 해결하지 못하는 근본적인 이유는 간단하다. 체중이 증가하는 진짜 이유를 제대로 이해하지 못하기 때문이다. 섭취 열량을 줄이고 운동량을 늘리는 것에만 초점을 맞춘 국가 프로그램으로는 문제가 해결될 가능성이 거의 없다. 자원이 부족하거나 의지가 부족해서가 아니다. 비만에 관한 지식, 비만을 이해할 수 있는 사고의 틀이 잘못된 것이 문제다.

같은 문제, 같은 실패

1990년대 말에는 아동 비만의 예방법을 찾기 위한 대규모 연구가 여러 건 진행됐다. 국립 심장·폐·혈액 연구소에서는 2,000만 달러의 비용을 들여 8년간 경로 연구를 실시했다.[11] 연구를 이끈 존스홉킨스 블룸버그 공중보건대학 인체영양센터장 벤저민 카발레로 박사는 마흔한 곳의 학교에 재학 중인 어린이 1,704명을 참여시키는 야심 찬 연구 계획을 수립했다. 참여 학교 중 일부는 특별히 고안된 비만 예방 프로그램이 진행됐고 나머지 학교는 표준 프로그램이 평소와 같이 실시됐다.

비만과 당뇨 위험이 있는 저소득층 원주민 어린이들에게는 학교 식당에서 아침과 점심 두 끼를 모두 제공했다. 식사와 함께 몸에 좋은 식품에 관한 정보도 함께 제시됐다. 수업이 있는 날에는 중간에 운동을 하면서 쉬는 특수 활동 시간도 마련됐다. 식이지방의 비율을 30퍼센트 미만으로 줄이기 위한 영양 섭취 목표도 세부적으로 수립됐다. 요약하면 저지방, 저열량 식단을 제공하고 운동량을 늘리는 전략이었다. 성인 비만의 타개책으로 적용됐다가 이미 처참하게 실패를 경험했던 바로 그 방식이다.

연구에 참여한 아이들은 어떻게 해야 저지방 식단을 실천할 수 있는지를 배웠을까? 물론이다. 섭취 열량의 34퍼센트를 차지했던 식이지방은 연구가 진행되면서 27퍼센트로 감소했다. 아이들이 섭취한 열량도 줄었을까? 물론이다. 비만 예방 프로그램이 실시된 그룹은 1일 섭취 열량이 평균 1,892칼로리로, 2,157칼로리였던 대조군과 차이를 보였다. 얼마나 훌륭한가! 아이들이 매일 섭취하는 열량이 265칼로리나 줄었다는 의미다. 아이들은 배운 내용을 엄청나게 잘 실천해서 섭취 열량도 줄고 섭취한 지방의 양도 줄었다. 열량 계산대로라면 3년이 지난 후 아이들의 체중은 약 37.6킬로그램이 줄 것으로 예상됐다. 아이들의 체중에는 정말로 변화가 있었을까? 조금도 변동이 없었다.

두 그룹의 신체활동량은 차이가 없었다. 학교에서 체육 수업 시간을 늘렸음에도 불구하고 가속도계로 측정된 아이들의 신체활동 총량은 다르지 않았다. 보상 효과를 생각하면 충분히 예상할 수 있는 일이었다. 즉, 학교에서 굉장히 활발하게 생활한 아이들은 방과 후에 활동량이 감소했다. 또 학교에서 비교적 얌전하게 지내는 아이들은 방과 후에 더 많이 움직였다.

이 연구 결과에는 굉장히 중요한 의미가 담겨 있다. 저지방, 저열량 전략은 효과가 없다는 사실이 드러난 이상, 맹렬히 증가하는 아동 비만을 막을 수 있는 더 효과적인 방법을 찾으려는 노력이 강화되어야 한다. 비만을 유발하는 근본적인 원인을 찾고, 합리적인 치료법을 찾기 위한 노력도 강화되어야 한다. 실제로는 무슨 일이 벌어졌을까?

이 연구의 결과는 체계적으로 정리되고 보고서도 작성됐다. 그리하여 2003년에 발표됐지만 반응은 어마어마한 침묵이었다. 누구도 진실을 알고 싶어 하지 않았다. 의학계에서 무척이나 아끼는 '덜 먹고 많이 움직이기' 전략은 실패라는 사실이 다시 한 번 확인됐지만 진실은 직면하기보다 무시하기가 더 쉬운 법이고 실제로 그런 일이 벌어졌다.

다른 연구들에서도 같은 결과가 나왔다. 캘리포니아 샌디에이고대학교의 필립 네이더 박사는 3학년부터 5학년 어린이 5,106명을 무작위로 선정하여 몸에 좋은 음식에 관한 교육을 실시하고 운동량을 늘리도록 했다.[12] 이 연구에서는 56개 학교에서 특별 프로그램이 진행되었고 40개 학교(대조군)에서는 해당 프로그램이 실시되지 않았다. 이번에도 아이들은 저지방 식단에 관한 교육을 받았다. 이때 배운 지식은 이후에도 수년간 아이들의 머릿속에 남아 있었다. 학교 단위로 실시된 무작위 연구로는 사상 최대 규모였다. 아이들은 덜 먹고 운동은 더 많이 했다. 그러나 체중은 조금도 줄지 않았다.

이와 마찬가지로 지역사회가 진행하는 비만 프로그램도 효과가 없다. 2010년에 실시된 '멤피스 여아 건강 강화 다지역 연구'에서는 멤피스 지역 센터에 소속된 8세부터 10세 여아가 대상자로 선정됐다.[13] 참가한 아이들은 그룹 상담을 통해 가당 음료와 고지방, 고열량 식품의 섭취량을 줄이고 물과 야채, 과일 섭취량을 늘려야 한다는 교육을 받았다. 뒤죽박죽 혼란스러운 이런 내용은 우리가 상당히 자주 접하는 메시지다. 정말로 설탕 섭취량을 줄여야 할까? 지방 섭취량도 줄여야 할까? 섭취 열량을 줄여야 할까? 과일을 더 많이 먹어야 할까? 채소도 더 많이 먹어야 할까?

1일 섭취 열량은 성공적으로 감소했다. 연구가 시작되고 1년 뒤에는 1,475칼로리에서 1,373칼로리로 줄었고, 2년 뒤에는 다시 1,347칼로리로 더 줄었다. 반면 대조군의 1일 섭취 열량은 1,379칼로리에서 2년 후 1,425칼로리로 늘었다. 아이들의 체중은 감소했을까? 간단히 이야기하면, 줄지 않았다. 엎친 데 덮친 격으로 아이들의 체지방률은 28퍼센트에서 32.2퍼센트로 증가했다. 연구 참가자 전체에서 큰 실패가 확인된 결과이자 열량을 둘러싼 거짓말이 얼마나 강력한 영향력을 발휘해 왔는지 보여주는 사례였다. 열량은 체중 증가의 원인이 아니다. 따라서 섭취 열량을 줄이는 것으로는 체중이 줄지 않는다.

그러나 실패한 결과가 꾸준히 나오는 것으로는 사람들의 머릿속에 각인된 믿음을 바꾸기에 충분치 않았다. 카발레로 박사와 네이더 박사 두 사람 모두 기존에 확립된 생각에 의문을 제기하기보다는 자신들이 마련한 비만 치료가 큰 효과를 끌어내지 못한 것으로 생각했다. 기존 입장을 그대로 지키는 것은 생각을 바꾸는 것보다 심리적으로 훨씬 더 쉬운 일이다.

우리는 기존 방식을 고수하는 부적절한 방식으로 아동 비만을 대하는 것 같다. 저지방, 저열량 식단에 운동을 더하는 방식은 체중 감량에 효과가 없다는 사실이 입증됐다. 상식적으로도 잘 아는 사실이고, 우리가 직접 관찰한 결과이기도 하다. 그럼에도 우리는 실패한 전략을 재고하는 대신 이번에는 잘 될 거라고 또다시 희망을 걸고 있다.

드디어 성공

2004년부터 2008년까지 실시된 호주의 '뛰놀고 냠냠 먹기 연구'[14] 프로그램은 이와 상반되는 방식으로 진행됐다. 해당 프로그램의 조사 대상은 0세부터 5세까지 어린이 약 1만 2,000명으로, 이 아이들이 속한 보육 시설을 둘로 나눈 것까지는 이전 연구들과 동일하다. 한쪽은 기존에 운영하던 프로그램을 계속 이어가고 다른 한쪽은 '뛰놀고 냠냠 먹기' 프로그램을 따르도록 했다. 그러나 이 프로그램은 헷갈리는 여러 가지 메시지를 건강에 도움이 되는 내용이라며 전달하는 대신 다음과 같이 매우 구체적이고 명확한 두 가지 목적을 전하는 데 주력했다.

1. 설탕 함량이 높은 음료의 섭취량을 대폭 줄이고 물과 우유 섭취를 장려한다.
2. 열량 밀도가 높은 간식 섭취량을 크게 줄이고 과일과 채소를 많이 먹도록 한다.

지방과 열량을 줄이는 것이 아닌, 간식과 설탕을 줄이는 방식을 택한 것이다. 또한 해당 프로그램에서는 다른 연구에서와 마찬가지로 운동량을 늘리고 가능하면 가족들도 함께 하도록 했다. 살을 빼려면 어떻게 해야 하는지, 할머니들이 곧잘 하시는 말씀과 이 프로그램의 내용이 별반 다르지 않다는 것을 알 수 있다.

1. 설탕과 전분을 줄여라.
2. 간식 그만 먹어라.

이와 같은 전략은 인슐린 분비와 인슐린 저항성을 물리치는 효과가 매우 우수하다. 간식은 보통 쿠키나 프레첼, 크래커, 그 밖의 정제된 탄수화물의 비율이 매우 높은 식품인 경우가 많으므로 간식을 줄이면 정제된 탄수화물의 섭취량을 줄일 수 있다. 설탕과 정제된 탄수화물을 덜 먹으면 인슐린도 감소한다. 또한 간식 먹는 빈도가 줄면 인슐린 저항성의 핵심 원인인 인슐린이 고농도로 지속되는 상황도 피할 수 있다. 즉, 이 전략은 비만의 핵심이자 주된 원인인 인슐린 농도를 낮춘다. 호주의 연구에서는 포장 판매되는 간식과 과일주스 섭취량을 줄였다(주스의 경우 하루 반 컵 정도로). 그러자 앞서 실시된 연구들과는 판이하게 다른 결과가 나왔다. 2세, 3.5세 아이들은 대조군보다 체중이 훨씬 더 많이 줄었고 비만 발생률은 2~3퍼센트 감소했다. 그 오랜 세월을 지나 드디어 성공적인 결과가 나온 것이다!

영국 남서부 지역에서는 6개 학교에서 탄산음료 없애기[15] 사업을 시작했다. 목표는 단 하나, 7세부터 11세 어린이의 탄산음료 섭취량을 줄

비만코드

이는 것이었다. 이 프로그램을 통해 아이들의 1일 탄산음료 섭취량은 약 150밀리리터로 줄었고, 비만율은 0.2퍼센트 감소했다. 미미한 결과로 보일 수도 있으나 대조군의 비만율이 무려 7.5퍼센트 증가한 것과 비교하면 큰 대조를 이룬다. 설탕이 함유된 음료를 줄이는 것은 아동 비만 예방에 매우 효과적이라는 사실을 알 수 있다.

이 프로그램이 효과를 거둘 수 있었던 이유는 전달하려는 메시지가 '탄산음료를 줄여라'로 상당히 구체적이었기 때문이다. 다른 프로그램들은 야망이 지나쳐서 내용이 너무 모호하고, 여러 가지 메시지를 뒤죽박죽 정신없이 반복해서 주입하는 경우가 많다. 이런 불협화음 속에서는 가당 음료 섭취를 줄이는 노력의 중요성도 희미해지기 쉽다.

할머니 말씀

전형적인 체중 감량 전략이 얼마나 무익한지 여러 연구를 통해 거듭 밝혀지는 동안 시민들은 국가적으로 실시되는 운동 프로그램과도 맞닥뜨렸다. 운동을 장려하거나 운동장을 더 많이 짓는 것으로 아동 비만을 척결하려는 헛된 시도에 돈과 에너지가 투입됐다. 내가 어린 시절을 보낸 캐나다 온타리오에서는 1970년대에 '운동에 참가하기'라는 프로그램이 실시됐는데 2007년에 500만 달러 규모로 이 프로그램이 다시 운영됐다. 이 프로그램에서 내건 목표는 어린이의 신체활동량을 늘리는 것으로, 놀이를 되살리자는 것에 초점이 맞춰졌다. (실제로 우리집 아이들이 여기저기서 신나게 노는 모습을 보면 이러다 '놀이'가 완전히 사라질 위기에 처한 건 아닌지 걱정될 때가 있다.) 1970년대부터 1990년대까지 운영된 기존 프로그램은 분명 비만 위기를 줄인다는 목표를 달성하지 못했음에도 불구하고 이 낡은 아이디어를 묻어버리는 대신 되살린 것이다.

미셸 오바마도 아동 비만을 끝내겠다는 야심 찬 목표로 '움직이자!'라는 제목의 캠페인을 시작했다. 전략은? 덜 먹고 더 많이 움직이는 것이다. 미셸 오바마는 40여 년에 걸쳐 단 한 번의 예외도 없이 실패로 돌아간 이런 방식이 왜 이제 와서 갑자기 효과가 나타나리라 믿었던 것일까? 비만은 열량이 아니라 인슐린 때문에 생긴다. 열량을 제한한다고 해서 해결될 일이 아니다(해결된 적이 한 번도 없다). 인슐린을 줄여야 비만을 해결할 수 있다.

그러나 잘못된 시도들에도 불구하고 아동 비만에 관한 희소식이 들린다. 최근에도 어둠 속에서 갑자기 눈부신 희망의 빛이 나타난 것과 같은 상황이 되었다. 2014년 미국 의학협회지에는 2세부터 5세 아동의 비만율이 2003년과 2012년 사이에 43퍼센트 감소했다[16]는 사실이 보고됐다. 청소년과 성인의 비만율에는 아무런 변화가 없었지만 아동 비만은 성인 비만과 매우 밀접한 연관성이 있으므로 정말 기쁜 소식이 아닐 수 없다.

일각에서는 지체 없이 성공을 자축했다. 신체활동을 늘리고 섭취 열량을 줄여야 한다고 주장해 온 노력이 이 성공적인 결과가 나올 수 있었던 핵심이라고 확신한 것이다. 하지만 나는 그렇게 생각하지 않는다.

성공의 배경은 간단히 찾을 수 있다. 첨가 당의 섭취량은 1977년부터 점차 증가했고 비만율도 함께 증가했다. 그러다 1990년대 말에 이르자 설탕이 체중 증가에 중추적인 작용을 한다는 사실에 점점 더 많은 관심이 쏠렸다. 설탕이 체중 증가를 유발하고 이를 상쇄할 만한 영양학적

가치도 없다는 것이 반박할 수 없는 사실로 자리 잡았다. 2000년부터는 설탕 섭취량이 감소하기 시작했고 그렇게 5년, 10년이 지나자 비만율도 감소했다. 이 조사에서 가장 어린 연령대 아이들의 비만율이 감소한 것은 이들이 고농도 인슐린에 가장 적게 노출됐고 따라서 인슐린 저항성이 일어날 가능성도 가장 낮았기 때문이다.

전체적으로 참 안타까운 이 모든 에피소드에서 가장 아이러니한 부분은 우리가 이미 답을 다 알고 있었다는 점이다. 소아과 의사인 벤저민 스포크가 1946년에 발표한 저서 『아기와 아이 돌보기』는 육아법의 오랜 바이블로 인정받으며 전 세계에서 성경 다음으로 많이 팔린 책이다. 이 책에서 스포크 박사는 아동기 비만에 대해 다음과 같이 밝혔다. "푸짐한 디저트는 생략해도 전혀 문제될 것이 없으며 체중을 줄이려는 사람이라면 반드시 생략해야 한다. 밀가루로 된 전분 식품(곡류, 빵, 감자)의 섭취량에 따라 (체중이) 늘거나 줄어든다."[17]

역시나 할머니가 늘 하시는 말씀과 정확히 일치한다. "설탕이랑 전분 식품을 줄여라. 간식 먹지 말고." 정부가 하는 말 대신 할머니 말씀을 잘 들었다면 얼마나 좋았을까.

잘못된 식생활

{ 14 }

과당의 치명적인 영향

●

설탕을 먹으면 살이 찐다. 대체로 모두가 동의하는 영양학적인 사실이다. 1977년에 나온 「미국인을 위한 식생활 지침」에도 과도한 설탕 섭취의 위험성에 관한 경고가 명확히 나와 있으나 뒤이어 지방 섭취를 줄이는 일에 다들 혈안이 된 나머지 그 메시지는 묻히고 말았다. 건강을 생각하는 소비자들은 식이지방에 극도로 관심을 기울였고 식품에 함유된 설탕의 양은 무시되거나 잊혔다. 젤리빈을 비롯한 각종 사탕류는 무지방 제품이라고 자랑스레 광고했다. 대신 성분이 거의 100퍼센트 설탕이라는 사실에 대해서는 누구도 개의치 않았다. 1977년부터 2000년까지 설탕 소비량은 서서히 늘었고 비만율도 함께 증가했다. 그리고 10년이라는 시간을 두고 당뇨병도 함께 증가했다.

설탕은 해로울까?

현재까지 나온 식품 가운데 악영향이 가장 큰 식품은 가당 음료다. 탄산음료와 최근에 등장한 가당 차 제품, 주스도 가당 음료에 포함된다. 탄산음료 산업은 750억 달러 규모에 달할 정도로 최근까지 승승장구 중이다. 1인당 가당 음료 섭취량은 1970년대에 두 배로 증가하고 1980년대에는 가당 음료가 수돗물보다 더 일반적인 음료가 되었다. 1998년에 미국인들이 한 해 동안 마신 가당 음료의 양은 56갤런(약 212리터)이었다. 그리고 2000년에는 가당 음료가 미국인이 식생활에서 섭취하는 설탕의 22퍼센트를 차지했다. 1970년에는 이 비율이 16퍼센트였다. 다른 식품은 그 비슷한 수준에도 이르지 않았다.[1]

그러다 가당 음료의 인기는 급격히 하락했다. 2003년부터 2013년까지 미국의 탄산음료 섭취량은 20퍼센트 가까이 감소했다.[2] 설탕이 첨가된 아이스티나 스포츠 음료 제품들은 어떻게든 입지를 굳히려고 용맹하게 맞섰지만 변화의 바람을 거스르지 못했다. 과도한 설탕 섭취로 인한 건강 문제가 계속 제기되면서 2014년 코카콜라는 9년 연속 매출 감소를 기록했다. 건강에도 나쁘고 허리도 두툼해진다는 사실을 우려한 사람들은 이 해롭고 달달한 음료들을 멀리했다.

탄산음료에 세금을 부과하자는 제안부터 최근 마이클 블룸버그 뉴욕시장이 대형 사이즈 음료 판매를 금지하는 방안을 모색하는 등, 현재 가당 음료는 정치적으로도 강력한 반대에 부딪히고 있다. 물론 이러한 결과는 어느 정도 업계가 자초한 일이다. 코카콜라의 경우 수십 년간 탄산음료를 더 많이 마시라고 사람들을 설득했다. 그 노력은 엄청난 성공을 거두었다. 대가는? 비만 위기가 증가하자 업계는 사방에서 몰아치는 비난의 화살을 받게 되었다.

그러나 설탕으로 돈 버는 자들은 그리 쉽사리 물러나지 않았다. 북미와 유럽에서 싸움에 실패하자 잃어버린 수익을 되찾을 곳으로 아시아를 정했다. 북미 지역의 설탕 섭취량은 계속 안정화되거나 감소 중인 반면 아시아 지역은 현재 매년 5퍼센트 가까이 증가하는 추세다.[3]

당뇨병이라는 재앙이 따랐다. 중국에서는 2013년 전체 성인의 11.6퍼센트가 제2형 당뇨로 추정됐다. 오랫동안 1위 자리를 지켰던 미국이 11.3퍼센트로 밀릴 정도였다.[4] 2007년 이후 중국에서 당뇨병으로 처음 진단받은 새로운 환자 수만 2,200만 명에 이른다. 호주 전체 인구에 가까운 수준이다.[5] 1980년까지만 하더라도 중국의 제2형 당뇨 환자 비율이 1퍼센트에 불과했다는 사실을 감안하면[6] 이것이 얼마나 충격적인 결과인지 알 수 있다. 한 세대 만에 당뇨 환자의 비율이 1,160퍼센트라는 무시무시한 비율로 증가한 것이다. 정제된 탄수화물 전체를 통틀어 설탕만큼 먹으면 살이 찌고 제2형 당뇨가 많이 발생하는 식품은 없는 것으로 보인다.

가당 음료를 매일 섭취할 경우, 한 달에 1회 미만으로 섭취하는 사람과 비교하면 체중이 늘어날 위험이 클 뿐만 아니라 당뇨병 발생 위험도 83퍼센트까지 높아진다.[7] 범인은 설탕일까, 열량일까? 추가적으로 실시된 연구를 통해 1일 설탕 섭취량이 150칼로리 늘어날 때마다 당뇨병 유병률이 1.1퍼센트 증가하는 것으로 확인됐다.[8] 당뇨병과 유의미한 연관성이 확인된 다른 식품군은 없다. 당뇨병은 열량이 아니라 설탕과 상관관계가 있다는 것을 알 수 있는 대목이다.

모든 논리와 상식을 뒤엎는 일이지만, 과거에 자당은 당뇨에 나쁜 음식으로 여겨지지 않았다. 저명한 내분비학자인 J. 밴틀은 1983년 〈뉴욕 타임스〉에 실린 글에서 다음과 같이 주장했다.[9] "당뇨병 환자도 일반적인 설탕이 들어간 음식을 먹을 수 있다. 단, 그러기 위해서는 섭취 열량이 일정 수준으로 꾸준히 유지되어야 한다." 미국 식품의약국^{FDA}에서도 1986년에 이와 관련된 포괄적인 검토를 실시했다.[10] 검토를 담당한 당류 실무단은 1,000편이 넘는 자료를 인용하며 설탕이 해롭다는 확정적인 근거는 없다고 밝혔다. FDA는 1988년에 설탕을 일반적으로 안전하다고 보는 물질에 포함시키며 이러한 주장을 재확인했다. 1989년에는 미국 국립과학원의 보고서 「식생활과 건강 : 만성 질환 감소를 위한 노력」에도 그와 일맥상통하는 견해가 실렸다. "적정한 식생활이 유지되는 경우 설탕 섭취가 충치 외에 만성 질환의 위험인자라는 사실은 입증되지 않았다."[11]

믿기지 않지만 정말로 충치만 거론됐다. 설탕을 많이 먹으면 혈당이 상승한다는 사실에 대해서는 조금도 우려하지 않았다. 2014년에는 심지어 미국 당뇨협회 웹사이트에 다음과 같은 주장이 등장했다. "전문가들은 식단을 작성할 때 탄수화물이 함유된 식품을 소량의 설탕으로 대체할 수 있다는 데 동의한다."[12]

왜 설탕을 먹으면 그토록 살이 찔까? 때때로 설탕은 영양소가 거의 없어 열량이 없는 식품으로 인식된다. 음식의 맛을 돋우고 보상받는 기분을 드높이므로 과식과 비만을 유발하는 식품으로도 여겨진다. 설탕을 먹으면 살이 찌는 이유는 고도로 정제된 탄수화물의 특성에서 비롯된다고 생각된다. 즉, 인슐린 생산을 촉진시켜 체중 증가를 유발하는 것이다. 문제는 쌀이나 감자 등 정제된 탄수화물 대부분이 그러한 작용을 한다는 점이다.

설탕이 유독 건강에 해롭다고 판단된 이유는 무엇일까? 1990년대에는 아시아인과 서양인의 식생활을 비교 분석한 '인터맵' 연구가 실시됐다.[13] 이 연구에서 중국인들은 정제된 탄수화물을 훨씬 더 많이 섭취하는데 당뇨병 발생률은 현저히 낮은 것으로 나타났다. 이처럼 당뇨병에 유리한 반응을 보이는 이유 중 하나는 설탕 섭취량이 매우 낮았기 때문이다.

자당은 한 가지 중요한 부분에서 여타 탄수화물과는 다른 차이가 있다. 어떤 문제일까? 바로 과당과 관련이 있다.

설탕에 관한 기초 정보

당류 중에서도 분자의 기본적인 구조가 6각형인 포도당은 인체 거의 모든 세포에서 활용된다. 혈액의 성분으로 전신을 순환하는 주된 당류이기도 하다. 포도당은 뇌가 선호하는 에너지원이고 근육 세포는 신속히 에너지를 끌어올려야 할 때 혈액의 포도당을 허겁지겁 끌어와서 사용한다. 적혈구 등 일부 세포는 에너지원으로 유일하게 포도당만 사용할 수 있다. 포도당은 인체에 다양한 형태로 저장된다. 간에서는 글리코겐으로 저장되는데, 축적된 양이 줄면 간은 포도당 신생합성(표현 그대로 포도당을 새로 만든다는 뜻)이라는 과정을 통해 새로운 포도당을 만들어낼 수 있다.

분자의 기본 구조가 5각형인 과당은 과일에 자연적으로 존재하는 당류다. 과당은 간에서만 분해되며 혈액과 함께 순환하지 않는다. 간과 근육을 비롯한 대부분의 조직에서 과당은 에너지원으로 곧바로 사용할 수 없다. 과당은 섭취해도 혈당이 뚜렷하게 바뀌지 않는다. 포도당과 과당은 둘 다 단당류에 속한다.

자당으로도 불리는 설탕은 포도당 분자 하나에 과당 분자 하나가 결합된 형태로 되어 있다. 즉, 절반은 포도당, 절반은 과당으로 이루어진다. 고과당 옥수수 시럽은 과당이 55퍼센트와 포도당이 45퍼센트로 구성된다. 탄수화물은 당류로 이루어지며 단당류나 이당류로 구성된 탄수화물은 단순 탄수화물이라고 한다. 수백 개, 혹은 수천 개의 당류가 결합되어 긴 사슬을 이룬(다당류) 탄수화물은 복합 탄수화물로 불린다.

그러나 이와 같은 분류는 단순히 사슬의 길이로 구분하므로 생리학적인 차원에서는 유용한 정보를 별로 얻을 수 없다는 점이 오래전부터 인식되어 왔다. 한때는 복합 탄수화물이 소화되는 속도가 더 느리고 따라서 혈당도 덜 상승시킨다고 여겨졌으나 이는 사실이 아니다. 예를 들어 복합 탄수화물인 흰 빵을 먹으면 혈당이 굉장히 빠르게 치솟는데 그 속도는 가당 음료를 마실 때와 맞먹는다.

데이비드 젠킨스 박사는 1980년대 초에, 섭취 시 혈당에 끼치는 영향에 따라 음식을 새로 분류했다. 이 분류를 활용하면 각 탄수화물을 비교한 유용한 정보를 얻을 수 있다. 이 선구적인 성과는 혈당 지수의 개발로 이어졌다. 포도당을 100으로 하고 이를 기준으로 다른 음식의 혈당 지수가 정해진다. 빵은 통밀 빵과 흰 빵 모두 혈당 지수가 73이고 콜라는 63이다. 반면 땅콩의 혈당 지수는 7로 매우 낮다.

탄수화물로 인해 발생하는 악영향은 대부분 혈당에 끼치는 영향에서 비롯된다는 추정이 암묵적으로 알려져 있지만 확실한 정답은 아니다. 가령 과당의 경우 혈당 지수는 극히 낮다. 그러나 혈당 지수는 혈중 인슐린 농도가 아닌 혈당 농도를 측정한 결과라는 점에 주의해야 한다.

과당 : 가장 위험한 당류

과당은 어떤 물질일까? 혈당을 뚜렷하게 높이지는 않지만 비만과 당뇨병에 포도당보다 훨씬 더 밀접하게 관련된 물질이 바로 과당이다. 영양학적인 관점에서는 과당이나 포도당 둘 다 필수 영양소가 없다. 감미료의 측면에서도 둘은 비슷하다. 그럼에도 과당은 인체 건강에 유독 나쁜 영향을 주는 것으로 보인다.

과거에는 혈당 지수가 낮다는 이유로 과당이 무해한 감미료로 여겨졌다. 과일에 자연적으로 존재하는 과당은 자연적으로 생성된 탄수화물 중에서 단맛이 가장 강한 물질이다. 그런데 대체 뭐가 문제일까?

양이 문제를 일으키는 경우가 많은데, 과당의 경우도 그렇다. 자연에서 난 과일을 섭취할 때는 과당이 우리 식생활에 차지하는 비율이 1일 15~20그램 정도로 극히 작았다. 그러다 고과당 옥수수 시럽이 개발되면서 상황은 바뀌기 시작했다. 과당 섭취량은 2000년까지 꾸준히 늘어나 절정에 이르렀을 때는 총섭취 열량의 9퍼센트에 달했다. 특히 과당을 다량 섭취하는 청소년들은 1일 섭취량이 72.8그램으로 집계됐다.[14]

고과당 옥수수 시럽은 1960년대에 액상 자당으로 개발됐다. 자당은 사탕수수와 사탕무를 가공해서 생산되고 가격은 크게 비싸지도 않지만 아주 저렴하지도 않았다. 이에 반해 미국 중서부 지역에서 생산되어 공급량이 그야말로 철철 넘치던 값싼 옥수수를 가공하면 고과당 옥수수 시럽을 만들 수 있었다. 싼 값에 살 수 있다는 점, 이것이 고과당 옥수수 시럽의 매력 포인트가 되었다.

가공 식품과 고과당 옥수수 시럽은 자연스레 동반자가 되었다. 액상 형태라 가공 식품에도 손쉽게 사용할 수 있었다. 그러나 장점은 그 한 가지로 끝나지 않았다. 다음과 같은 특징을 생각해 보자.

- 포도당보다 단맛이 강하다.
- 냉동 시 식품의 변색 현상을 방지할 수 있다.
- 갈색을 내는 데 도움이 된다.
- 쉽게 섞인다.
- 식품의 저장기간을 늘린다.
- 빵을 부드럽게 한다.
- 혈당 지수가 낮다.

얼마 지나지 않아 고과당 옥수수 시럽은 거의 모든 가공 식품에 사용됐다. 피자 소스, 수프, 빵, 쿠키, 케이크, 케첩, 각종 소스류에 이르기까지 전부 고과당 옥수수 시럽이 들어갔다. 일단 가격이 저렴하고 대형 식품업체들은 그 어떤 요소보다도 가격에 가장 많이 신경 썼다. 식품 제조업체들은 가능한 곳에는 너도나도 고과당 옥수수 시럽을 사용했다.

과당은 혈당 지수가 굉장히 낮다. 과당 비율이 약 55퍼센트인 고과당 옥수수 시럽과 자당은 둘 다 포도당보다 혈당 지수가 훨씬 낮다. 게다가 과당은 섭취 후 인슐린이 증가하는 포도당에 비하면 아주 작은 수준이라 많은 사람들이 과당을 포도당보다 무해한 감미료라고 생각했다. 과일에 함유된 주된 당류라는 점도 과당의 매력을 한껏 강조하는 요소다. '자연 식품인 과일에 들어 있는 당은 혈당을 높이지 않잖아?' 이런 생각은 건강에도 아주 이로우리라는 결론으로 이어졌다. 그러나 양의 탈을 쓴 늑대라면? 생사가 걸린 문제가 된다. 포도당과 과당의 차이를 구분

비만코드

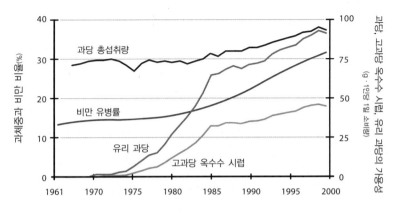

그림 14.1 비만율과 고과당 옥수수 시럽 섭취량 간 관계[15]

하지 못하면 정말로 목숨을 잃을 수 있다.

변화가 시작된 것은 2004년 루이지애나 주립대학교 페닝턴 생물의료 연구센터의 조지 브레이 박사가 비만율 증가와 고과당 옥수수 시럽의 사용이 확대된 양상이 일치한다는 사실을 밝힌 때부터였다(그림 14.1 참 조). 고과당 옥수수 시럽이 건강 문제를 일으키는 주요 원인이라는 보편 적인 인식도 형성됐다. 자당의 사용량이 줄어든 만큼 고과당 옥수수 시 럽의 사용량이 늘었다는 사실을 정확히 지적한 사람들도 있었다. 과당 이 자당에 포함된 부분이든 고과당 옥수수 시럽에 포함된 부분이든 과 당의 총섭취량 증가와 비만이 증가한 양상은 일치했다.

과당은 왜 이렇게 해로울까?

과당의 대사

과당 섭취가 정말로 위험한지 세부적으로 파악해야 할 필요성이 제기되자 학계는 서둘러 조사에 착수했다. 포도당과 과당은 많은 부분에서 큰 차이가 있다. 포도당은 인체 거의 모든 세포가 에너지원으로 사용할 수 있지만 과당을 에너지원으로 사용할 수 있는 세포는 없다. 또 포도당이 최대한 흡수되려면 인슐린이 필요하지만 과당은 그렇지 않다. 과당은 일단 체내로 유입되면 간에서만 분해된다. 포도당이 전신에 확산되어 에너지원으로 사용된다면 과당은 유도 미사일처럼 간으로 직행한다.

과당을 과량 섭취하면 간에 엄청난 무리가 간다. 다른 장기가 도울 수도 없다. 망치로 누르는 것과 바늘 끝으로 누를 때 힘의 차이와도 같다. 즉, 힘이 한 곳으로 모두 집중되면 훨씬 적은 힘으로 누를 수 있다.

간에서 과당은 빠른 속도로 포도당, 젖당, 글리코겐으로 분해된다. 포도당이 많아지면 인체는 글리코겐으로 저장하거나 지방산 생합성(지방을 새로 만드는 것)과 같은 몇 가지 확실한 대사 경로를 가동시켜 문제를 해결한다. 그러나 과당을 처리할 수 있는 그와 같은 기능은 존재하지 않는다.

많이 먹을수록 분해되는 양도 늘어난다. 최종적으로는 과량 유입된 과당이 지방으로 전환된 후 간에 저장된다. 즉, 과당의 농도가 증가하면 지방간이 발생한다. 그리고 지방간은 간에 인슐린 저항성을 유발하는 주요 원인이다.

과당이 인슐린 저항성을 일으키는 직접적인 요인이라는 사실은 오래전에 밝혀졌다. 1980년에 실시된 연구에서도 (포도당이 아닌) 과당이 사람의 몸에 인슐린 저항성을 유발한다는 결과가 확인됐다.[16] 이 연구에서는 건강한 사람들에게 매일 1,000칼로리씩 포도당이나 과당을 추가로 공급했다. 포도당 섭취 그룹에서는 인슐린 민감도에 아무런 변화도 나타나지 않았다. 그러나 과당 섭취 그룹은 인슐린 감도가 25퍼센트나 약화됐다. 그것도 단 7일 만에!

2009년에 실시된 한 연구에서는 실험에 자원한 건강한 사람들이 겨우 8주 만에 당뇨병 전기가 될 수 있다는 사실이 밝혀졌다. 이 건강한 참가자들은 1일 총섭취 열량의 25퍼센트를 포도당 또는 과당을 첨가해 단맛을 낸 쿨에이드(물에 녹이면 과일 향 음료를 만들 수 있는 분말 제품－옮긴이)로 대체했다. 너무 과한 건 아닌가 하는 생각이 들 수도 있지만 실제로 설탕이 식생활에서 이 정도로 높은 비율을 차지하는 사람들이 많다.[17] 과당은 혈당 지수가 낮아서 섭취 후 혈당도 크게 증가하지 않았다.

그러나 8주 후에 당뇨병 전기가 된 사람들은 포도당 그룹이 아닌 과당 그룹이었다. 과당 섭취 그룹은 인슐린 농도는 물론 인슐린 저항성도 크게 증가했다.

과당을 과량 섭취하기 시작하면 단 6일 만에 인슐린 저항성이 나타난다. 그러므로 8주 후에 당뇨병 전기 상태가 된 것은 일종의 교두보가 마련된 것과 같다. 이대로 수십 년간 과당을 많이 섭취한다면 어떻게 될까? 과당의 과도한 섭취는 인슐린 저항성을 일으키는 직접적인 원인이다.

작용 기전

인슐린은 원래 음식을 먹으면 증가한다. 유입된 포도당의 일부는 에너지로 사용하고 일부는 나중에 사용할 수 있도록 저장하라고 지시하는 것이 인슐린의 역할이다. 단기적으로는 포도당이 간에 글리코겐의 형태로 저장될 수 있으나 간의 글리코겐 저장고에 보관할 수 있는 양에는 한계가 있다. 이 저장고가 꽉 차면 남은 포도당은 지방으로 저장된다. 즉, 간의 지방산 생합성을 통해 포도당을 지방으로 만들기 시작한다.

식사를 마치고 인슐린 농도가 다시 감소하면 이러한 과정도 역으로 진행된다. 에너지원이 될 음식이 공급되지 않으면 저장해 둔 음식 에너지를 꺼내서 사용해야 한다. 이를 위해 간에 저장된 글리코겐과 지방이 다시 포도당으로 전환되어 몸 곳곳에 전달되고 에너지로 사용된다. 그러므로 간은 풍선과도 비슷하다. 에너지가 유입되면 채워졌다가 에너지가 필요할 때 풍선의 바람이 빠지듯 갖고 있던 에너지를 내보낸다. 하루 동안 음식을 섭취하는 시간과 섭취하지 않는 시간이 균형을 이루어야 지방의 순 저장량이 늘지도, 줄지도 않는다.

만약 간이 이미 지방으로 가득 채워진 상태라면 어떻게 될까? 인슐린은 간이 지방과 당으로 가득 차버린 상황에서도 어떻게든 더 많은 지방과 당을 간에 저장시키려고 애를 쓴다. 빵빵하게 부풀어 오른 풍선에 바람을 더 불어 넣으려면 더 많은 힘이 드는 것처럼 이렇게 지방이 꽉 찬 간에 더 많은 지방을 밀어 넣기란 너무나 힘든 일이다. 결국 동량의 음식 에너지를 옮기더라도 간이 지방간인 상태라면 더 많은 인슐린이 필요하다. 그 결과 인체는 인슐린의 작용에 내성을 나타낸다. 기존의 정상적인 농도로는 간에 당을 밀어 넣을 수가 없기 때문이다. 이렇게 해서 간에 인슐린 저항성이 발생하는 것이다.

터지기 일보직전인 풍선처럼 간도 당을 혈류로 내보내려고 하고, 이를 저지하고 입구를 틀어막으려면 계속해서 더 많은 인슐린이 필요하다. 인슐린 농도가 떨어지면 저장된 지방과 당이 슬슬 흘러나오기 시작한다. 이런 상황을 해결하기 위해 인체는 인슐린 농도를 계속 높인다.

인슐린 저항성이 인슐린 농도를 더 높이는 셈이다. 그리고 인슐린 농도가 높아지면 간에 당과 지방을 더 많이 저장하려는 노력이 이어지고, 이로 인해 이미 지방으로 가득 차버린 간에 더 많은 지방을 억지로 밀어 넣으려는 현상이 벌어진다. 그렇게 인슐린 저항성이 더욱 증대되는 고전적인 악순환이 시작된다.

그러므로 포도당과 과당이 50 대 50으로 섞인 자당은 비만에 이중으로 영향을 준다. 정제 탄수화물인 포도당은 인슐린 분비를 직접적으로 자극하고, 과당은 과다 섭취할 경우 지방간의 원인이 되어 인슐린 저항성에 직접적으로 영향을 준다. 장기적으로는 인슐린 저항성 역시 인슐린 농도를 증가시켜 인슐린 저항성이 더욱 더 증가하는 원인으로 되돌아온다.

자당은 단기적으로나 장기적으로 모두 인슐린 생산을 촉진한다. 이런 점에서 포도당보다 두 배 더 해롭다고 할 수 있다. 그리고 포도당의 영향은 혈당 지수로 명확하게 나타나지만 과당의 영향은 완전히 감춰져 있다. 과학자들이 비만에 자당이 끼치는 영향을 과소평가한 것도 이런 사실 때문이다.

그러나 먹으면 살이 찌는 설탕의 독특한 영향은 마침내 밝혀졌다. 체중을 줄이려면 당류와 단 음식부터 줄이는 것은 역사상 등장한 모든 다이어트를 통틀어 항상 첫 번째 단계였다. 당류는 열량이 없는 물질도 아니고 단순한 정제 탄수화물도 아니다. 인슐린과 인슐린 저항성을 모두 자극한다는 점에서 훨씬 더 위험한 물질이다.

설탕을 먹으면 유독 살이 많이 찌는 이유는 구성 성분인 과당이 인슐린 저항성을 촉진하기 때문이다. 이 영향이 뚜렷하게 나타나기까지 수년, 심지어 수십 년이 걸릴 수도 있다. 최근 실시된 체계적인 분석에서도 입증되었듯이 단기적인 섭취 연구에서는 이와 같은 영향이 전혀 포착되지 않는다. 해당 분석 결과를 보면 기간이 일주일 미만인 여러 연구 결과를 검토한 결과, 과당은 그 기간에 열량 외에는 특별한 영향을 주지 않았다.[18] 흡연의 영향을 몇 주 정도 분석하고는 흡연이 폐암을 유발하지 않는다고 결론짓는 것이나 마찬가지다. 설탕의 영향, 그리고 비만의 영향은 며칠이 아니라 수십 년 뒤에나 나타난다.

이러한 특성을 감안하면 쌀이 주식인 아시아인들에게서 나타나는 모순된 결과도 이해할 수 있다. 1990년대에 실시된 '인터맵' 연구에서는 중국인들이 백미를 굉장히 많은 양 섭취하고도 비만으로 고통받는 경우는 별로 없다고 밝혔다. 그 핵심적인 이유는 이들의 자당 섭취량이 굉장히 적어서 인슐린 저항성의 발생 가능성을 최소화할 수 있었기 때문이다.

그러나 중국인들의 자당 섭취량이 늘기 시작하자 인슐린 저항성도 발생하기 시작했다. 원래 탄수화물(백미) 섭취량이 많았던 식생활과 결합되어 이제 당뇨병이라는 재앙에 시달리게 된 것이다.

어떻게 해야 할까

체중 증가를 막고 싶다면 첨가 당이 들어간 음식을 일체 배제해야 한다. 적어도 여기까지는 모두가 동의한다. 첨가 당을 인공 감미료로 대체해서는 안 된다. 다음 장에서 살펴보겠지만 악영향은 동일하기 때문이다.

비만은 대규모로 확산된 상황이고 앞으로의 전망도 암울하고 절망적이지만, 나는 전환점을 찾을 수 있다고 상당히 확신한다. 이를 뒷받침하는 증거도 축적되고 있다. 사정없이 늘기만 하던 미국의 비만율은 최근 그 속도가 줄기 시작했고 일부 주에서는 처음으로 감소 추세가 시작됐다.[19] 미국 질병통제센터에 따르면 제2형 당뇨병의 신규 환자가 발생하는 속도도 줄기 시작했다.[20] 이러한 성과를 얻기까지 설탕 섭취량 감소가 끼친 영향은 결코 작지 않다.

{ 15 }

다이어트 탄산음료에
관한 착각

•

18 79년 6월, 러시아의 화학자 콘스탄틴 팔베르크는 저녁 식탁에서 단맛이 굉장히 강한 롤빵을 한 입 베어 물었다. 놀랍게도 그 빵에는 설탕이 전혀 들어 있지 않았다. 그날 실험실에서 콜타르 파생물질을 가지고 연구를 하다가 손에 묻은 물질이 빵에 섞인 모양이었다. 서둘러 다시 실험실로 간 팔베르크는 눈에 보이는 건 모두 집어서 맛을 보기 시작했다. 세계 최초로 개발된 인공 감미료, 사카린이 탄생한 순간이었다.

감미료를 찾아서

당뇨병 환자를 위한 음료 첨가물질로 합성된 사카린은 서서히 인기를 끌었다.[1] 뒤이어 열량이 낮고 단맛이 나는 다른 물질들도 만들어졌다. 1937년에 발견된 시클라메이트는 방광암을 유발할 수 있다는 우려로 1970년부터 미국에서는 사용이 중단됐다. 아스파탐(제품명 누트라스위트)는 1965년에 개발됐다. 자당보다 단맛이 200배 정도 강한 아스파탐은 동물에 암을 유발할 수 있는 가장 해로운 감미료 중 하나다. 그럼에도 1981년에 사용 승인을 획득했다. 아세설팜칼륨이 등장하면서 인기가 하락하더니 최근에 챔피언 자리를 거머쥔 수크랄로스에 더욱 더 밀리는 추세다. 이와 같은 화학물질은 다이어트 탄산음료, 요구르트나 바, 시리얼, 그 밖에 수많은 무설탕 가공 식품에도 함유되어 있다.

다이어트 음료는 열량이 아주 낮고 설탕은 들어 있지 않다. 그래서 탄산음료를 자주 먹던 사람이 보기에, 다이어트 탄산음료로 바꿔서 마시는 것은 설탕 섭취량을 줄이고 체중도 줄일 수 있는 괜찮은 방법처럼 보인다. 과도한 설탕 섭취가 건강에 해롭다는 우려의 목소리가 높아지자 식품 제조업체들은 인공 감미료가 들어간 신제품을 6,000종가량 출시하는 것으로 대처했다. 미국의 인공 감미료 섭취량도 크게 늘었다(그림 15.1 참조). 미국 성인의 경우 이 화학물질을 자주 섭취하는 사람의 비

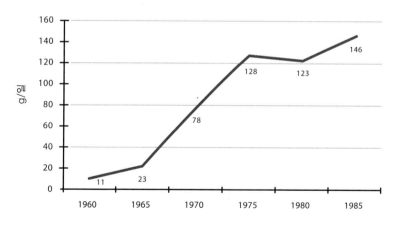

그림 15.1 영양 성분이 없는 감미료 1인당 섭취량[2]

율이 20~25퍼센트이며 대부분 음료로 섭취한다.

1960년에는 그리 크지 않았던 다이어트 탄산음료 섭취량은 2000년까지 400퍼센트 넘게 증가했다. 다이어트 코카콜라 제품은 일반 코카콜라의 뒤를 이어 탄산음료 인기 순위에서 2위 자리를 오랫동안 지키고 있다. 다이어트 음료는 2010년 미국의 코카콜라 전체 판매량의 42퍼센트를 차지했다. 초기에 이처럼 열광적인 반응을 얻었던 인공 감미료는 최근 정체기에 접어들었다. 주된 이유는 안전성에 관한 우려다. 설문조사에서 응답자의 64퍼센트는 인공 감미료가 건강에 끼치는 영향이 다소 걱정된다고 밝혔고, 44퍼센트는 인공 감미료를 아예 먹지 않으려고 노력한다고 답했다.[3]

그러자 좀 더 천연에 가까운 저열량 감미료를 찾기 위한 노력이 시작됐다. 아가베 즙도 반짝 인기를 누렸다. 아가베 즙은 미국 남서부 지역과 멕시코, 남미 일부 지역에서 자라는 아가베(용설란)라는 식물을 가공해서 생산한다. 혈당 지수가 낮아서 설탕을 대신할 수 있는 건강한 대체물질로 여겨졌고 미국의 인기 방송인이자 심장 전문의인 메멧 오즈 박사도 한때 아가베 즙이 건강에 유익하다고 알렸다. 그러나 오즈 박사는 이 즙의 구성성분이 대부분(80퍼센트) 과당이라는 사실을 알고 난 후 그러한 입장을 철회했다.[4] 아가베 즙의 혈당 지수가 낮은 것도 과당 함량이 높기 때문이다.

다음으로 시장을 강타한 주자는 스테비아였다. 스테비아는 남미 토종 식물인 스테비아에서 추출한다. 일반 설탕보다 단맛이 300배 더 강하지만 혈당에 끼치는 영향은 극히 작은 수준이다. 1970년부터 일본에서 널리 사용되다가 최근 들어 북미 지역에서도 사용되고 있다. 아가베 즙이나 스테비아 식물에서 추출한 감미료 모두 고도의 가공 과정을 거친다. 그러므로 사탕무의 천연 물질로 만드는 설탕보다 더 낫다고 할 수 없다.

근거를 찾아서

미국 당뇨협회와 미국 심장협회는 2012년에 공동 발표한 성명서에서 저열량 감미료가 체중 감량과 건강 개선에 도움이 된다는 사실에 동의한다고 밝혔다.[5] 미국 당뇨협회의 웹사이트에는 다음과 같은 내용이 나와 있다. "식음료에 사용되는 인공 감미료는 단 음식을 향한 식욕을 줄이는 데 도움이 될 수 있다."[6] 그러나 이를 뒷받침할 수 있는 근거는 놀라울 정도로 부족하다.

저열량 인공 감미료는 뚜렷하고 시급한 문제를 해결하는 데 도움이 된다고 여겨진다. 최근 수십 년간 다이어트 식품의 1인당 소비량은 실제로 대폭 증가했다. 다이어트 음료로 비만이나 당뇨병을 크게 줄일 수 있다면, 왜 대규모로 확산된 이 두 가지 질병 모두 아직도 해결되지 않았을까? 논리적으로 다이어트 음료가 사실상 도움이 안 된다고 볼 수밖에 없다.

연이은 역학 조사에서도 이를 뒷받침하는 근거들이 확인됐다. 미국 암협회는 인공 감미료가 체중에 긍정적인 영향을 준다는 사실을 확인하기 위해 7만 8,694명의 여성들을 대상으로 연구를 진행했다.[7] 그러나 예상과 정반대되는 결과가 나왔다. 1년 뒤, 인공 감미료를 섭취한 사람들은 초기 체중을 동일하게 맞추었을 때 체중이 늘어날 가능성이 더 높은 것으로 나타났다. 늘어난 체중 자체는 그리 크지 않았다(1킬로그램 미만).

샌안토니오에 위치한 텍사스대학교 보건과학센터의 새런 파울러 박사는 2008년에 8년간 5,158명의 성인을 대상으로 '샌안토니오 심장 연구'[8]를 전향적 방식으로 실시했다. 이 연구에서 파울러 박사는 다이어트 음료가 비만을 감소시키는 것이 아니라 비만 위험률을 무려 47퍼센트나 높인다는 사실을 확인했다. 보고서에서 박사는 다음과 같이 밝혔다. "이 결과를 바탕으로 할 때, (인공 감미료가) 계속 늘어나는 비만 확산 문제를 물리치는 것이 아니라 가속화시키는 건 아닌지 의문이 든다."

다이어트 탄산음료에 관한 안 좋은 소식은 계속해서 흘러 나왔다. 2012년 마이애미대학교의 한나 가드너 박사는 10년 이상 진행된 '노던 맨해튼 연구'[9]에서 다이어트 탄산음료 섭취가 혈관 질환(뇌졸중, 심장마비) 발생 위험률이 43퍼센트 증가하는 것과 연관성이 있다고 밝혔다. 2008년 '아테롬성 동맥경화 위험에 관한 지역사회 연구'[10]에서도 다이어트 탄산음료를 마시는 사람들은 대사증후군에 걸릴 확률이 34퍼센트 더 높은 것으로 나타났다. 2007년 '프레이밍햄 심장 연구'[11]에서 밝혀진 것과 일치하는 결과였다. 당시 프레이밍햄 심장 연구에서는 다이어트 탄산음료 섭취 시 대사증후군 발생률이 50퍼센트 증가하는 것으로 나타났다. 2014년에는 아이오와대학병원의 안쿠 뱌스 박사가 8.7년간 '여성 건강 관찰 연구'의 일환으로 5만 9,614명의 여성들을 추적 조사한 결과를 발표했다.[12] 해당 연구에서 매일 다이어트 음료를 두 번 이상 마신 사람들은 심혈관계 질환(심장마비, 뇌졸중) 발생률이 30퍼센트 증가한 것으로 확인됐다. 다이어트 음료가 심장마비나 뇌졸중, 당뇨병, 대사증후군에 도움이 된다는 증거는 찾을 수 없었다. 인공 감미료는 이롭지 않다. 해롭다. 그것도 매우 해롭다.

　다이어트 탄산음료는 설탕 함량이 줄었음에도 불구하고 비만이나 대사증후군, 뇌졸중, 심장마비 위험성을 줄이지 못한다. 왜 그럴까? 비만과 대사증후군을 일으키는 궁극적인 원인은 열량이 아니라 인슐린이기 때문이다.

　여기서 짚고 넘어가야 할 문제가 있다. 인공 감미료가 인슐린 농도를 높일까? 수크랄로스의 경우, 열량도 없고 설탕도 아닌데 인슐린을 20퍼센트까지 올린다.[13] 다른 인공 감미료도 이처럼 인슐린 농도를 높이는 것으로 나타났다. 천연 감미료라 불리는 스테비아도 예외가 아니다. 아스파탐과 스테비아는 혈당에 끼치는 영향이 미미한 수준이지만 인슐린 농도는 일반 설탕보다 크게 높인다.[14] 인슐린 농도를 높이는 인공 감미료는 유익한 것이 아니라 해로운 물질로 봐야 한다. 인공 감미료를 쓰면 열량과 설탕은 줄일 수 있겠지만 인슐린은 줄이지 못한다. 그런데 체중 증가와 당뇨병을 유발하는 것은 인슐린이다.

　또한 인공 감미료가 식욕을 증대시킨다는 점도 해로운 특징이다. 뇌가 열량이 없는 단맛을 감지하면 불완전한 보상이 주어졌다고 느끼므로 더 많은 보상을 얻기 위해 식욕과 음식을 향한 욕구가 강해진다.[15] 기능성 MRI를 이용한 여러 연구에서 포도당은 뇌의 보상 센터를 완전히 활성화시키지만 수크랄로스는 그렇지 않은 것으로 나타났다.[16] 이 같은 불완전한 활성화는 완전한 활성화를 위해 단 음식에 대한 갈망을 촉발킨다. 다시 말해 단 음식을 습관적으로 먹게 되고 이는 과식으로 이어진다. 실제로 통제군이 포함된 연구에서 인공 감미료 사용 시 열량 섭취량은 감소하지 않는 것으로 밝혀졌다.[17]

인공 감미료의 실패를 보여주는 가장 강력한 근거는 최근 실시된 두 건의 무작위 연구에서 나왔다. 하버드대학교의 데이비드 러드윅 박사는 과체중인 청소년들을 두 그룹으로 나누고[18] 한쪽에는 물과 다이어트 음료를 제공했다. 그리고 대조군은 음료를 평소에 마시던 대로 계속 마시도록 했다. 2년이 지나고 다이어트 탄산음료 섭취 그룹은 대조군보다 설탕 섭취량이 크게 낮은 것으로 확인됐다. 좋은 일이지만 중요한 건 그 부분이 아니다. 다이어트 탄산음료 섭취가 청소년기 비만에 영향을 주었을까? 간단히 답하자면, 영향이 없었다. 두 그룹의 체중에는 큰 차이가 없었다.

163명의 비만 여성을 대상으로 한 단기 연구에서도 일부를 무작위로 선별하여 아스파탐을 섭취하도록 한 결과, 19주 후 체중 감량 효과는 개선되지 않은 것으로 확인됐다.[19] 정상 체중인 어린이 641명이 참여한 연구에서[20] 인공 감미료 섭취로 체중이 통계적으로 유의한 수준으로 감소했다는 결과가 한 건 나온 사례가 있다. 그러나 그 차이는 기대만큼 크지 않았다. 18개월간 실시된 해당 연구에서 인공 감미료 섭취 그룹과 대조군의 체중 차이는 450그램에 불과했다.

이처럼 상충되는 결과들로 인해 영양학계도 혼란스러워하는 경우가 많다. 한 연구에서는 도움이 된다고 했다가 다른 연구에서는 정반대의 결과가 나오는 식이다. 전체적으로 결과를 결정짓는 요소는 그 연구에 누가 돈을 댔는가 하는 것이다. 한 연구진은 설탕으로 단맛을 낸 음료와 체중 증가에 관한 17건의 연구를 검토했다.[21] 그 결과, 식품업체가 후원한 연구의 83.3퍼센트는 가당 음료 섭취가 체중 증가와 관련이 없다고 결론 내린 사실이 확인됐다. 반면 독자적으로 자금을 마련해서 실시된 연구 결과는 완전히 달랐다. 그와 같은 연구의 83.3퍼센트는 가당 음료와 체중 증가가 밀접하게 관련되어 있다고 밝혔다.

끔찍한 진실

그러므로 결국 우리가 최종적으로 따라야 하는 것은 상식이다. 설탕 섭취량을 줄이는 것은 분명히 건강에 이롭다. 그러나 설탕을 인공 화학물질, 그것도 위험성이 의심되는 물질로 대체하는 것은 좋은 생각이 아니다. 살충제나 제초제 중에서도 사람이 먹어도 안전하다고 평가받은 물질이 몇 가지 있지만 그렇다고 해서 그런 제품을 더 많이 먹으려고 해서는 안 될 일이다.

인공 감미료의 주된 이점은 섭취 열량을 줄일 수 있다는 점이다. 그러나 비만을 일으키는 건 열량이 아니라 인슐린이다. 인공 감미료는 인슐린 농도를 높이므로 비만에 전혀 도움이 되지 않는다. 도저히 음식이라고 할 수 없는 화학물질을 먹는 건(아스파탐, 수크랄로스, 아세설팜칼륨 같은) 별로 괜찮은 생각이 아니다. 이러한 물질은 화학물질이 가득 담긴 큰 공장에서 합성되어 어쩌다 단맛이 난다는 것이 알려지고 먹어도 안 죽는다는 이유로 식품에 첨가된다. 종이 붙이는 풀도 약간 먹는다고 죽지는 않지만 그렇다고 풀을 반드시 먹어야 한다고 이야기하지는 않는다.

요약하면, 이 같은 화학물질은 체중 감량에 도움이 안 될 뿐만 아니라 사실상 체중 증가를 유발한다. 식욕을 증대시켜 단 음식을 과식하게 만들 수도 있다. 그리고 단 음식은 설령 그 음식에 열량이 없다 하더라도 또다시 더 많은 단 음식을 찾게 만든다.

여러 무작위 연구 결과를 보면 우리의 경험과 상식이 옳다는 것을 확인할 수 있다. 다이어트 탄산음료를 마시면 설탕 섭취량을 줄일 수 있다는 건 맞는 말이다. 그러나 체중 감량에는 도움이 되지 않는다. 아마 여러분은 이 사실을 이미 알고 있을 것이다. 주변에 다이어트 탄산음료 마시는 사람들을 전부 떠올려보라. 그중에 다이어트 탄산음료를 마신 덕분에 체중을 크게 줄였다고 이야기하는 사람이 한 명이라도 있는가? 딱 한 명이라도?

{ 16 }

탄수화물과 섬유질

•

탄 수화물은 논란의 대상이 되었다. 몸에 좋을까, 나쁠까? 1950년
대 중반부터 1990년대까지는 몸에 좋다고 여겨지며 영웅 대접
을 받았다. 지방 함량이 낮아서 전염병처럼 번진 심장 질환으로부터 우
리를 구제해 줄 식품이라고들 이야기했다. 그러다 1990년대 후반, 앳킨
스 다이어트가 엄청난 인기를 구가하자 탄수화물은 식생활의 적으로 재
조명됐다. 앳킨스 다이어트를 옹호한 수많은 사람들은 탄수화물이라면
야채와 과일까지도 일체 먹지 않았다. 과연 탄수화물은 몸에 이로울까,
해로울까?

비만의 원인은 인슐린과 인슐린 저항성이다. 인슐린 농도를 가장 크
게 높이는 음식은 백설탕, 흰 밀가루 같은 정제된 탄수화물이다. 먹으
면 살이 많이 찌는 음식이기도 하다. 그렇다고 탄수화물이라면 전부 똑
같이 나쁘다는 의미로 해석할 수는 없다. 이로운 탄수화물(통과일과 채소)
은 해로운 탄수화물(설탕, 밀가루)과 큰 차이가 있다. 브로콜리는 아무리
많이 먹어도 살이 찔 가능성은 거의 없는 반면 설탕은 적당량을 먹어도

분명 체중 증가의 원인이 된다. 둘 다 탄수화물인데 왜 이런 차이가 생길까?

혈당 지수와 혈당 부하

1981년, 토론토대학교의 데이비드 젠킨스 박사는 혈당 지수를 활용하여 이 의문을 해결해 보기로 했다. 그는 혈당을 얼마나 높이느냐에 따라 식품 순위를 매겼다.

식이단백질과 지방은 혈당을 눈에 띌 정도로 크게 높이지 않으므로 혈당 지수에서 제외되고 탄수화물이 포함된 식품만 대상에 포함됐다. 이와 같은 식품은 혈당 지수와 인슐린 분비를 촉진하는 영향이 서로 밀접하게 연관되어 있다.

혈당 지수는 탄수화물 50그램을 공통 기준으로 삼아 책정된다. 예를 들어 당근, 수박, 사과, 빵, 팬케이크, 초코바, 오트밀 등의 식품을 탄수화물 50그램이 함유된 분량만큼 섭취할 때 혈당이 얼마나 높아지는지 측정한다. 이렇게 나온 결과는 참조 표준으로 혈당 지수 100이 부여된 포도당과 비교하여 상대적인 지수가 부여된다.

일반적으로 한 번에 섭취하는 분량의 식품에 탄수화물이 50그램까지 포함되지 않은 경우도 많이 있다. 예를 들어 수박은 혈당 지수가 72로 매우 높지만 중량당 탄수화물 함량은 5퍼센트에 불과하다. 수박의 중량은 대부분 수분이 차지하기 때문이다. 수박으로 탄수화물을 50그램 섭취하려면 1킬로그램이나 먹어야 하는데, 한 자리에서 먹어치울 수 있는 양이 아니다.

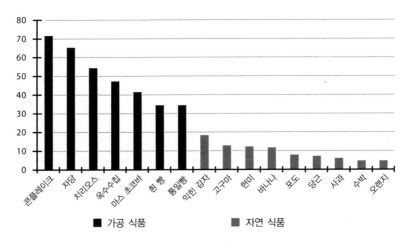

그림 16.1 몇 가지 일반적인 식품의 혈당 부하 지수[1]

이와 달리 옥수수 토르티야의 경우 혈당 지수가 52다. 토르티야는 중량당 탄수화물 함량이 48퍼센트이므로 104그램만 (한 끼로 충분히 먹을 수 있는 양) 먹어도 탄수화물 50그램을 섭취하게 된다.

1회 섭취량을 반영하여 이와 같은 왜곡을 보정하기 위해 마련된 것이 혈당 부하 지수다. 수박은 혈당 부하가 5로 값이 매우 작은 편이고 옥수수 토르티야는 25로 높은 편이다.

혈당 지수를 사용하든 혈당 부하를 참고하든, 정제 탄수화물과 정제되지 않은 전통적인 식품에 명확한 차이가 나타난다는 사실을 똑같이 확인할 수 있다. 서구의 정제된 식품은 혈당 지수와 혈당 부하 지수가 모두 굉장히 높다.

전통적인 자연 식품은 탄수화물 함량이 비슷하더라도 혈당 부하 지수는 낮은 경우가 많다. 바로 이 점이 자연 식품과 가공 식품을 구분하는 핵심적인 차이다(그림 16.1 참조). 본질적으로 탄수화물 자체가 먹으면 무조건 살이 찌는 물질인 것은 아니다. 탄수화물의 독성은 가공되는 과정에서 발생한다.

탄수화물은 정제하고 농축시키는 과정에서 혈당 지수를 크게 상승시키게 된다. 또한 지방과 섬유질, 단백질을 제거하면 탄수화물은 매우 빠른 속도로 소화되고 흡수된다.

밀을 예로 들어보면, 맷돌을 이용한 전통적인 제분 방식을 대체한 현대적인 기계 제분을 거쳐 우리가 밀가루라 부르는, 아주 미세한 흰색 분말로 분쇄된다. 코카인을 써본 사람들은 이렇게 입자가 미세한 분말이 굵은 입자보다 혈류에 훨씬 빨리 흡수된다는 사실을 잘 알 것이다. 코카인이나 포도당이 유발하는 흥분 상태를 더욱 강화하는 효과가 있다는 뜻으로, 정제된 밀의 경우 우리의 체내 혈당을 치솟게 만든다. 뒤이어 인슐린 농도도 급상승한다.

두 번째로, 정제 과정을 거친 식품은 과식하기 쉽다. 예를 들어 오렌지주스의 경우 한 잔 분량이 되려면 오렌지 4~5개가 필요하다. 주스 한잔은 아주 쉽게 마실 수 있지만 오렌지를 한꺼번에 5개 먹기란 그리 쉬운 일이 아니다. 그리고 탄수화물 외의 다른 성분을 모두 제거하고 나면 남은 탄수화물을 더 많이 먹게 된다. 그냥 오렌지를 5개 먹으려면 섬유질과 붙어 있는 다른 덩어리들까지 다 먹게 되므로 주춤하게 된다. 곡류나 채소도 마찬가지다.

중요한 건 균형이다. 우리 몸은 자연 식품에 함유된 균형 잡힌 영양소에 적응해 왔다. 정제된 식품과 특정 성분만 섭취한다면 이 균형이 완전히 깨진다. 인간이 정제되지 않은 탄수화물을 섭취하던 시절에는 수천 년 동안 비만이나 당뇨 없이 살았다. 그러다 최근 들어 우리가 주로 먹는 탄수화물이 정제된 곡류로 바뀐 것이다.

밀 : 서구 사회가 택한 곡물

밀은 오랫동안 영양의 상징이었다. 쌀, 옥수수와 함께 인류 역사에서 최초로 재배된 식품이기도 하다. 그러나 오늘날에는 글루텐 민감성이나 비만 문제가 불거지면서 따돌림을 당하고 있다. 어쩌다 밀이 이토록 해로운 식품이 되었을까?

9장에서 설명한 것처럼 밀은 고대부터 경작됐다. 그러다 1950년대에 인구과잉으로 전 세계가 공황을 겪게 되리라는 우려가 다시 등장했다. 나중에 노벨 평화상을 수상한 노먼 볼로그는 생산량을 늘릴 수 있는 밀 품종을 개발하기 위한 실험을 시작했고 그 결과 난쟁이 밀이 탄생했다.

현재 전 세계에서 재배되는 밀의 99퍼센트가 난쟁이 밀, 또는 반난쟁이 밀에 해당되는 품종이다. 볼로그 박사는 자연적으로 존재하는 종을 교배했지만 그의 뒤를 이은 사람들은 신속히 새로운 기술을 도입하여 밀이 가진 돌연변이 성질을 강화했다. 이렇게 만들어진 새로운 품종은 안전성 검사도 받지 않았다. 원자력도 생산해 내는 이 시대에 그저 안전하겠거니 추정하는 것으로 끝났다.

현재 재배되는 난쟁이 밀이 50년 전에 등장한 품종과 다르다는 것은 명확한 사실이다. '브로드벌크 밀 실험'[2]에서도 지난 반세기 동안 밀의 영양학적 성분이 바뀐 것으로 입증됐다. 심지어 작물 생산량이 급증했던 녹색혁명 시대에도 미세영양소 함량은 급감했다. 한마디로 오늘날 재배되는 밀은 영양학적인 품질이 과거의 품종보다 못하다. 결코 희소식이라 할 수 없는 변화다.

셀리악 병이 엄청나게 증가한 것도 밀의 특성이 변화한 증거로 볼 수 있다. 셀리악 병은 글루텐 단백질로 인해 소장이 손상되면서 발생한다. 서구 사회에서 밀은 현재까지도 글루텐의 주된 섭취원이고 밀로 얻는 글루텐의 비율이 100퍼센트 이상인 경우가 많다. 학계에서는 지난 50년 간 공군에서 채취된 혈액 검체를 비교한 결과 셀리악 병의 유병률이 네 배 증가한 사실을 발견했다.[3] 새로운 밀 품종이 나타난 결과일까? 아직 까지 정확한 답은 밝혀지지 않았지만, 가능성은 충분히 크다.

가공 방식도 수세기에 걸쳐 크게 바뀌었다. 동물이나 사람이 먹는 밀 낟알은 전통적으로 커다란 맷돌로 분쇄했다. 이제는 현대적인 제분기가 맷돌로 가는 옛 방식을 대체했다. 밀 겨나 미강, 배아, 오일 성분은 완전 히 제거되고 오로지 하얀 전분만 남긴다. 밀이 가진 비타민, 단백질, 섬 유질, 지방 성분은 대부분 겉껍질, 겨와 함께 제거된다. 아주 미세한 가 루로 만들어진 밀가루는 장에서 극히 빠른 속도로 흡수된다. 포도당의 흡수 속도가 증가하면 인슐린의 영향도 증폭된다. 통밀이나 통밀가루에 는 겨와 배아 성분이 일부 남아 있지만 빠른 흡수로 인해 발생하는 문제 는 똑같이 일으킨다.

전분은 당 분자 수백 개가 하나로 연결된 형태로 되어 있다. 흰 밀가 루에 함유된 전분은 대부분(75퍼센트) 아밀로펙틴이라 불리는, 가지가 뻗 친 형태의 사슬로 구성된다. 나머지는 아밀로스다. 아밀로펙틴은 A, B, C로 나뉜다. 콩과식물은 아밀로펙틴 C의 함량이 특히 높아서 소화가 잘 되지 않는다. 소화가 안 된 탄수화물이 결장을 통과하면 장내 세균에 의 해 가스가 형성된다. 콩을 먹으면 방귀가 뿡뿡 터지는 사람들은 이러한 현상에 익숙할 것이다. 콩과 콩과식물은 탄수화물 함량이 아주 높은 편이지만 대부분 흡수되지 않는다.

바나나와 감자에서 발견되는 아밀로펙틴 B는 흡수 수준이 중간 정도다. 가장 쉽게 흡수되는 아밀로펙틴 A는, 아마 여러분도 짐작하겠지만 밀에 함유되어 있다. 사실상 모든 전분을 통틀어 포도당으로 가장 쉽게 전환되는 것이 밀이다.

그러나 이번 장에서 밝힌 이 모든 우려에도 불구하고, 관찰 연구에서는 통곡류가 비만과 당뇨병으로부터 인체를 보호하는 효과가 있다는 결과가 일관되게 도출되어 왔다. 어디에서 이런 견해 차이가 발생할까? 그 답은 섬유질에서 찾을 수 있다.

섬유질의 이점

소화되지 않는 식품 성분인 섬유질은 주로 탄수화물에 포함되어 있다. 일반적인 종류로는 셀룰로스, 헤미셀룰로스, 펙틴, 베타글루칸, 프럭탄, 검류가 있다.

섬유질은 물에 녹는지 여부에 따라 수용성 섬유질과 불용성 섬유질로 분류된다. 콩류, 귀리 기울, 아보카도, 베리류는 수용성 섬유질이 풍부하다. 그리고 통곡류, 밀 배아, 콩류, 아마씨, 잎채소, 견과류에는 불용성 섬유질이 많이 함유되어 있다. 섬유질은 발효되는 것과 발효가 안 되는 것으로도 나눌 수 있다. 대장에 일반적으로 서식하는 균은 소화되지 않은 특정 섬유질을 발효시켜 아세트산, 부티르산, 프로피온산 등 단쇄지방산으로 만든 후 에너지원으로 사용한다. 발효된 섬유질은 간에서 빠져나오는 포도당의 양을 줄이는 등 호르몬 기능의 측면에서도 이로운 기능을 수행한다.[4] 일반적으로 수용성 섬유질이 불용성 섬유질보다 발효성이 높다.

섬유질이 건강에 어떤 기전으로 영향을 주는가에 대해서는 제시된 의견이 많지만 각 기전이 왜 중요한가에 대해서는 거의 알려지지 않았다. 섬유질 함량이 높은 음식은 많이 씹어야 해서 먹는 양을 줄이는 데 도움이 된다. 호레이스 플레처는 음식을 한입 먹을 때마다 100번씩 씹으면 비만을 해소하고 근육의 힘을 키우는 데 도움이 된다고 굳게 믿었다. 플레처 박사 자신도 그와 같은 방법으로 체중을 18킬로그램 줄였고 20세기 초반에는 플레처식 식사법이 체중 감량법으로 인기를 얻었다.

또한 섬유질은 음식의 감칠맛을 약화시켜서 섭취량을 줄이는 데 도움이 될 수 있다. 또한 음식의 부피를 키우고 열량 밀도를 낮춘다. 수용성 섬유질은 수분을 흡수하여 젤 형태가 되므로 부피가 증가한다. 이 같은 특성은 위를 가득 차게 만들고 포만감을 늘린다(위가 팽창하면 미주신경은 배부르다, 포만감이 느껴진다는 신호로 받아들인다).

음식의 부피가 늘어나면 위의 내용물이 장으로 빠져나가는 데 소요되는 시간도 길어진다. 그러므로 식사할 때 섬유질을 많이 섭취하면 혈당과 인슐린 농도도 천천히 상승한다. 일부 연구에서는 전분질 식품마다 인체의 포도당 반응이 각기 다르게 나오는 이유 중 절반은 섬유질 함량과 관련된 것으로 밝혀졌다.[5]

대장에서 대변의 부피가 증가하면 배출되는 열량도 그만큼 증가한다. 동시에 결장에서 섬유질이 발효되어 단쇄 지방산이 생성된다.[6] 식이섬유의 약 40퍼센트는 이와 같은 방식으로 대사가 이루어진다. 섬유질 함량이 낮은 식단은 열량의 체내 흡수율이 8퍼센트 더 높다는 연구 결과도 있다.[7] 정리하면 섬유질은 음식 섭취량을 줄이고 위와 소장에서 음식이 흡수되는 속도를 늦추며 대장에서는 신속하게 배출되도록 한다. 모두 비만 치료에 도움이 될 수 있는 특징이다.

섬유질 섭취량은 지난 수 세기에 걸쳐 크게 감소했다. 구석기 시대에는 1일 77~120그램을 섭취한 것으로 추정되고[8] 전통적인 식단에서는 하루 50그램의 식이섬유를 섭취한 것으로 보인다.[9] 그러나 미국의 현대식 식단에는 섬유질이 1일 15그램밖에 들어 있지 않다.[10] 미국 심장협회가 펴낸 「북미 지역 건강한 성인을 위한 식생활 지침」에도 섬유질을 하루 25~30그램 섭취하라는 권고가 담겨 있다.[11] 문제는 식품 가공의 핵심적인 특징상 식이섬유가 제거된다는 점이다. 더불어 음식의 질감과 맛을 향상시켜 더 많은 양을 먹게 되는 가공 식품의 특성은 식품업체의 수익을 늘린 직접적인 요소가 되었다.

섬유질이 대중의 관심을 얻은 시기는 1970년대였다. 1977년에 새롭게 공개된 식생활 지침에는 "전분과 섬유질이 충분히 함유된 식품을 먹어야 한다"는 조언이 담겼다. 그러나 섬유질은 전통적인 영양학적 지혜의 전당에 고이 모셔놓은 동상과도 같은 존재였다. 즉, 섬유질이 건강에 좋은데 어째서 좋은지 밝혀내기가 어려웠다.

처음에는 섬유질을 많이 먹으면 결장암을 줄일 수 있다고 알려졌다. 그러나 연이은 연구에서 이런 믿음에 큰 실망을 가져온 결과들이 확인됐다. 1999년에 발표된 '간호사 건강 연구'[12]에서는 8만 8,757명의 여성을 16년 이상 추적 조사하는 전향연구를 실시한 결과 섬유질 섭취가 결장암 위험을 낮추는 데 큰 효과가 없다는 사실을 확인했다. 2000년에 발표된 무작위 연구에서도 섬유질 섭취량이 많아도 선종이라 불리는 전암성 병소의 감소와는 아무런 관련이 없는 것으로 나타났다.[13]

섬유질이 암을 줄이는 데 도움이 되지 않더라도 심장 질환을 줄이는 효과는 있을지도 모른다는 견해가 등장했다. 1989년에 실시된 '식생활과 재경색 실험'에서는 심장마비를 최초로 경험한 2,033명을 무작위로 세 그룹에 배치한 후 각기 다른 세 가지 식단을 따르도록 했다.[14] 연구진은 미국 심장협회가 권장한 저지방 식단이 재경색 위험을 줄이는 데 전혀 효과가 없다는 사실을 확인하고 깜짝 놀랐다. 섬유질 함량이 높은 식단은 어땠을까? 마찬가지로 아무런 효과가 없었다.

그런데 몇 년 앞서 안셀 키스 박사가 밝힌 내용이 맞아 떨어진 것으로 확인됐다. (지방 함량이 높은) 지중해식 식단이 유익한 효과를 발휘한 것이다. '지중해식 식단을 통한 예방PREDIMED' 연구[15] 등 최근 실시된 연구들을 통해 실제로 견과류, 올리브유 같은 천연 지방을 많이 섭취하면 몸에 좋다는 사실이 밝혀졌다. 지방을 더 많이 먹는데 건강에 유익하다는 이야기다.

그럼에도 사람들은 섬유질이 몸에 좋다는 확신을 완전히 떨쳐내지 못했다. 피마 족과 캐나다 원주민을 대상으로 한 연구를 비롯해 상관관계를 밝히기 위한 여러 연구를 통해 섬유질을 많이 먹으면 체질량지수가 낮아지는 것과 관련이 있다는 사실이 알려졌다.[16, 17, 18] 보다 최근에는 10년간 관찰 연구 방식으로 실시된 '청년층의 관상동맥 건강 위험에 관한 연구CARDIA'[19]에서 섬유질 섭취량이 많은 사람일수록 체중이 늘어날 확률이 낮은 것으로 나타났다.

여러 건의 단기 연구에서는 섬유질 섭취 시 포만감이 늘고 허기가 감소하며 섭취 열량이 줄어드는 것으로 확인됐다.[20] 또 섬유질 보충제에 관한 무작위 연구에서는 12개월간 해당 보충제를 섭취하면 평균 1.3~1.9킬로그램 정도 비교적 크지 않은 체중 감량 효과가 있는 것으로 밝혀졌다. 장기 연구는 실시된 적이 없다.

섬유질 : 반영양 성분

어떤 음식이 영양학적으로 이로운지 판단할 때, 우리는 보통 그 음식에 함유된 비타민과 무기질, 영양소를 따져본다. 몸에 좋은 성분이 얼마나 들어 있는지 살펴보는 것이다. 그런데 섬유질은 평가 대상에 포함되지 않는다. 섬유질의 영향을 이해하기 위해서는 무엇보다 이 물질이 영양 성분이 아니라 '반'영양 성분이라는 사실부터 아는 것이 핵심이다. 바로 그 특징에 몸에 이로운 이유가 담겨 있다. 섬유질은 소화와 흡수를 줄이는 기능을 한다. 몸에 무언가를 더하는 것이 아니라 제거하는 쪽에 해당된다. 당류와 인슐린의 영향을 생각하면 유익한 기능이다. 수용성 섬유질은 탄수화물의 흡수량을 줄이고 이는 혈당과 인슐린 농도의 감소로 이어진다.

한 연구에서는[21] 제2형 당뇨 환자를 두 그룹으로 나누고 한쪽에는 표준화된 유동식을 제공하고 다른 한쪽에는 여기에 섬유질을 추가하여 제공했다. 통제군도 따로 마련되었다. 섭취한 탄수화물과 열량이 정확히 동일했음에도 불구하고, 섬유질이 포함된 유동식을 섭취한 그룹은 혈당과 인슐린의 최고농도가 모두 감소했다. 인슐린은 비만과 당뇨병을 일으키는 주된 원인이므로 건강에 도움이 되는 결과라 할 수 있다. 탄수화물을 독약에 비유한다면 섬유질은 해독제와 같이 작용한다(설탕을 포함하여 탄수화물이 정말로 유독하다는 의미가 아니라 섬유질의 영향을 보다 쉽게 이해할 수 있도록 이렇게 비유한 것이다).

사실상 모든 식물성 식품에는 정제되지 않은 자연 그대로의 상태일 때 섬유질이 함유되어 있는 것도 결코 우연이 아니다. 옛날 사람들이 탄수화물 비중이 높은 식생활을 영위하고도 비만이나 제2형 당뇨에 시달렸다는 근거가 없는 것도 이 때문이다. 중요한 차이는 전통 사회에서 섭취한 탄수화물은 정제되거나 가공되지 않은 형태였고 따라서 섬유질을 다량 섭취할 수 있었다는 점이다.

서구 사회의 식생활에는 한 가지 뚜렷한 특징이 있다. 지방이나 소금, 탄수화물, 단백질 함량과는 무관하다. 그 특징이란 바로 가공된 식품의 비중이 높다는 것이다. 아시아 지역의 전통 시장들을 떠올려보자. 신선한 고기와 야채가 가득하고, 아시아 문화권에 사는 많은 사람들이 이런 신선한 식품을 매일 구입한다. 보관기간을 늘리려고 음식을 가공할 필요가 없을 뿐만 아니라 그런 식품은 소비자가 반기지 않는다. 반면 북미 지역의 슈퍼마켓은 진열대마다 상자에 포장된 가공 식품이 넘쳐난다. 가공 후 냉동된 식품도 줄줄이 진열되어 있다. 북미 지역 사람들은 몇 주 치, 심지어 몇 달 치 식료품을 한꺼번에 구입한다. 코스트코 같은 대형 소매업체의 존재는 바로 이런 생활방식이 반영된 결과다.

주요 성분인 섬유질과 지방은 정제 공정을 거치면서 제거된다. 섬유질은 식품의 질감을 바꾸고 더 맛있게 만들기 위해, 천연 지방은 시간이 지나면 상하는 경향이 있으므로 보관 기간을 늘리기 위해 제거하는 것이다. 해독제 없이 독약을 먹는 셈이다. 우리가 주로 섭취하는 음식은 섬유질에 담긴 보호 효과가 제거된 음식이라는 의미다.

가공되지 않은 탄수화물은 거의 다 섬유질이 함유되어 있지만 식이 단백질이나 지방에 섬유질이 포함된 경우는 거의 없다. 인체가 단백질과 지방은 섬유질 없이도 소화가 되도록 진화해 왔기 때문이다. 독이 없으니 해독제도 필요하지 않다. 대자연이 인간보다 훨씬 더 현명하다는 사실을 새삼 느낄 수 있는 부분이다.

식생활에서 단백질과 지방이 제외되면 과식으로 이어질 수 있다. 인체에는 단백질과 지방에 반응하는 포만감 호르몬이 자연적으로 존재한다(펩타이드 YY, 콜레시스토키닌). 탄수화물만 섭취할 경우 이러한 호르몬이 활성화되지 않아 과식하게 되는 것이다(위가 하나 더 있는 것처럼 느끼는 현상).

자연 식품에는 영양소와 섬유질이 균형 있게 함유되어 있고 인간은 수천 년간 이러한 식품을 섭취할 수 있도록 진화했다. 중요한 것은 식품에 함유된 개별 성분이 아니라 전체적인 균형이다. 예를 들어 버터와 달걀, 밀가루, 설탕을 적정 비율로 섞어서 케이크를 만든다고 가정해 보자. 그런데 밀가루는 싹 빼고 대신 달걀을 2개 넣으면 어떻게 될까? 아주 끔찍한 맛이 나는 케이크가 완성되리라. 그렇다고 달걀 문제라고 할 수는 없다. 밀가루가 무조건 필요한 성분이라는 뜻이 아니라 균형이 깨진 것이 문제다.

탄수화물에도 이와 같은 원리를 적용할 수 있다. 정제되지 않고 섬유질, 지방, 단백질, 탄수화물이 함유된 탄수화물 식품 자체는 무조건 나쁘다고 할 수 없다. 그러나 탄수화물 외에 다른 성분은 다 제거되어 그 미세한 균형이 파괴된 식품은 건강에 해롭다.

섬유질과 제2형 당뇨

비만과 당뇨 모두 인슐린이 과도할 때 생기는 질병이다. 인슐린 농도가 높아지고 그 상태가 지속되면 인슐린 저항성이 생긴다. 섬유질이 인슐린 농도가 높아지지 않도록 막을 수 있다면, 섬유질은 분명 제2형 당뇨도 막을 수 있을 것이다. 그리고 여러 연구에서 실제로 그렇다는 사실이 정확히 밝혀졌다.[22]

'간호사 건강연구' I과 II에서는 수천 명의 여성들을 대상으로 식생활에 관한 기록을 수십 년 이상 모니터링했다. 그 결과, 곡류에 함유된 섬유질 섭취 시 보호 효과가 나타나는 것으로 확인됐다.[23, 24] 혈당 지수가 높은 음식을 섭취하는 경우에도 곡류 섬유질을 많이 먹는 사람은 제2형 당뇨로부터 보호받는 효과가 있는 것으로 나타났다. 다시 말해 독약과 해독제의 비율이 모두 높은 식생활에서 이와 같은 결과가 나온 것이다. 서로의 효과를 상쇄하여 전체적인 영향이 사라진 결과였다. 혈당 지수가 낮은 음식을 먹지만(독약의 비율이 낮은 식단) 섬유질의 비율도 낮은 경우(해독제가 적게 함유된 식단)에도 이 같은 보호 효과가 나타났다. 이번에도 두 요소가 서로의 영향을 상쇄한 것이다.

그러나 식생활에서 혈당 지수가 높은 음식이 차지하는 비율은 높고(독약의 비율이 높은 식단) 섬유질 섭취량은 적은 경우(해독제 비율이 낮은 식단) 제2형 당뇨가 발생할 위험률이 무려 75퍼센트나 더 높은 것으로 나타났다. 이는 가공된 탄수화물의 영향을 그대로 보여주는 결과라 할 수 있다. 가공 과정을 거치면 혈당 지수는 높아지고 섬유질 함량은 낮아진다.

4만 2,759명의 건강 분야 전문가들을 6년 넘게 추적 조사해 1997년에 결과가 발표된 대규모 연구에서도 거의 동일한 결과가 도출됐다.[25]

이 연구에서도 혈당 부하(독약)가 높고 섬유질(해독제) 비율이 낮은 식생활이 제2형 당뇨 발생 위험을 217퍼센트나 높이는 것으로 확인됐다.

'흑인 여성 건강 연구'에서는 혈당 지수가 높은 식단이 제2형 당뇨 발생 위험이 23퍼센트 증가하는 것과 연관성이 있는 것으로 나타났다. 반면 섬유질 섭취 비율이 높은 경우 당뇨병 발생 위험은 18퍼센트 감소했다.

자연에 존재하는 완전한 형태의 가공되지 않은 탄수화물은 꿀을 제외하고 모두 섬유질이 함유되어 있다. 정크푸드와 패스트푸드가 건강에 크게 해로운 이유도 이 때문이다. 가공하고 화학물질을 첨가하는 공정을 거치고 나면 음식은 우리 몸이 진화를 거치면서 처리할 수 있게 된 음식이 아닌 다른 것으로 바뀐다. 그래서 우리 몸에 해로운 영향을 주는 것이다.

그런데 전통적인 식품 중에서도 인슐린 농도를 높이는 현대 사회의 해로운 식단으로부터 인체를 보호하는 데 도움이 되는 식품이 하나 있다. 바로 식초다.

식초의 놀라운 효과

영어로 식초를 뜻하는 vinegar라는 단어는 '신맛이 나는 와인'을 의미하는 라틴어 vinum acer에서 유래했다. 와인을 그대로 놔두면 최종적으로는 식초(아세트산)로 바뀐다. 고대 사람들은 식초의 뛰어난 활용도를 일찌감치 발견했다.

지금도 식초는 세척 용도로도 널리 사용된다. 항생제가 발견되기 전에 사람들의 병을 고쳐주던 사람들은 식초가 항균 작용을 한다는 점을 활용하여 상처가 나면 식초로 씻어냈다. 여과되지 않은 식초에는 '초모(醋母)'라 불리는, 단백질과 효소, 식초 제조에 사용되는 균이 섞인 물질이 함유되어 있다.

식초는 음식을 절여서 보존하는 용도로도 오랫동안 활용됐다. 톡 쏘는 시큼한 맛으로 인해 음료로는 크게 인기를 얻지 못했지만 클레오파트라가 식초에 진주를 녹여서 마셨다는 이야기도 전해진다. 또한 많은 사람들이 감자튀김에 뿌리는 양념으로, 드레싱 재료로(발사믹 식초), 초밥용 밥을 버무리는 양념으로(쌀 식초) 식초를 즐겨 먹는다.

희석한 식초는 전통적으로 체중을 줄이는 강장제로 활용됐다. 1825년에도 민간요법으로 이 같은 방식이 활용됐다는 기록이 있다. 영국의 시인 바이런 경도 체중 감량을 위해 식초를 이용한 것으로 유명하다. 그는 며칠 동안 계속해서 비스킷과 감자를 식초에 적셔서 먹은 것으로 알려진다.[26]

그 밖에도 식전에 식초를 티스푼으로 몇 차례 섭취하거나 잠자리에 들기 전 물에 타서 마시기도 한다. 사과 식초는 식초(아세트산)와 발효된 사과주에 함유된 펙틴(수용성 섬유질의 한 종류)이 모두 들어 있다는 특징 덕분에 큰 인기를 얻었다.

체중 감량을 위해 식초를 사용할 때 장기적으로 어떤 결과가 나오는지 확인된 자료는 없다. 다만 소규모로 실시된 인체 단기 연구에서는 식초가 인슐린 저항성을 줄이는 데 도움이 되는 것으로 나타났다.[27] 탄수화물 함량이 높은 식사를 할 경우 식초를 티스푼으로 두 스푼만큼 섭취하면 혈당과 인슐린이 최대 34퍼센트 감소하며, 이때 식초를 식후 다섯

시간이 지난 뒤에 먹는 것보다 식사 직전에 먹는 것이 더 효과적인 것으로 확인됐다.[28]

초밥에 식초를 첨가하면 백미의 혈당 지수가 40퍼센트 가까이 감소한다는 결과도 있다.[29] 절인 채소나 발효된 대두(낫토)를 밥과 함께 먹는 경우에도 백미의 혈당 지수가 크게 감소했다. 마찬가지로 밥에 식초에 갓 절인 오이를 곁들여 먹어도 혈당 지수가 35퍼센트까지 감소하는 것으로 나타났다.[30]

감자도 식초를 드레싱으로 뿌린 샐러드로 만들어서 차게 먹을 경우 일반적인 감자보다 혈당 지수가 많이 감소했다. 저온에 보관하면 저항성 전분이 생기기 좋은 환경이 조성되고 여기에 식초를 더하면 그 효과도 커져서 혈당 지수와 인슐린 지수가 각각 43퍼센트, 31퍼센트씩 줄었다.[31] 섭취한 탄수화물의 양은 동일해도 이 같은 효과가 나타난다. 식초가 탄수화물 자체를 없애지는 않지만 혈청의 인슐린 반응을 방지하는 기능을 하는 것으로 보인다.

제2형 당뇨 환자가 잠자리에 들기 전, 사과 식초 2큰술을 물에 희석해서 마시면 다음 날 아침에 측정한 공복 시 혈당이 감소한다.[32] 식초를 충분히 섭취하면 포만감이 증가해서 남은 하루 동안 섭취하는 열량도 약간 감소한다(약 200~275칼로리). 땅콩도 이와 같은 효과가 있는 것으로 나타났는데, 흥미로운 점은 땅콩의 경우 혈당 반응을 55퍼센트까지 줄이는 효과가 있다는 것이다.[33]

아세트산이 어떻게 이 같은 유익한 효과를 발휘하는지는 밝혀지지 않았다. 침에 포함된 아밀라제의 작용을 아세트산이 저해하여 전분 소화를 방해할 가능성도 있다. 또는 식초가 위 내용물이 비는 속도를 늦출 가능성도 있다. 이와 관련된 연구에서는 포도당 반응이 31퍼센트 감소한다는 결과는 최소 한 건 이상 도출된 반면 위 내용물이 비는 속도에는 유의한 영향이 없다는 결과[34]도 있는 등 서로 상충되는 결과들이 확인된 상태다.

오일과 식초가 들어간 드레싱을 섭취하면 심혈관 질환 발생 위험이 감소한다. 이 효과는 알파리놀레산 섭취에 따른 결과로 밝혀졌다. 그런데 하버드대학교의 F. 후 박사는 알파리놀레산이 비슷하게 함유된 마요네즈의 경우 심장 보호 효과가 그만큼 크게 나타나지 않는다는 사실을 확인했다.[35] 두 식품의 차이는 식초의 사용 여부에 따라 나타나는 것인지도 모른다. 아직 확정적으로 말할 수는 없지만 아주 흥미로운 가설임에는 틀림없다.

그러나 식초로 체중을 단시간에 줄일 수 있을 거란 기대는 하지 말아야 한다. 식초의 효과를 지지하는 사람들도 체중 감량 효과는 크지 않다고 이야기한다.

혈당 지수의 문제

혈당 지수를 기준으로 탄수화물 식품을 분류하는 것은 논리적이고 결과도 성공적이었다. 원래는 당뇨병 환자들을 위해 개발된 기준인 만큼 해당 환자들의 식품 선택에도 도움이 되었다. 그러나 비만 치료에 있어서는 혈당 지수가 낮은 식단의 효과가 엇갈렸다. 체중 감소 효과도 불투명하다. 이것이 혈당 지수 다이어트로는 비만을 해결할 수 없는 주된 이유다.

체중 증가를 유발하는 것은 혈당이 아니다. 호르몬, 특히 인슐린과 코르티솔이 체중 증가를 유발한다. 인슐린은 비만을 유발한다. 그러므로 혈당이 아니라 인슐린 농도를 낮추는 것이 목표가 되어야 한다. 포도당이 인슐린 분비를 촉발하는 유일한 자극제라는 가설이 널리 알려져 있지만, 이는 전혀 사실이 아닌 것으로 확인됐다. 인슐린 농도를 높이거나 낮추는 요인은 여러 가지가 있다. 단백질도 그중 하나다.

{ 17 }

단백질

•

늘 외면당하던 불쌍한 탄수화물을 향한 대중의 시선은 1990년대 중반부터 바뀌기 시작했다. 의학계에서 시작된 변화였다. "탄수화물 섭취량을 줄인 식단은 영양학적으로 균형이 맞지 않다." 분하다는 듯 의학계가 이렇게 외치기 시작한 것이다. 맞는 말이었다. 일단 거대영양소는 단백질과 지방, 탄수화물 세 가지가 전부인데 그중 한 가지를 극도로 줄이면 불균형한 식단이 될 위험성이 커질 수밖에 없다. 영양학계에서는 식이지방을 극도로 줄이는 식단을 옹호하고도 전혀 죄책감은 느끼지 않은 것 같다. 하지만 중요한 건 그런 부분이 아니다. 한 가지를 크게 줄이는 식단은 전부 불균형적이다. 핵심은 과연 그와 같은 식단이 건강에 해로운가 하는 것이다.

논란의 내용을 좀 더 깊이 이해하기 위해 한번 생각해 보자. 탄수화물 비중을 줄인 식단이 불균형적이라면, 이와 같은 평가를 인체 건강에 꼭 필요한 탄수화물의 영양소에도 똑같이 적용할 수 있을까?

영양소 중에는 인체가 만들어낼 수 없어서 반드시 음식으로 먹어야 하는 것들이 있다. 이러한 영양소를 음식으로 먹지 않으면 건강에 악영향이 발생한다. 오메가 3 지방산, 오메가 6 지방산과 같은 필수 지방산과 페닐알라닌, 발린, 트레오닌 같은 필수 아미노산이 그와 같은 영양소에 해당된다. 그러나 필수 탄수화물이나 필수 당류는 없다. 생존을 위해 꼭 먹어야 하는 물질이 아니라는 의미다.

탄수화물은 당이 사슬 형태로 길게 연결된 물질이다. 영양학적인 가치는 전혀 없다. 그러므로 정제된 곡류와 당류를 없앤 저탄수화물 식단이 건강에 더 이로울 수밖에 없다. 균형은 맞지 않겠지만 건강에 해로운 건 아니다.

저탄수화물 다이어트를 비난하는 의견 중에는 다이어트 초반에 감소한 체중은 대부분 수분이 빠진 결과라는 내용도 있다. 맞는 말이다. 탄수화물을 많이 섭취하면 인슐린 농도가 증가하고, 인슐린은 신장의 수분 재흡수를 촉진한다. 따라서 인슐린 농도가 감소하면 배출되는 물의 양도 늘어난다. 이게 안 좋은 현상일까? 발목이 퉁퉁 부어도 괜찮다고 할 사람이 있을까?

1990년대 후반이 되자 새로운 버전의 저탄수화물 식단과 널리 확산되고 추앙되던 저지방 식단이 합쳐져 2.0 버전의 앳킨스 다이어트가 탄생했다. 바로 저탄수화물, 저지방, 고단백질 섭취를 강조하는 방식이었다. 기존의 앳킨스 다이어트는 지방이 차지하는 비율이 높았지만 이 망할 새 버전에서는 단백질 비중이 높아졌다. 고단백 식품은 대부분 지방 함량도 높은 편인데, 이 버전은 뼈와 껍질을 제거한 닭 가슴살과 달걀 흰자로 만든 오믈렛을 먹어야 한다고 주장했다. 지겨우면 단백질 바와 셰이크를 먹으라고 제안했다. 많은 사람들이 이 같은 고단백 식단은 신장에 해가 될 수도 있다고 우려했다.

만성 신장 질환을 앓고 있는 사람들에게는 고단백 다이어트를 권하지 않는다. 단백질 분해산물을 처리하는 기능이 손상된 상태이기 때문이다. 그러나 신장 기능이 멀쩡한 사람은 걱정할 필요 없다. 최근 발표된 몇 건의 연구에서도 고단백 식단이 신장 기능에 크게 해가 되지 않는다는 결론이 나왔다.[1] 신장 손상은 부풀려진 걱정이었다.

고단백 식단의 가장 큰 문제는 체중 감량 효과가 없다는 것이다. 왜 그럴까? 이유는 명확해 보인다. 바로 비만을 유발하는 건 인슐린이기 때문이다. 정제된 탄수화물의 섭취량이 줄면 혈당과 인슐린이 감소한다. 그러나 음식은 전부 인슐린 분비를 촉진한다. 새로운 앳킨스 다이어트에서는 단백질 섭취가 혈당을 높이지 않으므로 인슐린 농도도 높아지지 않을 거라고 가정했다. 틀린 생각이었다.

특정 음식에 인슐린이 어떻게 반응하는지 측정하고 순위를 매기는 방법이 있다. 혈당 지수가 표준화된 분량의 음식을 먹었을 때 혈당의 상승 폭을 측정한 결과라면, 수전 홀트가 1997년에 개발한 인슐린 지수는 표준화된 분량의 음식을 먹었을 때 인슐린의 상승 폭을 측정한다. 이 지수는 혈당 지수와 상당히 다른 것으로 밝혀졌다.[2] 예상대로 정제된 탄수화물은 인슐린 농도를 크게 높인다. 그러나 아주 놀라운 사실은 식이 단백질도 그와 비슷한 수준으로 인슐린 농도를 높인다는 것이다. 혈당 지수에서는 단백질이나 지방을 전혀 고려하지 않는다. 혈당 상승과 무관하다고 보기 때문이다. 이에 따라 세 가지 주요 거대영양소 가운데 이 두 가지를 섭취해서 체중이 증가하는 현상은 모두 무시됐다. 그러나 인슐린은 혈당과 상관없이 별도로 증가할 수 있다.

탄수화물 섭취 시 혈당과 인슐린 농도에는 매우 밀접한 상관관계가 나타난다. 그러나 인슐린 농도의 가변성에 혈당이 끼치는 영향은 23퍼센트에 불과하다. 그보다 훨씬 큰 나머지 부분(77퍼센트)은 혈당과 상관이 없다는 의미다. 인슐린은 체중 증가를 촉발하고 그로 인해 모든 것이 변화한다.

혈당 지수를 토대로 한 다이어트가 실패로 끝나는 정확한 이유도 바로 이 지점에 있다. 혈당 지수 다이어트에서는 인슐린이 포도당과 똑같이 반응한다는 전제 위에서 포도당의 반응에 초점을 맞춘다. 그러나 실제로는 그렇지 않다. 포도당의 반응성이 낮아지더라도 인슐린의 반응성까지 꼭 함께 낮아지는 것은 아니다. 게다가 인슐린의 반응성이 더 중요하다.

포도당 외에 인슐린 반응성에 영향을 주는 요소는 무엇일까? 답을 찾으려면 인크레틴의 영향과 뇌상에 대해 살펴볼 필요가 있다.

인크레틴의 영향과 뇌상

혈당이 인슐린 분비를 자극하는 유일한 요소라고 생각하는 사람들이 많지만 이는 오랫동안 잘못 알려진 사실이다. 1966년, 여러 연구를 통해 류신이라는 아미노산을 경구 투여하거나 정맥에 투여하면 인슐린이 분비되는 것으로 밝혀졌다.[3] 그러나 불편한 진실로 치부되어 곧바로 묻혀버렸고, 수십 년이 지난 뒤에야 다시 세상에 알려졌다.[4]

1986년, 미카엘 나우크 박사는 굉장히 이례적인 현상을 발견했다.[5] 연구 참가자에게 포도당을 경구 투여했을 때와 정맥으로 투여했을 때 혈당 반응은 동일했지만 혈당이 같아도 인슐린 농도는 크게 달랐다. 포도당을 먹어서 섭취했을 때 나타나는 인슐린 반응이 훨씬 더 강력했다.

어떤 물질을 경구 투여해서 정맥 투여보다 더 강력한 영향이 발생하는 경우는 거의 없다. 정맥 투여된 물질은 생물 가용성이 100퍼센트, 즉 투여된 모든 물질이 곧장 혈액에 전달된다. 그러나 먹어서 섭취하면 대부분의 약물이 몸에 전부 흡수되지 않고 혈류에 도달하기 전에 간에서 일부가 활성을 잃는다. 따라서 정맥 투여의 효과가 훨씬 더 강력하다.

그러나 정반대의 경우가 나타난 것이다. 경구 투여된 포도당이 인슐린 분비를 훨씬, 훨씬 더 강하게 촉발했다. 나아가 이 같은 반응 기전은 혈당 변화와는 무관한 것으로 나타났다. 이전에 알려지지 않은 현상이었다. 집중적인 연구가 진행됐고, 그 결과 위에서 인크레틴이라는 호르몬이 생산되어 인슐린 분비가 높아진다는 사실이 밝혀졌다. 정맥에 투여된 포도당은 위를 거치지 않으므로 이 같은 인크레틴 효과가 나타나지 않는다. 입으로 섭취한 포도당이 일으키는 인슐린 분비의 50~70퍼센트는 인크레틴의 영향으로 발생한다.

위·장관은 단순히 음식물을 흡수하고 분비하는 기관에 그치지 않고 신경세포와 수용체, 호르몬과 더불어 제2의 뇌로 일컬어질 만한 기능을 수행한다. 현재까지 밝혀진 인체의 인크레틴 호르몬은 글루카곤 유사 펩타이드 1[GLP-1]과 포도당 의존형 인슐린 분비 자극 펩타이드[GIP] 두 가지다. 이 두 가지 호르몬은 모두 디펩티딜 펩타이드 분해효소에 의해 불활성화된다. 인크레틴은 음식에 대한 반응으로 위와 소장에서 분비되며 GLP-1과 GIP 모두 췌장의 인슐린 분비량을 증대시킨다. 지방과 아미노산, 포도당은 전부 인크레틴의 분비를 촉진하므로 인슐린 농도를 높인다고도 바꿔 말할 수 있다. 열량이 전혀 없고 영양 성분도 함유되지 않은 감미료도 인슐린 반응을 유발할 수 있다. 예를 들어 수크랄로스는 인체 인슐린 농도를 22퍼센트까지 높일 수 있다.[6]

인크레틴의 영향은 영양소가 위에서 소화되고 몇 분 이내에 시작되어 대략 60분 뒤 최고조에 달한다. 인크레틴은 또 한 가지 중요한 기능도 담당한다. 위 내용물이 소장으로 옮겨지는 속도를 지연시켜 포도당 흡수 속도를 늦추는 것이다.

뇌상cephalic phase(위액이 반사적으로 분비되는 현상. 반사성 분비라고도 한다−옮긴이)도 포도당과 상관없이 인슐린 분비를 촉진하는 또 다른 경로에 해당된다. 인체는 음식이 입에 들어온 즉시, 영양 성분이 위에 닿기도 전부터 반응한다. 예를 들어 자당이나 사카린을 녹인 물을 입에 머금었다가 뱉기만 해도 인슐린 농도가 증가한다.[7] 뇌상이 얼마나 중요한 기능을 하는가는 밝혀지지 않았지만, 포도당과 상관없이 인슐린 분비로 이어지는 경로가 여러 가지 존재한다는 중요한 사실을 확인할 수 있다.

이와 같은 새로운 경로가 발견된 것은 너무나 놀라운 일이었다. 인크레틴 효과는 지방산과 아미노산도 인슐린 분비를 자극할 수 있다는 사실을 보여준다. 탄수화물뿐만 아니라 모든 음식이 인슐린 분비를 유발한다. 그러므로 모든 음식이 체중 증가를 유발할 수 있다. 열량에 관한 혼란스러운 의견들도 정리할 수 있다. 고단백 식품도 체중 증가의 원인이 될 수 있다. 열량 때문이 아니라, 인슐린 분비를 촉진할 수 있기 때문이다. 탄수화물이 인슐린 분비로 이어지는 유일한 요인이 아닐뿐더러 주된 원인도 아니라면 탄수화물 섭취량을 제한하는 방식은 우리 생각과 달리 반드시 이롭지 않을 수도 있다. 인슐린 분비를 촉진하는 탄수화물 대신 인슐린 분비를 촉진하는 단백질을 먹는다고 해서 결과적으로 얻을 수 있는 효과는 없다. 인슐린 분비를 촉진하는 영향은 식이지방이 가장 약하다.

유제품, 육류, 그리고 인슐린 지수

단백질은 종류에 따라 인슐린을 자극하는 수준에 큰 차이가 있고[8] 특히 유제품은 그 영향력이 강력하다.[9] 유제품도 마찬가지로 종류에 따라 혈당과 인슐린에 끼치는 영향에 큰 차이가 나타난다. 유제품은 대체로 혈당 지수는 굉장히 낮지만(15~30) 인슐린 지수는 매우 높다(90~98). 우유의 경우 당류가 함유되어 있고 대부분 젖산의 형태로 존재한다. 그러나 검사를 해보면 순수 젖당이 혈당 지수나 인슐린 지수에 끼치는 영향은 최소 수준이다.

우유에 함유된 주요한 유단백질은 두 가지인데 카세인(80퍼센트)과 유청(20퍼센트)이다. 치즈는 대부분 카세인으로 구성된다. 응유로 치즈를 만들고 부산물로 남는 부분이 유청이다. 유청에는 근육 형성에 중요한 성분으로 여겨지는 곁사슬 형태의 아미노산이 다량 함유되어 있어서 보디빌더들이 보충제로 많이 섭취한다. 유단백질, 특히 유청은 통밀 빵보다도 인슐린 농도를 더 많이 높인다. 이 같은 작용은 대부분 인크레틴 효과에서 비롯된다.[10] 유청 단백질 보충제는 GLP-1을 298퍼센트까지 증가시킨다는 연구 결과도 있다.[11]

인슐린 지수는 식품마다 큰 차이가 있지만 그럼에도 어느 정도 전체적인 패턴이 있다. 탄수화물을 섭취하면 인슐린 분비량이 늘어난다. 이러한 관계는 저탄수화물 다이어트와 혈당 지수를 중심으로 하는 다이어트의 기본 원리이자 전분과 당류가 다량 함유된 식품이 비만을 유발하는 이유도 설명해 준다.

지방산도 인슐린 분비를 촉진하지만 올리브유 같은 순수 지방은 인슐린이나 포도당 반응을 촉발하지 않는다. 그러나 순수 지방을 그대로 섭취할 수 있는 식품은 별로 없다. 지방이 많이 함유된 식품이 인슐린 반응을 촉발한다면 함께 포함된 단백질 성분 때문일 수도 있다. 지방은 용량-반응 곡선이 평평하다는 것도 흥미로운 특징이다. 즉, 지방 섭취량이 늘어도 인슐린 반응을 촉진하는 영향이 더 커지지는 않는다. 지방은 열량은 더 높지만 인슐린 분비를 자극하는 효과는 탄수화물이나 단백질보다 적다.

놀라운 사실은 식이단백질에서 나타난다. 단백질의 인슐린 반응은 종류마다 큰 차이가 있다. 식물성 단백질이 인슐린 분비에 끼치는 영향은 최소 수준인 반면 유청 단백질과 육류(해산물 포함)는 큰 영향을 끼친다. 그렇다면 유제품과 육류를 먹으면 살이 찐다는 뜻일까? 이는 복잡한 문제다. 인크레틴 호르몬은 여러 가지 작용을 하고, 인슐린 분비를 자극하는 것은 그중 한 가지에 불과하다. 포만감도 인크레틴이 큰 영향을 주는 부분에 속한다.

포만감

인크레틴 호르몬은 위 내용물의 배출 조절에 중요한 영향을 준다. 일반적으로 위는 음식을 담아 위액과 혼합한 뒤 천천히 배출한다. GLP-1은 위의 내용물이 아주 천천히 배출되도록 한다. 그만큼 영양소가 흡수되는 속도도 느려지므로 혈당과 인슐린도 낮아진다. 더불어 이러한 작용은 포만감을 높여서 배부르다고 느끼게 한다.

2010년에 실시된 한 연구에서는[12] 달걀, 칠면조 고기, 참치, 유청 단백질 등 네 가지 단백질이 연구 참가자들의 체내 인슐린 농도에 어떤 영향을 주는지 비교했다. 예상대로 유청 단백질 섭취 시 인슐린 농도가 가장 크게 증가했다. 네 시간 뒤 참가자들에게 뷔페 점심을 제공하자, 앞서 유청 단백질을 섭취한 그룹은 다른 그룹에 비해 먹는 양이 매우 적었다. 유청 단백질이 식욕을 억제하고 포만감을 높인 결과였다. 즉, 배가 불러서 그와 같은 결과가 나온 것이다. 그림 17.1을 참고하기 바란다.

그러므로 인크레틴 호르몬은 두 가지 서로 상반되는 작용을 한다고 정리할 수 있다. 인슐린 농도를 높여서 체중 증가를 유발하는 동시에 포만감을 높여서 체중 증가를 억제한다. 이는 개개인이 실제로 경험하는 변화와도 일치한다. 동물성 단백질은 포만감을 느끼는 시간이 길고 유

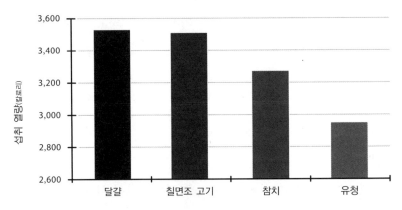

그림 17.1 단백질 섭취 4시간 뒤 섭취한 열량[13]

비만코드

청 단백질은 이 효과가 가장 뛰어나다. 열량이 동일한 두 가지 식품을 비교해 보자. 작은 스테이크와 설탕이 함유된 큼직한 탄산음료를 비교하면, 배부른 느낌은 어느 쪽이 더 오래갈까? 승자는 명확히 스테이크다. 포만감이 더 크기 때문이다. 스테이크는 위에 오래 머무른다. 인크레틴이 위의 내용물을 천천히 배출시키는 작용을 그대로 느낄 수 있다. 반면 탄산음료는 위에 오래 머물지 않으므로 금방 다시 배가 고파진다.

인슐린 분비를 촉진해서 체중 증가를 유발하고 동시에 포만감을 높여서 체중 감소를 촉진하는 이 두 가지 상반된 작용은 육류와 유제품을 둘러싼 뜨거운 논란의 원인이 되었다. 중요한 것은 둘 중 어떤 작용이 더 강력한가 하는 것이다. 체중 증가나 감소 여부가 어떤 인크레틴의 분비가 촉진되었는가에 따라 결정될 가능성도 있다. 예를 들어 엑세나타이드와 같은 약물의 작용으로 GLP-1의 분비가 선택적으로 촉진될 경우 포만감 증대 효과가 체중 증가 효과보다 더 우세해지므로 체중이 감소한다.

그러므로 단백질 종류마다 체중에 끼치는 영향이 다르다는 사실을 인지해야 한다. 연구에서 주로 다루는 식이 단백질은 유제품과 육류다. 단백질의 영향을 생각할 때 고려해야 할 사항은 인크레틴 효과와 식이 단백질의 1회 섭취량 두 가지다.

육류

육류는 단백질과 지방 함량이 높고 열량도 높아서 예로부터 사람들은 고기를 먹으면 살이 찐다고 생각했다.[14] 그러나 최근에는 탄수화물 함량이 낮으므로 체중 감소에 도움이 된다고 보는 사람들이 많다. 어느 쪽이 맞을까? 현재까지 나온 자료는 연관성 연구가 전부이고, 그와 같은 결과는 여러 방향으로 해석될 수 있으며 인과관계를 도출할 수는 없으므로 쉽게 답할 수 없는 문제다.

'암과 영양에 관한 유럽 전향연구'는 1992년부터 10개국에서 모집한 유럽인 52만 1,448명을 대상으로 실시된 대규모 전향적 코호트 연구다. 5년간 추적 조사를 벌인 끝에, 해당 연구에서는 육류 총섭취량과 적색육, 가금육, 가공육 섭취량이 모두 체중 증가와 큰 연관성이 있으며 총섭취 열량을 조정한 후에도 결과는 마찬가지인 것으로 밝혀졌다.[15, 16] 1일 육류 섭취량이 3회 섭취량만큼 늘어나면 섭취 열량을 조절해도 1년 동안 체중이 약 450그램 늘어난다.

북미 지역은 '간호사 건강 연구' I과 II, '건강 전문가 추적 연구'에서 종합적인 데이터를 얻을 수 있다.[17] 이 두 건의 연구 결과를 정리하면, 적색육은 가공된 경우나 가공되지 않은 경우나 모두 체중 증가와 연관성이 있는 것으로 나타났다. 1일 섭취량이 1회 섭취량만큼 늘어날 때마다 체중은 약 450그램씩 늘어났다. 게다가 이 같은 영향은 사탕류나 디저트류 섭취로 인한 체중 증가보다도 강력했다! 모든 점을 감안해 보면, 체중이 증가하는 주된 원인을 바로 여기서 찾을 수 있다. 육류 섭취로 이런 결과가 나타난 이유는 몇 가지가 있다.

첫 번째, 요즘 생산되는 쇠고기는 대부분 가축 사육장에서 곡물을 먹여서 키운 소로부터 얻는다. 원래 소는 반추동물이고 풀을 먹고 사는데, 먹이가 바뀌면 육류의 특성도 바뀔 수 있다.[18] 야생 동물에서 얻은 육류는 풀을 먹고 자란 소의 고기와 비슷하지만 곡물을 먹고 자란 소의 고기와는 비슷하지 않다. 또한 축사에서 소를 키우려면 항생제도 다량 사용해야 한다. 마찬가지로 양식된 어류는 야생 어류와 비슷한 점이 별로 없다. 양식 어류에는 알갱이 형태의 먹이가 제공되는데 여기에는 곡류와 함께 어류가 자연에서 먹는 물질을 대체한 값싼 재료가 포함된 경우가 많다.

두 번째 원인은 우리가 자연 식품이 건강에 이롭다는 사실을 잘 알고 있지만 육류 섭취에는 이 지식을 적용하지 않는다는 점에서 찾을 수 있다. 우리는 동물의 모든 부위가 아닌 살코기만 먹고, 따라서 살코기를 과도하게 섭취할 위험이 있다. 일반적으로 동물의 내장이나 연골, 뼈는 거의 다 제거하는데, 이는 과일 즙을 마시면서 과육을 둘러싼 껍질은 제거하는 것과 비슷하다. 옛날에는 육수나 동물의 간, 신장, 피도 섭취했다. 그러나 한때는 주식이던 살코기와 콩팥을 넣은 파이나 피를 넣어 만든 소시지, 간은 점차 식탁에서 사라지는 추세다. 다만 동물의 양, 창자, 돼지 피로 만든 선지, 소꼬리, 소의 혀와 같은 전통 음식은 여전히 존재한다.

동물의 내장은 모든 부위를 통틀어, 먹으면 가장 살이 찌는 부위에 해당된다. 그러나 동물의 살코기만 섭취하게 되면서 지방보다는 단백질 섭취를 중시하는 경향이 생겼다.

유제품

유제품은 상황이 전혀 다르다. 유제품을 섭취하면 인슐린 농도가 크게 증가하는 것은 사실이지만, 여러 건의 대규모 관찰 연구에서 유제품은 체중 증가와 연관성이 없는 것으로 밝혀졌다. '스웨덴 유방조영술 코호트 연구'[19]에서는 오히려 유제품이 체중 증가를 막는 것으로 나타났다. 특히 일반 우유와 사우어 밀크, 치즈, 버터는 체중이 늘어나는 영향이 적은 편이지만 저지방 우유는 그렇지 않았다. 10년간 실시된 '청년층의 관상동맥 건강 위험에 관한 연구CARDIA'[20]에서는 유제품을 많이 섭취할수록 비만과 제2형 당뇨의 유병률이 낮아지는 것으로 확인됐다. 그 밖에 다른 대규모 연구에서도[21, 22] 이와 같은 연관성이 나타났다.

'간호사 건강 연구'와 '건강 전문가 추적 연구'에서 도출된 결과를 종합하면[23] 4년간 늘어난 체중은 평균 1.5킬로그램으로 연간 450그램 정도로 볼 수 있다. 우유와 치즈는 체중 증가에 영향을 주지 않았다. 요구르트의 경우 체중 감량에 도움이 되는 것으로 보이는 결과가 나왔는데, 발효 과정을 거치면서 발생한 영향으로 생각된다. 버터는 체중 증가에 끼치는 영향이 작은 것으로 확인됐다.

왜 유제품과 육류의 영향이 이렇게 다를까? 우선 1회 섭취량에 차이가 있다. 육류는 많이 먹기 쉽다. 큼직한 스테이크 한 덩이, 구운 닭 절반, 큰 그릇에 담긴 칠리 요리는 뚝딱 먹어치울 수 있다. 그러나 유단백질을 그만큼 많이 먹기는 힘들다. 거대한 치즈 덩어리를 저녁식사로 전부 먹을 수 있을까? 우유를 몇 리터씩 마시는 건 가능할까? 점심으로 큰 통에 담긴 요거트 두 통을 한꺼번에 먹을 수 있을까? 힘들다. 유청 단백으로 만든 셰이크나 그와 비슷한 인공 식품을 이용하지 않는 이상 유단백질 섭취량을 크게 늘리는 건 어려운 일이다. 매일 우유 한 잔을 더 마신다고 보충되지도 않는다. 그러므로 유단백질이 인슐린 분비를 촉진시키는 영향이 상당히 크다고 해도 먹는 양이 적다면 전체적으로 큰 변화는 일으키지 않는다.

　앳킨스 다이어트에 열광적으로 따르는 사람들은 탈지유와 지방이 제거된 육류, 단백질 바를 다량 섭취했다. 의도치 않게 체내 인슐린 분비를 다이어트 전과 비슷한 수준으로 자극한 셈이다. 탄수화물 대신 지방함량이 적은 고기, 그것도 가공육을 많이 먹는 것은 다이어트에 성공할수 없는 전략이었다.[24] 설탕과 흰 빵을 줄여야 한다는 것은 유익한 권고였으나 대신 런천미트를 먹는 건 좋은 방법이 아니었다. 더욱이 육류 섭취 빈도가 늘어나면 그만큼 인크레틴의 보호 작용도 약화된다.

호르몬 비만 이론

이제 호르몬 비만 이론에 인크레틴의 효과까지 고려해서 다시 정리하면 그림 17.2와 같은 완벽한 그림을 완성할 수 있다.

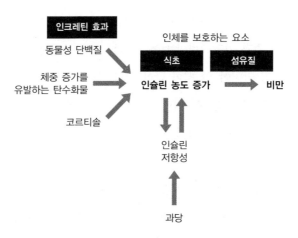

그림 17.2　호르몬 비만 이론

동물성 단백질이 끼치는 영향은 굉장히 다양하지만 포만감을 늘리는 보호 효과도 함께 얻을 수 있다. 또한 인크레틴의 보호 효과도 경시해서는 안 된다. 위가 움직이는 속도가 느려지면 포만감이 증가하고, 덕분에 배가 부르다고 느끼면 다음 식사 시간에 음식을 덜 먹거나 소화시킬 시간을 주기 위해 아예 다음 식사를 건너뛰게 된다. 본능적으로 나타나는 행동이다. 아이들은 배가 안 고프면 음식을 먹지 않는다. 야생 동물도 이와 같은 억제 행동을 보인다. 그러나 우리는 포만감을 느끼고도 그것을 무시하고 식사 시간이 되면 배가 고프든 고프지 않든 음식을 먹도록 스스로를 훈련시키며 살아왔다.

체중을 줄일 수 있는 작은 팁은 배가 안 고프면 먹지 말라는 것이다. 너무 당연한 이야기 같지만 생각처럼 실천되지는 않는 일이다. 추수감사절처럼 푸짐하게 차려진 식탁에 앉아 실컷 먹고 나서도 우리는 한 끼 거르는 것을 지나치게 두려워한다. 식사를 한 끼라도 거르면 신진대사에 악영향이 생길지도 모른다는 비논리적인 걱정을 하는 것이다. 그래서 우리는 어떠한 일이 있어도 하루 세 끼를 꼬박꼬박 챙겨 먹고 간식까지 먹는다. 그 결과 인크레틴의 보호 효과를 얻지 못한다.

그래도 아직 밝혀야 할 것이 남아 있다. 혈당은 인슐린 반응을 유발하는 전체 원인 중 23퍼센트밖에 차지하지 않는다. 식이지방과 단백질도 10퍼센트가 전부다. 나머지 67퍼센트의 인슐린 반응을 일으키는 원인은 알려지지 않았다. 70퍼센트에 육박하는 이 엄청난 비중을 차지하는 원인은 2장에서 살펴본 것처럼 유전적인 부분일 수도 있고, 식이섬유가 함유된 식품일 수도 있다. 아밀로스/아밀로펙틴의 비율이 높아진 경우, 식물 영양소의 완결성이 보존된 식품(자연 식품), 유기산(발효), 식초(아세트산) 첨가, 고추(캡사이신) 첨가도 인슐린 반응을 일으키는 요소로 추정된다.

'탄수화물 먹으면 살찐다' 또는 '섭취 열량이 늘어나면 살찐다', '붉은 고기는 살찐다', '설탕 먹으면 살찐다' 같은 단순화된 주장에는 인체 비만의 복잡한 성질이 담겨 있지 않다. 호르몬 비만 이론은 질병을 일으키는 상호관계를 파악할 수 있는 틀이라 할 수 있다.

모든 음식이 인슐린 분비를 촉진하고 이는 곧 모든 음식은 먹으면 살이 찐다는 뜻과 같다. 바로 이 부분에서 섭취 열량에 관한 혼란이 시작된다. 어떤 음식이든 먹으면 살이 찔 수 있으므로 음식을 전부 똑같은 단위로, 즉 열량으로 측정할 수 있다고 생각하는 것이다. 그러나 열량은 틀린 단위다. 열량은 비만을 유발하지 않는다. 비만에 책임이 있는 것은 인슐린이다. 인슐린을 이해하지 않고는 역학적으로 도출된 증거가 서로 일치하지 않는다는 사실을 보고도 왜 그런지 제대로 이해할 수 없다. 저지방, 저열량 방식은 실패한 전략으로 입증됐다. 고단백 다이어트도 뒤이어 실패로 드러났다. 그럼에도 너무나 많은 사람들이 또다시 섭취 열량을 줄이는 방법으로 되돌아간다.

구석기 다이어트로 알려진 새로운 접근방식도 등장했다. '원시인 다이어트'로도 불리는 이 방법도 큰 지지를 얻었다. 구석기 시대나 고대에 인류가 구할 수 있었던 음식만 섭취하도록 하고, 가공 식품과 첨가 당, 유제품, 곡류, 식물 유지, 감미료, 알코올은 일체 먹지 않는 방식이다. 대신 과일과 야채, 견과류, 씨앗, 향신료, 허브, 육류, 해산물, 달걀은 전부 먹어도 된다. 구석기 다이어트에서는 탄수화물과 단백질, 지방의 섭취량을 제한하지 않지만 가공된 식품의 섭취는 금지한다. 서구식 식단의 독

보적인 특징은 거대영양소의 함량이 아니라 식품을 가공한다는 사실이라는 것을 상기하자. 독성은 음식 자체에 존재하는 것이 아니라 가공하면서 발생한다.

저탄수화물 고지방 식단, 또는 저탄수화물에 건강한 지방을 먹는 식단LCHF 역시 그와 비슷하게 자연 식품 섭취에 주력한다. 구석기 다이어트와 LCHF의 주된 차이는 후자의 경우 유제품을 먹을 수 있고 과일을 통한 탄수화물 섭취량을 감안하여 과일에 좀 더 엄격한 기준이 적용된다는 점이다. 유제품은 일반적으로 체중 증가와 관련이 없으므로 다소 이치에 맞는 방식이라 할 수 있다. 또한 선택할 수 있는 음식의 폭도 늘어나므로 보다 장기간 꾸준히 지킬 수 있다.

구석기 다이어트와 LCHF 다이어트는 인류가 아주 다양한 음식을 섭취해도 비만이 되거나 당뇨에 걸리지 않았다는 단순한 관찰 결과가 바탕이 되었다. 두 다이어트에서 권장하는 음식은 몇 칼로리인지 확인하거나 탄수화물 함량을 따져보고 식단 일기를 쓰고 만보기를 달고 다니는 등 별도의 인위적인 노력을 하지 않고 그냥 먹을 수 있다. 배가 고프면 먹고, 배가 부르면 안 먹으면 된다. 그러나 가공을 거치지 않아 자연적인 특성이 남아 있는 음식, 인류가 수천 년간 섭취하고도 병에 걸리지 않은 식품이라는 차이가 있다. 오랜 세월을 거쳐 지금까지 전해진 음식이고, 바로 이런 음식이 우리 식생활의 바탕이 되어야 한다.

우리에게 본질적으로 해로운 음식은 가공 식품이 유일하다. 자연 식품과 멀어질수록 그 음식에 도사린 위험성은 더욱 커진다. 단백질 바를 먹어야 할까? 안 된다. 식사 대용품을 먹어야 할까? 먹으면 안 된다. 식사 대용으로 만들어진 셰이크를 마셔야 할까? 절대 안 된다. 가공육, 가공된 지방, 가공된 탄수화물을 먹어야 할까? 아니, 먹지 말아야 한다.

풀을 먹고 자란 소에서 얻은 쇠고기와 유기농 딸기만 먹으면 가장 이상적이겠지만 현실적으로 생각하자. 값이 저렴하고 쉽게 구할 수 있어서 또는 솔직히 맛이 좋아서 가공 식품을 먹게 될 때도 있다(아이스크림을 생각해 보라).

인류가 수세기에 걸쳐 식생활에 적용한 또 다른 전략이 있다. 바로 해독 작용이나 인체 정화를 위해 실시한 단식이다. 그런데 시간이 흐르면서 이 전략도 자취를 감추었다. 나중에는 고대인들의 비밀이 담긴 단식에 대해서도 다시 설명하겠지만, 일단은 자연 식품을 섭취하는 것에 초점을 맞추자.

자연 식품에는 포화지방이 상당량 함유되어 있다. 그래서 자연스레 다음과 같은 의문을 유발한다. 이 포화지방이 전부 혈관을 막아버리면 어쩌지? 그래서 심장마비가 일어나는 건 아닌가? 간단히 대답하자면 그렇지 않다. 왜 그럴까? 이 문제는 다음 장에서 알아보자.

{ 18 }

지방 공포증

•

현대 영양학계의 거물 중 한 사람으로 꼽히는 안셀 키스 박사는 캠브리지대학교에서 해양학과 생물학으로 첫 번째 박사학위를 취득한 후 생리학 박사학위도 취득했다. 그는 미네소타대학교에서 대부분의 연구 활동을 실시하면서 영양학계를 현재와 같은 형태로 확립하는 일에 주도적인 역할을 했다.

제2차 세계대전 기간에는 미군 영양섭취의 기반이 된 K 전투식량 개발을 이끌었다. 그 유명한 '미네소타 굶주림 연구'(3장에 언급된 내용)에서 섭취 열량을 극히 제한할 때 나타나는 영향을 연구하기도 했다. 그러나 키스 박사가 남긴 최고의 업적은 식생활과 심장 질환의 관계를 장기적으로 관찰한 '7개국 연구'라 할 수 있다.

제2차 세계대전이 끝난 후 굶주림과 영양실조는 영양학적으로 중대한 문제로 떠올랐다. 하지만 당시 키스 박사는 이상한 모순을 발견하고 거기에 온통 정신이 쏠려 있었다. 미국인들의 영양 상태는 굉장히 양호한 수준임에도 불구하고 심장마비와 뇌졸중 발생률이 증가하는 추세가

비만코드

나타난 것이다. 전쟁으로 엉망이 된 유럽에서는 그런 현상이 나타나지 않았다.[1] 1951년, 키스 박사는 이탈리아 노동자들의 심장 질환 발생률이 낮다는 사실도 알아냈다. 그리고 관찰 연구를 통해 나폴리 지역의 지중해 식단이 그 당시 미국인들이 먹던 식단보다 지방 비율이 현저히 낮다는 특징을 확인했다(지중해 식단은 지방이 전체 열량의 20퍼센트, 미국의 식단은 약 45퍼센트).[2] 가장 충격적인 사실은 동물성 식품과 포화지방 섭취량도 적다는 것이었다. 키스 박사는 이런 사실들을 바탕으로, 혈중 콜레스테롤 농도가 높으면 심장 질환이 발생하므로 지방 섭취량이 줄면 심장 질환을 방지할 수 있다는 가설을 수립했다. 1959년, 그는 심혈관 질환을 예방하기 위해 식생활에서 지켜야 할 권고 사항을 발표했다.[3] 주된 내용은 다음과 같다.

- 살이 찌지 않도록 해야 한다. 살이 쪘다면 빼라.
- 포화지방 섭취량을 제한하라. 쇠고기, 돼지고기, 양고기, 소시지, 마가린, 고형 쇼트닝과 유제품에 함유된 지방이 이에 해당된다.
- 고형 지방보다 식물성 유지가 낫다. 단, 지방 총섭취량은 전체 섭취 열량에서 30퍼센트 미만이 되어야 한다.

이 권고 사항은 반세기가 지나도록 거의 변함없이 살아남아 영양학계의 정설이 되었다. 1977년에는 「미국인을 위한 식생활 지침」에도 정식으로 명시됐다.[4] 그때나 지금이나 이 권고에 담긴 핵심 메시지는 지방은 모두 나쁘고 포화지방은 특히 더 나쁘다는 것이다. 지방을 섭취하면 혈관이 막히고 심장마비가 일어난다고 본 것이다.

야심 차게 진행된 '7개국 연구'에서는 각국의 다양한 식생활과 생활 방식을 토대로 관상동맥 질환 발생률과 비교했다. 1970년이 되자 5년 치 데이터가 축적됐고 지방에 관한 몇 가지 주요한 결론이 도출되었다.[5]

- 콜레스테롤 수치로 심장 질환 위험성을 예측할 수 있다.
- 식생활에서 섭취하는 포화지방의 양으로 콜레스테롤 수치를 예측할 수 있다.
- 단일 불포화지방은 심장 질환을 방지한다.
- 지중해 식단은 심장 질환을 방지한다.

지방 총섭취량은 심장 질환과 관계가 없다는 놀라운 결과도 확인되었다. 포화지방은 위험하지만 단일 불포화지방은 위험을 방지하는 것으로 나타났다. 콜레스테롤 섭취는 심장 질환의 위험 요소에 포함되지 않았다.

심장 질환은 아테롬성 동맥경화증으로 인해 발생한다. 즉, 심장 혈관에 플라크가 축적되어 혈관이 좁아지고 딱딱해진 결과다. 그러나 아테롬성 동맥경화증은 체내 콜레스테롤 수치가 높아서 혈관이 막히는 바람에 나타나는 현상이 아니다. 손상이 발생하면 그에 대한 반응으로 플라크가 생긴다는 것이 현재 확립된 견해다. 염증으로 혈관 벽이 손상되면 콜레스테롤과 염증성 세포가 내부로 침투하고 혈관 벽의 평활근도 급증한다.

혈관이 좁아지면 흉통(협심증이라고도 불린다)이 발생한다. 그러다 플라크가 파열되면 혈전이 형성되어 혈관이 갑자기 막혀버리고 이로 인해 산소 공급이 차단되면 심장마비가 발생한다. 심장마비와 뇌졸중은 대부분 염증성 질환이지 콜레스테롤 수치가 높아서 생기는 병이 아니다.

그러나 이런 사실은 시간이 많이 지난 후에야 밝혀졌다. 1950년대에는 콜레스테롤이 혈액과 함께 순환하다가 흡사 파이프에 슬러지가 쌓이듯 축적된다고 여겨졌다(음식으로 섭취한 지방에 혈관이 막힌 유명한 이미지는 여기서 탄생했다). 따라서 포화지방을 섭취하면 체내 콜레스테롤 농도가 높아지고, 콜레스테롤 농도가 높아지면 심장마비가 발생한다고 믿었다. 이렇게 줄줄이 이어진 추측은 심장 질환이 식생활 문제로 인해 발생한다는 가설로 확립됐다. 포화지방의 비율이 높은 식생활은 혈중 콜레스테롤 수치를 높이고 이로 인해 심장 질환이 발생한다고 생각한 것이다.

혈중 콜레스테롤의 거의 대부분인 80퍼센트는 간에서 만들어지고 음식에서 유입되는 비율은 20퍼센트에 지나지 않는다. 콜레스테롤은 반드시 몸에서 없애야 하는 해롭고 유독한 물질로 묘사되는 경우가 많지만 이는 사실과 전혀 다르다. 우리 몸을 구성하는 모든 세포에서 세포막의 핵심적인 기본 구성단위가 되는 것이 바로 콜레스테롤이다. 콜레스테롤을 직접 만들어낼 수 있는 뇌를 제외하고 인체 모든 세포에 사실상 반드시 필요한 요소이다. 그래서 음식으로 섭취하는 양이 줄면 인체가 더 만들어낸다.

'7개국 연구'에는 두 가지 중대한 문제점이 있다. 당시에는 명확히 드러나지 않았던 문제들로, 그 첫 번째는 상관관계를 밝힌 연구라는 점이다. 즉, 이 연구에서 나온 결과로는 인과관계를 증명할 수 없다. 상관관계 연구는 쉽사리 잘못된 인과관계를 결론으로 도출할 수 있는 위험성이 있는데 그럼에도 이러한 연구가 장기적인 데이터를 얻을 수 있는 유일한 자료인 경우가 많다. 상관관계 연구에서는 전반적인 가설만 얻을 수 있으며, 좀 더 정밀한 연구를 실시하여 결과를 확인해야 한다는 사실을 항상 염두에 두어야 한다. 저지방 식단이 심장 건강에 도움이 된다는 믿음이 틀렸다는 사실은 2006년 '식생활 변화에 관한 여성 건강 연구'와 '저지방 섭취 패턴과 심혈관 질환 위험성에 관한 연구'[6] 결과가 발표될 때까지 입증되지 않았다. 그러나 30여 년간 저지방 식단은 확실한 영양학적 지식으로 고이 지켜졌고, 한창 가속도가 붙은 초대형 유조선처럼 방향을 돌리기엔 너무 늦어버린 상황이 되고 말았다.

심장 질환과 포화지방 섭취에 연관성이 있다고 해서 포화지방이 심장 질환을 유발한다는 사실이 입증된 것은 아니다. 일각에서는 이 치명적인 오류를 단번에 인지하고[7] 그런 엉성한 증거로 과장된 식생활 지침을 만들어서는 안 된다고 주장했다. 심장 질환과 포화지방 섭취의 관계는 인용과 반복적인 주장 때문에 마치 강력한 연관성이 있는 것처럼 보였을 뿐 탄탄한 과학적 근거에서 나온 결과가 아니었다. '7개국 연구'의 결과는 여러모로 다양하게 해석할 수 있다. 동물성 단백질과 포화지방, 설탕 모두 심장 질환과 상관관계가 있다. 자당 섭취량이 늘어나는 것도 똑같이 심장 질환과 관련이 있다고 쉽게 결론 내릴 수 있다는 사실을 키스 박사도 인정했다.

동물성 단백질과 포화지방, 당류의 섭취량이 늘어난 것은 그저 산업화가 그만큼 진행됐음을 나타내는 지표일 수도 있다. 산업화가 많이 진행된 국가들은 동물성 식품(육류와 유제품)을 더 많이 섭취하는 경향이 나타나고 심장 질환 발생률도 더 높은 편이다. 원인은 가공 식품일 수도 있다. 이 모든 가능성이 동일한 데이터에서 도출된 것이다. 그럼에도 식생활로 심장 질환이 발생한다는 가설만 채택되어 저지방 운동이 시작됐다.

'7개국 연구'의 두 번째 중요한 문제점은 이것이 의도치 않게 영양주의의 성공 사례가 되었다는 사실이다. 영양주의란 저널리스트이자 저술가인 마이클 폴란이 만들어서 유명해진 용어로,[8] 개별적인 식품(시금치, 쇠고기, 아이스크림)보다는 탄수화물, 단백질, 지방까지 딱 세 가지 거대영양소로 식품을 축약해서 생각하는 것을 의미한다. 또한 식품은 다시 포화지방과 불포화지방, 트랜스지방, 단순 탄수화물과 복합 탄수화물 등으로 세분된다고 본다. 음식에는 수백 가지 영양소와 식물성 화학물질이 존재하고 모두 인체 대사에 영향을 주는데 이처럼 단순화하여 분석할 경우 그러한 특징을 놓치게 된다. 즉, 영양주의는 식품과학과 인체 생물학의 복합적인 특성을 무시한다.

예를 들어 아보카도를 두고 지방 88퍼센트, 탄수화물 16퍼센트, 단백질 5퍼센트에 섬유질 4.9그램이 함유된 식품이라고 할 수는 없다. 이런 식의 영양학적 환원주의에 따라 아보카도는 지방 함량이 높다는 이유로 수십 년간 해로운 식품으로 분류되었다가 최근 들어서야 '슈퍼푸드'로 재분류되었다.

버터스카치 사탕과 케일에 함유된 탄수화물이 같다고 해서 이 두 가지를 영양학적으로 비슷한 식품이라고 할 수는 없다. 트랜스지방이 잔뜩 들어 있는 마가린을 지방 함량이 동일하다는 이유로 아보카도와 영양학적으로 비슷하다고 하는 것 또한 터무니없는 결론이다.

키스 박사는 실제 사실은 알지 못한 채, 계획한 건 아니었을지언정 포화지방과 불포화지방, 식이 콜레스테롤이 전부 다 동일하다는 주장을 펼친 격이 되었다. 근본적으로 틀린 이 주장이 수십 년간 잘못된 연구와 생각을 이끌었다. 영양주의는 식품마다 좋은 점과 나쁜 점이 제각기 다르고 개별적인 특성이 있다는 사실을 간과한다. 케일과 흰 빵은 탄수화물 함량이 동일하지만 영양학적으로 같은 식품이라 할 수는 없다.

이 두 가지 근본적이고 교묘한 판단 착오로 인해, 식생활과 심장 질환의 관계에 관한 가설은 (그 가설을 뒷받침하는 근거들이 아무리 좋게 봐도 불확실한 내용이었음에도) 널리 받아들여졌다. 자연적으로 존재하는 동물성 지방은 대부분 포화지방으로 구성된다. 반면 옥수수유와 같은 식물성 유지의 주된 성분은 오메가 6 다중 불포화지방산이다.

1900년부터 1950년까지 비교적 일정한 수준이던 동물성 지방 섭취량은 급격히 감소하기 시작했다. 이러한 추세는 고지방 다이어트가 인기를 얻은 1990년대 후반이 되어서야 바뀌었다. 포화지방을 적게 먹으려고 노력하다 보니 의도치 않게 오메가 6 지방산의 섭취량이 크게 늘어났다. 섭취 열량에서 탄수화물이 차지하는 비율도 급증하기 시작했다. (사실 더 정확히 말하자면 이것은 의도된 결과였고 의도치 않게 인체 건강이 해를 입은 것이라고 할 수 있다.)

다중 불포화지방산의 일종인 오메가 6는 염증 유발 가능성이 매우 높은 에이코사노이드라는 매개물질로 전환된다. 식물성 유지의 사용량이 엄청나게 증가한 것은 1900년대에 진행된 기술적인 발전으로 현대적인 대량 생산이 가능해진 데 따른 결과였다. 옥수수는 원래 오일 함량이 높지 않다. 인류의 오메가 6 오일 섭취량도 아주 적은 수준이었다. 그러나 이제는 어마어마한 양의 옥수수를 가공해서 오메가 6가 함유된 유지를 대량 생산하고 있다.

오메가 3 지방산은 항염증 특성이 있는 다중 불포화지방산에 속하며 아마씨, 호두, 그리고 청어나 연어처럼 지방 함량이 높은 생선에 풍부하게 함유되어 있다. 오메가 3 지방산은 혈전(피가 응고된 덩어리)을 줄이고 심장 질환을 방지하는 것으로 알려져 있다. 이뉴이트 족이 심장 질환 발생률이 낮다는 사실이 처음 밝혀진 후 생선을 많이 먹는 모든 인구군에서 그와 같은 특징이 나타나는 것으로 알려졌다.

식생활에서 오메가 6 대 오메가 3 섭취 비율이 높으면 염증이 증가하고 심혈관 질환이 악화될 수 있다. 인류는 두 지방산을 동일한 비율로 섭취하도록 진화한 것으로 추정되나[9] 현재 서구식 식생활에서 오메가 6와 오메가 3의 섭취 비율은 15 대 1에서 30 대 1에 이른다. 오메가 3를 너무 적게 먹거나 오메가 6를 지나치게 많이 먹는다는 뜻이다. 혹은 둘 다 해당될 가능성도 높다.

1990년에 캐나다에서 발표된 영양 가이드라인에는 처음으로 이 두 지방산의 중요한 차이점과 구체적인 섭취 권고가 실렸다. 과거에는 동물성 지방 대신 염증 유발 가능성이 매우 높은 오메가 6가 잔뜩 함유된 식물성 유지를 먹어도 심장 건강에 이롭다는 인식이 널리 퍼졌다. 현재 가장 많이 발생하는 염증성 질환이 아테롬성 동맥경화증이라는 사실을 생각하면 아이러니한 일이다.

미국인들은 버터 대신 '먹을 수 있는 플라스틱'이나 다름없는 마가린을 더 많이 찾았다. 식물 성분으로만 이루어졌다는 과장된 광고가 대대적으로 확대되면서 트랜스지방이 가득 함유된 마가린은 적시에 제자리를 찾을 수 있었다. 1869년에 저렴한 버터 대용물로 개발된 마가린은 처음에 우지와 탈지유로 만들어졌다. 색깔도 원래 입맛 떨어지게 하는 하얀색이었지만 노란색이 입혀졌다. 버터 제조업체들도 별 관심을 갖지 않았고, 가격과 법적인 문제 때문에 마가린은 수십 년 동안 찬밥 신세였다. 그러다 제2차 세계대전이 터지고 버터가 부족해지자 큰 변화가 시작됐다. 버터 구하기가 하늘의 별 따기인 상황이 되자 마가린에 부과되던 세금과 법적인 규제가 대부분 폐지됐다.

포화지방과의 전쟁이 벌어진 1960년대와 1970년대는 그야말로 마가린의 위대한 르네상스 시대였다. 그러나 건강에 더 이롭다던 이 대용품에는 트랜스지방이 숨 막힐 정도로 잔뜩 들어 있어서 오히려 사람들의 목숨을 앗아가는 아이러니한 일이 벌어졌다. 다행히 소비자 운동 덕분에 트랜스지방은 상점 진열대에서 퇴출됐다.

식물성 유지가 건강에 조금이라도 이롭다고 생각한다면, 거의 가능성 없는 일을 바라는 것이나 마찬가지다. 오일 성분이 없는 채소에서 오일을 짜내려면 압착과 용매 추출, 정제, 검질 제거, 표백, 탈취 등 상당한 산업 공정을 거쳐야 한다. 마가린에는 자연적인 성분이 전혀 들어 있지 않다. 인공적으로 만들어진 물질이 원래 물질과 동일하다고 여겨지던 시대에 인기를 얻었을 뿐이다. 탱과 같은 인공 오렌지 주스를 마시고, 아이들에게 인공 성분으로 만들어진 분유를 먹이던 시대였다. 당시 사람들은 인공 감미료가 들어간 탄산음료를 마시고 젤로를 만들어 먹었다. 대자연보다 우리가 더 똑똑하다고 생각하면서, 자연이 만든 것이라면 무엇이든 인간이 더 나은 것을 만들 수 있다고 믿었다. 천연 성분으로만 구성된 버터는 제쳐두고 산업적으로 생산된, 인공 색소로 물들인 트랜스지방 덩어리 마가린을 집어든 것이다! 천연 동물성 지방은 버리고 용매로 추출되어 표백되고 탈취 처리까지 마친 식물성 유지를 택했다! 어떻게 이런 일이 벌어질 수 있었을까?

비만코드

식생활과 심장 질환 가설

1948년, 하버드대학교에서는 매사추세츠 주 프레이밍햄이라는 지역에서 10년간 지역민 전체의 식생활과 습관을 조사하는 전향연구를 시작했다. 거주민 전체가 2년마다 혈액 검사를 받고 설문지를 작성했다. 그 전부터 혈중 콜레스테롤 수치가 높으면 심장 질환과 관련이 있을 것으로 추정됐다. 그렇다면 과연 콜레스테롤 수치를 높이는 원인은 무엇일까? 지방을 많이 섭취하는 것이 콜레스테롤 수치를 높이는 주된 요인이라는 가설이 지배적이었다. 그러나 1960년대 초에 발표된 이 '프레이밍햄 식생활 연구'의 결과는 이 가설을 뒷받침해 주지 못했다. 포화지방 섭취량과 혈중 콜레스테롤, 심장 질환 사이에 확실한 연관성이 확인될 것이라는 기대와 달리 이 연구에서 찾아낸 것은 아무것도 없었다.

상관관계는 전혀 확인할 수 없었다. 포화지방을 섭취한다고 해서 혈중 콜레스테롤 수치가 높아지지는 않았다. 연구진은 "섭취 열량에서 지방이 차지하는 비율과 혈청 콜레스테롤 수치에 연관성은 없었다. 식물성 지방과 동물성 지방의 섭취 비율도 혈청 콜레스테롤 수치와 관련이 없는 것으로 나타났다"는 결론을 내렸다.

포화지방을 섭취하면 심장 질환 발생 위험이 높아진다고 했는데? 간단히 이야기하면 그렇지 않다. 이 연구의 최종 결론에는 그동안 간과됐던 핵심이 담겨 있다. "요약하자면, 연구 대상 그룹에서 식생활과 관상동맥 심장 질환이 서로 관련되어 있다는 증거는 찾을 수 없었다."[10]

이후 반세기 동안 이처럼 기존의 인식과 반대되는 결과가 반복적으로 확인됐다. 아무리 눈을 씻고 들여다봐도[11] 지방 섭취와 혈중 콜레스테롤 사이에 뚜렷한 관련성은 나타나지 않았다.

그중에는 '푸에르토리코 심장 연구 프로그램'처럼 무려 1만 명이 넘는 환자를 대상으로 실시된 엄청난 규모의 연구도 포함되어 있고 20년 이상 이어진 연구도 있었다. 결과는 항상 같았다. 포화지방 섭취는 심장 질환과 연관성이 없었다.[12]

그러나 연구진도 쿨에이드를 마시면서 살아온 사람들이었다. 그래서 포화지방이 혈중 콜레스테롤을 높인다는 가설을 얼마나 철석같이 믿었던지 직접 진행한 연구에서 나온 결과마저 기꺼이 무시해 버릴 정도였다. 한 예로 널리 인용된 '웨스턴 일렉트릭 연구'[13]에서는 연구진이 다음과 같이 언급했다. "식생활에서 섭취하는 포화지방산의 양과 관상동맥 심장 질환으로 인한 사망 위험률 사이에 유의미한 연관성이 없었다." 그러나 연관성이 없다고 하면서도 연구진은 다음과 같은 앞뒤가 맞지 않는 결론을 내렸다. "이 결과는 식생활에서 지질이 차지하는 비중이 혈청 콜레스테롤 농도와 관상동맥 질환으로 인한 사망 위험에 영향을 준다는 사실을 뒷받침한다."

모든 결과가 식생활과 심장 질환에 관한 가설을 묻어야 할 만한 내용이었지만, 데이터가 아무리 많아도 지방 섭취가 심장 질환을 유발한다는 완고한 믿음을 무너뜨리지 못했다. 연구자들은 보고 싶은 것만 봤다. 그렇게 가설을 살리고 연구 결과는 묻어버렸다. 엄청난 수고와 비용을 들여서 실시되었음에도 불구하고 '프레이밍햄 식생활 연구'는 전문가 검토 저널에는 단 한 번도 실리지 않았다. 연구 결과는 표로 정리된 후 조용히 먼지투성이 창고로 치워졌다. 그 대가로 이후 50여 년간 저지방 식단이 활개를 치고 당뇨와 비만이 확산됐다. 또한 인공 트랜스지방이라는 당혹스러운 문제도 불거졌다.

트랜스지방

포화지방이라는 명칭에는 수소로 포화된 상태라는 의미가 담겨 있다. 화학적으로 안정된 상태다. 이와 달리 다중 불포화지방에는 식물성 유지가 대부분 그렇듯이 수소가 빠진 일종의 구멍이 존재한다. 그래서 화학적인 안정성이 떨어지고 산패되기 쉬워서 저장기간이 짧다. 그 해결책으로 나온 것이 인공 트랜스지방이다.

자연적으로 존재하는 트랜스지방도 있다. 유제품에는 3~6퍼센트가량 천연 트랜스지방이 함유되어 있다.[14] 쇠고기와 양고기에도 10퍼센트에 조금 못 비치는 비율로 포함되어 있다. 이와 같은 천연 트랜스지방은 인체 건강에 해가 되지 않는 것으로 여겨진다.

1902년, 빌헬름 노르만은 식물성 유지에 수소를 채우면 다중 불포화지방을 포화지방으로 만들 수 있다는 사실을 발견했다. 이렇게 만들어진 성분은 식품 라벨에 주로 부분 경화된 식물성 유지라고 표기된다. 트랜스지방은 산패될 가능성이 낮다. 실온에서 반고체라 펴 바르기도 쉽고 식감도 좋다. 튀김에도 재료로도 제격으로 여겨졌다. 트랜스지방을 사용하면 기름을 바꾸지 않아도 여러 번 튀길 수 있다.

무엇보다 가장 큰 장점은 값이 저렴하다는 것이다. 제조업체들은 동물 사료에 쓰고 남은 대두를 가져다가 가공해서 식물성 유지를 만들어 낼 수 있다. 여기에다가 수소 약간에 화학적인 공법을 살짝 더하면 사랑스러운 트랜스지방이 탄생한다. 이 물질이 수백만 명의 목숨을 심장 질환으로 앗아가는 범인이었지만 이 사실은 그로부터 오랜 시간이 지나서야 알려졌다.

트랜스지방은 1960년대에 포화지방이 심장 질환의 주된 원인으로 비난을 받으면서 본격적으로 인기를 얻기 시작했다. 트랜스지방 제조업체들은 신속히 다중 불포화지방, 즉 심장 건강에 좋은 지방을 가공해서 제품을 만든다고 강조했다. 사람들을 이리 치고 저리 쳐서 목숨을 빼앗는 물질인데 건강에 이롭다는 문구가 따라다녔다. 인공 물질로만 구성된 또 한 가지 식품인 마가린은 마치 긴 세월 헤어졌던 연인을 찾은 것처럼 트랜스지방을 끌어안았다.

트랜스지방이 떠오르면서 버터, 쇠고기, 돼지의 지방과 같은 포화지방 섭취량은 점차 감소했다. 맥도날드는 튀김용 기름을 '몸에 해로운' 우지 대신 트랜스지방이 잔뜩 함유된 식물성 유지로 교체했다. 영화관들도 천연 포화지방인 코코넛유 대신 인공 포화지방인 트랜스지방을 튀김용 기름으로 사용하기 시작했다. 그 밖에 튀긴 식품과 냉동식품, 포장 판매되는 베이커리 식품, 크래커, 식물성 쇼트닝, 마가린도 트랜스지방을 섭취하는 주요 원천이 되었다.

1990년은 네덜란드 연구진이 트랜스지방을 섭취한 연구 참가자들을 조사하고 LDL(저밀도 지질단백, 일명 '나쁜' 콜레스테롤)은 증가한 반면 HDL(고밀도 지질단백, '좋은' 콜레스테롤)이 감소했다는 사실을 밝히면서 트랜스지방의 종말이 시작된 해다.[15] 건강에 얼마나 악영향을 주는지 확인하기 위한 면밀한 조사가 진행되었고, 트랜스지방 섭취량이 2퍼센트 늘어나면 심장 질환 발생 위험이 23퍼센트나 늘어나는 것으로 추정된다는 결과가 나왔다.[16] 2000년이 되자 변화의 바람은 더욱 확고해졌다. 대부분의 소비자들이 트랜스지방을 적극적으로 멀리하고 덴마크와 스위스, 아이슬란드에서는 트랜스지방을 사람이 먹는 용도로는 사용할 수 없도록 금지했다.

심장 질환과 뇌졸중 방지 효과

트랜스지방에 관한 왜곡된 사실이 밝혀진 뒤에는 여러 연구를 통해 지방을 많이 먹어도 해롭지 않다는 결과가 꾸준히 나왔다.[17] '간호사 건강 연구'는 14년 이상 8만 82명의 간호사들을 추적한 엄청난 규모의 연구였다. 이 연구에서는 트랜스지방의 영향을 배제할 경우 "지방 섭취량은 관상동맥 질환의 발생 위험성과 유의미한 관계가 없다"는 결론을 내렸다.[18] 콜레스테롤 섭취도 안전한 것으로 밝혀졌다. '스웨덴 말뫼 식생활과 암 연구'[19]와 2014년 미국 내과 학회지에 실린 메타 분석 결과[20]에서도 비슷한 결론이 도출됐다.

포화지방에 관한 긍정적인 사실도 계속해서 밝혀졌다. R. 크라우스 박사는 총 34만 7,747명의 환자들이 참여한 21건의 연구를 세밀하게 분석하고 "포화지방 섭취가 관상동맥 심장 질환 위험성을 높인다고 확정할 만한 의미 있는 증거는 없었다"고 밝혔다.[21] 뇌졸중의 경우 심지어 적게나마 병을 방지하는 효과가 확인됐다. 포화지방이 이처럼 질병 방지 효과가 있다는 사실은 14년간 5만 8,543명을 대상으로 실시된 '암 평가를 위한 일본 합동 코호트 연구'와 10년간 4만 3,757명을 대상으로 진행된 '건강 전문가 추적 조사 연구'에서도 나타났다.[22, 23, 24]

역설적이게도 트랜스지방이 다량 함유된 마가린은 포화지방 함량이 낮다는 이유로 항상 심장 건강에 이롭다고 홍보됐다. 그러나 프레이밍햄 연구에서 20년간 추적 조사한 결과, 마가린 섭취는 심장마비 증가와 관련이 있는 것으로 밝혀졌다. 반면 버터를 더 많이 먹은 경우 심장마비 감소와 연관성이 있는 것으로 확인됐다.[25, 26]

하와이 오하우 섬에서 10년간 실시된 연구에서는[27] 포화지방이 뇌졸중 위험을 방지하는 효과가 있는 것으로 나타났다. 프레이밍햄 연구에서 도출된 20년간의 추적 조사 결과에서도 이 같은 유익한 효과를 확인할 수 있었다.[28] 포화지방 섭취량이 가장 많은 사람들은 뇌졸중 발생 위험이 가장 낮았다. 그러나 다중 불포화지방(식물성 유지)은 섭취해도 유익한 점이 없었다. 반면 단일 불포화지방(올리브유)은 수십 년에 걸쳐 뇌졸중 방지 효과가 있다는 결과가 일관되게 밝혀졌다.

지방 섭취와 비만

지방 섭취와 비만의 관계를 밝힌 근거들을 보면 일관된 내용이 나타난다. 이 두 가지 사이에 연관성이 전혀 없다는 것이다. 지방 섭취에는 늘 심장 질환이라는 걱정거리가 따라다녔다. 여기에 비만이 될 수 있다는 우려까지 덤으로 붙어 있었다.

지방 섭취가 비만의 원인으로 지목되자 인지 부조화가 일어났다. 탄수화물 섭취가 좋다는 것인지(지방 함량이 낮으니까) 나쁘다는 것인지(먹으면 살이 찌니까) 헷갈릴 수밖에 없었다. 이 두 가지 특성이 공존할 수 없기 때문이다. 그러다 아무도 눈치 채지 못한 사이에, 먹어서 살이 찌는 건 탄수화물이 아니라 열량으로 정해졌다. 이에 따라 지방은 열량 밀도가 높으므로 체중을 늘리는 악영향을 발생시킨다고 여겨졌다. 이런 전제를 뒷받침할 수 있는 근거는 전혀 없었다.

미국의 국립 콜레스테롤 교육 프로그램에서도 이 같은 사실을 인정했다. "식생활에서 섭취 열량과 별도로 지방의 총섭취량이 차지하는 비율이 체중 증가와 관련이 있다는 것은 입증되지 않았다."[29] 달리 말하자면, 50년 동안이나 지방 섭취가 비만을 유발한다는 사실을 입증하려고 애썼지만 그에 대한 근거는 지금까지도 전혀 찾을 수 없다. 그와 같은 데이터를 찾기 힘든 이유는 존재하지 않는 자료이기 때문이다.

고지방 유제품에 관한 모든 연구를 포괄적으로 검토한 결과에서도 비만과는 연관성이 없는 것으로 밝혀졌고[30] 일반 우유와 사워크림, 치즈는 저지방 유제품보다 건강에 더 이로운 것으로 나타났다.[31] 지방을 섭취하면 살이 찌는 것이 아니라 오히려 살이 찌지 않도록 방지하는 효과를 얻을 수 있다. 지방을 다른 식품과 함께 섭취하면 포도당과 인슐린의 증가 폭이 감소하는 경향도 나타난다.[32] 지방 섭취가 비만에 어떤 식으로라도 영향을 준다면, 그것은 비만을 방지하는 효과일 것으로 추정된다.

문자 그대로 수천 건의 논문에서 이와 관련된 데이터를 검토했으나 그중에서도 가장 잘 정리된 자료로는 하버드대학교 공중보건대학원의 월터 윌렛 박사가 2002년 '지방 섭취가 비만에 주된 영향을 줄까 : 그렇지 않다'라는 제목으로 발표한 검토 논문을 꼽을 수 있다.[33] 영양 분야에서 세계 최고 전문가 중 한 사람으로 꼽히는 그는 해당 논문에서 다음과 같이 밝혔다.

지방 비율이 높은 식단은 서구 지역에서 체지방 과다 현상이 크게 발생하게 만든 원인이 아니다. 지방에서 얻는 열량의 비율이 줄어도 크게 도움이 되는 부분은 없으며, 오히려 체지방 과다 문제가 더 악화될 수 있다. 지방의 총섭취량을 줄여야 한다고 강조한 결과, 비만을 통제하고 전체적인 건강을 개선하려는 노력에 심각한 지장이 발생했다.

저지방 식단을 강조하는 전략이 실패했다는 사실은 '여성 건강 연구 식단 조절 실험'에서도 확실하게 드러났다.[34] 이 연구에서는 5만 명 가까운 여성들이 무작위로 저지방 식단과 일반 식단 그룹에 배정됐다. 7년이 넘는 시간이 흐른 뒤, 지방 섭취량을 줄이고 섭취 열량을 제한한 그룹은 체중 감소에 유리한 점이 전혀 없었던 것으로 나타났다. 심장 질환을 방지하는 효과도 없었다. 암이나 심장 질환, 뇌졸중 발생률도 감소하지 않았다. 심혈관 건강과 관련이 있는 유익한 점도 없었다. 저지방 식단의 완패였다. 흡사 벌거벗은 임금님과 같은 꼴이 되고 말았다.

{ 19 }

뭘 먹어야 할까

•

식생활과 관련된 모든 연구에서 오랜 세월 동안 확인된 뚜렷한 사실은 두 가지다. 하나는 '모든 다이어트는 효과가 있다'는 것이고, 다른 하나는 '모든 다이어트가 효과가 없다'는 것이다.

무슨 소리일까? 체중 감량은 일단 기본적으로 다이어트를 해본 사람들이라면 너무나 친숙한 패턴으로 진행된다. 지중해 식단을 따르든 앳킨스 다이어트를 하든, 이제는 구식이 된 저지방 저열량 다이어트를 하든 단기적으로는 어떤 다이어트를 시도해도 체중이 감소한 것 같은 결과를 얻을 수 있다. 줄어든 정도에 차이가 있을 뿐이다. 어떤 방법으로는 좀 더 많이 빠지고, 어떤 방법으로는 좀 덜 빠진다. 어쨌든 전부 효과가 있는 것처럼 보인다. 그러나 6개월에서 12개월 정도가 지나면 감량 폭이 정체기에 접어들고 식단을 계속 철저히 관리해도 가차 없이 다시 살이 붙기 시작한다. 한 예로 10년간 실시된 당뇨 예방 프로그램[1]에서는 1년 후 참가자들의 체중이 7킬로그램 감소했으나 무시무시한 정체기가 지나자 체중은 다시 늘어났다. 그러므로 모든 다이어트는 효과가 없다고 할 수 있다. 중요한 건 그 이유가 무엇인가 하는 것이다.

체중이 영구적으로 감소하기 위해서는 두 단계 과정을 거쳐야 한다. 단기적인 문제와 장기적인(또는 시간에 좌우되는) 문제가 해결되어야 한다. 지방 조절기, 즉 체중 설정 값을 결정하는 곳은 뇌의 시상하부다(체중 설정 값에 대해서는 6장과 10장에 더 자세한 설명이 나와 있다). 인슐린은 이 과정에서 체중 설정 값을 높이는 기능을 한다. 단기적으로는 각양각색의 다이어트를 시도하는 것으로 체중을 줄일 수 있지만, 그 결과 체중 설정 값보다 줄어들면 우리 몸에서는 체중을 다시 원래대로 늘리기 위한 기전이 활성화된다. 이것이 장기적인 문제다.

체중 감량을 저지하는 이 같은 작용은 과학적으로나 경험적으로 입증됐다.[2] 비만인 사람이 체중을 감량하면 인체 대사 속도가 급격히 감소하므로 먹어야 하는 열량이 감소한다. 동시에 식욕은 증대된다. 인체가 장기적인 체중 감소에 적극적으로 저항하는 것이다.

질병의 다원성

비만에 다양한 요인이 작용한다는 것은 중요한 사실이지만 놓치기 쉽다. 비만을 유발하는 딱 한 가지 원인은 없다. 섭취 열량이 비만을 일으킬까? 부분적으로는 그렇다. 탄수화물이 비만을 유발할까? 어느 정도는 그렇다. 섬유질은 비만 방지 효과가 있을까? 어느 정도는 맞는 말이다. 인슐린 저항성이 비만의 원인일까? 부분적으로는 그렇다. 설탕이 비만을 유발할까? 어느 정도는 그렇다(그림 17.2 참조). 이 모든 요인들이 몇 가지 다양한 호르몬 작용 경로를 통해 체중 증가라는 하나의 점으로 수렴

비만코드

한다. 여기서 인슐린이 가장 중요한 역할을 담당한다. 탄수화물 비중이 낮으면 인슐린이 감소한다. 저열량 다이어트에서는 모든 음식의 섭취를 제한하므로 인슐린도 감소한다. 구석기 다이어트, 정제된 식품과 가공 식품을 적게 먹는 다이어트도 인슐린을 줄이는 효과가 있다. 양배추 즙 다이어트도 인슐린을 감소시킨다. 식품으로 얻는 보상을 줄이는 다이어트로도 인슐린이 감소한다.

인체에 발생하는 질병은 사실상 대부분 다면적이다. 심혈관 질환을 떠올려보자. 가족력, 환자의 연령과 성별, 흡연 여부, 고혈압 여부, 신체 활동도가 모두 심장 질환 발생에 제각기 다른 비중으로 영향을 준다. 암, 뇌졸중, 알츠하이머병, 만성 신부전도 모두 다면적인 질환이다.

비만도 마찬가지로 다면적인 질병이다. 그러므로 우리는 비만에 영향을 주는 모든 요소가 어떤 작용을 하는지 파악할 수 있는 사고의 틀, 체계, 일관된 이론을 찾아야 한다. 그러나 현재 우리가 접하는 비만 모형은 원인이 딱 한 가지뿐이며 나머지 요인들은 자신도 왕좌를 차지할 수 있다고 주장하는 경쟁 요소처럼 취급되는 경우가 너무 많다. 그래서 끝없는 논쟁이 이어진다. 과도한 열량 섭취가 비만을 일으킨다고 했다가 그게 아니라 비만은 탄수화물을 너무 많이 먹어서 발생한 일이라고 한다. 그러다 가공 식품을 과도하게 섭취하는 것이 문제라고 하고, 다시 고지방 유제품을 다량 섭취해서 그렇다고 하고, 밀가루나 설탕을 너무 많이 먹는 것이 원인이라고 한다. 감칠맛이 뛰어난 음식을 많이 먹는 것도, 외식을 지나치게 자주 하는 것도 원인으로 지적된다. 이런 논쟁이 계속 이어진다. 부분적으로는 전부 다 맞는 말이다.

저열량 식단이 효과적이라고 믿는 사람들은 정제 식품, 가공 식품을 덜 먹으려는 사람들을 비웃는다. 정제 식품과 가공 식품을 줄여야 한다고 주장하는 사람들은 채식주의자들의 생각이 말도 안 된다고 코웃음 친다. 채식주의자들은 구석기 다이어트 지지자들을 무시한다. 구석기 다이어트를 따르는 사람들은 저지방 식단을 따르는 사람들을 조롱한다. 어떤 다이어트를 시도하든 반드시 효과가 있는 이유는 비만이라는 질병의 각기 다른 측면에 영향을 주기 때문이다. 그러나 어떤 다이어트도 그리 오랫동안 영향력을 발휘하지 못한다. 질병 전체에 작용하지 못하기 때문이다. 비만의 특성이 다면성이라는 중요한 사실을 이해하지 못한다면 끝없이 서로가 서로를 비난할 수밖에 없다.

식생활 관리에 관한 연구는 대부분 이처럼 좁은 시야에 갇혀 있다는 치명적인 오류가 있다. 저탄수화물 다이어트와 저열량 다이어트를 비교한 연구만 하더라도 처음부터 잘못된 질문의 답을 찾으려고 한다. 이 두 가지 방법은 완전히 분리된 것이 아니기 때문이다. 둘 다 효과가 있다면 두 가지 다이어트로 우리는 비슷한 체중 감소 효과를 얻을 수 있다. 저탄수화물 다이어트로는 인슐린이 감소하고, 인슐린 농도가 감소하면 비만율도 감소한다. 그러나 모든 음식이 어느 정도는 인슐린을 높인다. 미국 표준 식단의 경우 정제된 탄수화물이 차지하는 비율이 50퍼센트 이상이므로 저열량 다이어트를 시도할 경우 섭취하는 탄수화물의 양이 전체적으로 줄어든다. 그러므로 섭취하는 식품의 총량을 제한하는 저열량 다이어트로도 인슐린 농도를 줄이는 효과를 얻을 수 있다. 둘 다 단기적으로는 효과가 있다는 의미다.

하버드대학교의 프랭크 색스 교수도 네 가지 식단을 조사한 무작위 연구에서 정확히 이와 같은 결과를 얻었다.[3] 그가 조사한 네 가지 식단은 탄수화물과 지방, 단백질의 비중이 조금씩 달랐지만 체중 감소 효과는 동일했다. 체중은 식단 조절 후 6개월이 경과하자 가장 많이 줄어들었고 이후 점차적으로 다시 늘어났다. 식단 조절 연구를 메타 분석한 2014년 연구 결과에서도 거의 동일한 결론이 도출됐다.[4] "다이어트 방법별 체중 감소 효과는 최소 수준이었다." 물론 한 가지 다이어트가 다른 방법보다 약간 더 나은 결과가 나올 때도 있다. 그러나 이 차이는 보통 1킬로그램 정도도 안 되고, 그마저도 1년 내에 없던 일이 되는 경우가 많다. 솔직히 인정하자. 모두가 저열량 저지방 다이어트를 시도해 봤지만 효과는 없었다. 앳킨스 다이어트도 해봤지만 광고된 것처럼 큰 수고 없이 체중이 줄어드는 결과는 얻을 수 없었다.

이런 결과가 종종 뭐든 적당히만 먹으면 괜찮다는 의미로 해석되기도 한다. 그러나 그와 같은 생각은 인체의 체중이 늘어나는 복합적인 과정을 조금도 이해하지 못한 것으로 볼 수 있다. '적당히'라는 표현은 식생활을 어떻게 관리해야 하는지, 그 진실을 찾기 위해 거쳐야 하는 고생스러운 과정을 피하기 위한 구실에 불과하다. 예를 들어 브로콜리와 아이스크림을 둘 다 똑같이 적당히 먹어야 할까? 두말할 필요 없이 그렇지 않다. 우유와 설탕으로 단맛을 낸 음료를 똑같이 적당히 마셔야 할까? 당연히 그렇지 않다. 설탕이 들어간 음료, 사탕을 비롯한 특정 식품은 반드시 엄격히 제한해야 한다는 것은 오래전부터 확인된 사실이다. 케일, 브로콜리 등 섭취량을 제한할 필요가 없는 음식이 있다는 것도 마찬가지로 오래전에 밝혀졌다.

"다 열량 문제야"라는 틀린 결론을 내리는 사람들도 있다. 사실과 전혀 다른 생각이다. 열량은 비만과 같은 다면적인 질환에 작용하는 유일한 원인이 아니다. 우리는 사실을 인정할 필요가 있다. 저열량 다이어트를 해보고 다시 시도하고 또다시 시도해 봤지만 매번 실패로 돌아갔다는 사실을 받아들여야 한다.

그 밖에도 실제와 거리가 먼 여러 가지 결론들이 존재한다. "최상의 다이어트 같은 건 없다"라든가 "자신에게 잘 맞는 다이어트를 택해야 한다", "꾸준히 실천할 수 있는 다이어트가 최상의 다이어트다" 같은 말도 그렇다. 하지만 영양이나 질병 전문가로 인정받는 사람들도 올바른 식단 관리 방법이 무엇인지 알지 못하는데 우리가 무슨 수로 알 수 있을까? '미국 표준 식단'을 따르는 것이 내가 꾸준히 실천할 수 있는 식단 관리법이라면 이걸 최상의 다이어트라고 할 수 있을까? 설탕 입힌 시리얼이나 피자로 이루어진 식단을 가장 잘 지킬 자신이 있다면? 당연히 최상의 다이어트라고 할 수는 없다.

예를 들어 심혈관 질환을 앓고 있는 환자에게 "잘 맞는 치료법을 택하세요"라고 하는 것은 절대 만족스러운 조언이 될 수 없다. 담배를 끊고 신체활동량을 늘리는 것과 같은 생활방식상의 요소가 모두 심장 질환을 줄이는 효과가 있다면 우리는 어느 하나를 택하기보다 두 가지 다 실천하기 위해 노력해야 한다. "심장 질환을 피하려면 꾸준히 실천할 수 있는 것으로 생활방식 변화 한 가지를 골라서 노력하세요"라고 하지는 않는다. 그런데 안타깝게도 소위 비만 전문가라는 사람들은 우리에게 이런 식으로 조언을 한다.

서로 중첩되는 여러 가지 경로를 통해 비만이 발생한다. 그중에서 가장 공통적으로 영향을 주는 것이 과인슐린혈증으로 인한 호르몬 불균형이다. 설탕이나 정제 탄수화물 섭취가 이 문제를 유발한 주된 원인일 수도 있다. 이 경우 저탄수화물 식단으로 바꾸면 최상의 효과를 얻을 수 있다. 인슐린 저항성이 주된 원인이라면 식사 타이밍을 바꾸거나 간헐적인 단식으로 가장 큰 효과를 얻을 수 있다. 코르티솔 작용 기전이 체내 인슐린 증가의 주된 원인인 경우 스트레스 감소 전략을 마련하거나 수면 부족 문제부터 해결하는 것이 중요하다. 그 밖에도 섬유질 부족이 인슐린을 높이는 핵심 원인인 경우도 있다.

대부분의 다이어트는 비만이라는 문제의 한 가지 측면만 공략한다. 그럴 필요가 있을까? 가령 암 치료에서는 여러 종류의 화학요법과 방사선요법이 한꺼번에 실시된다. 광범위한 측면을 공략하면 치료 성공률도 훨씬 크게 높일 수 있다. 심혈관 질환의 경우 다양한 약물 치료가 실시된다. 즉, 고혈압, 고콜레스테롤, 당뇨, 금연에 도움이 되는 약물 치료가 동시에 실시된다. 고혈압을 치료하면서 흡연 여부를 생각하지 않을 수 없다. HIV와 같은 감염 질환도 마찬가지로 치료 효과를 극대화하기 위해 여러 가지 항바이러스제를 조합한 치료가 실시된다.

비만도 다면적인 질환이므로 이와 같은 방식으로 치료해야 한다. 비만의 여러 측면 중 한 가지만 표적으로 삼기보다 여러 가지를 표적으로 정하고 치료해야 한다. 어느 한쪽만 선택할 필요가 없다. 저열량 식단과 저탄수화물 식단의 효과를 비교하지 말고 그냥 둘 다 시도하면 어떨까? 그러지 말아야 할 이유는 없다.

인슐린 농도가 높아지는 원인은 저마다 다르므로 각자에게 맞는 해결 방식을 찾는 것이 중요하다. 예를 들어 만성적인 수면 부족이 체중 증가의 주된 원인이라면 정제된 곡류를 덜 먹는 것으로는 도움이 되지 않는다. 과도한 설탕 섭취가 문제인 사람이 마음챙김 명상을 한다면 더 더욱 도움이 안 될 것이다.

비만은 지방을 조절하는 호르몬에 이상이 생긴 결과다. 체중 증가를 촉발하는 주된 호르몬은 인슐린이므로 체내 인슐린 농도를 낮추는 치료법을 찾는 것이 가장 합리적인 방법이다. 목표에 도달하는 방법은 여러 가지가 있고, 우리는 그 각각의 방법이 가진 이점을 활용할 수 있어야 한다. 이번 장은 이 목표를 달성할 수 있는 방법을 단계적으로 소개하는 것으로 마무리하고자 한다.

1단계 : 가당 섭취량 줄이기

설탕은 인슐린 분비를 촉진한다. 그러나 이보다 훨씬 더 심각한 악영향도 일으킨다. 설탕 섭취로 특히 살이 많이 찌는 이유는 인슐린 농도를 높이는 영향이 즉각적으로도 발생하지만 장기적으로도 나타나기 때문이다. 앞서 설명한 것처럼 설탕은 포도당과 과당이 동량으로 결합된 결과물이다. 과당은 간의 인슐린 저항성에 직접적인 영향을 준다. 인슐린 저항성이 생기면 시간이 갈수록 인슐린 농도가 높아진다.

그러므로 자당과 고과당 옥수수 시럽은 그 어떤 식품보다도 살이 훨씬 더 많이 찌게 한다. 설탕을 먹으면 유독 살이 많이 찌는 이유는 인슐린 저항성에 직접적인 영향을 주기 때문이다. 반면 영양학적인 이점은 없으므로 첨가 당은 모든 다이어트에서 가장 첫 번째로 제거해야 하는 요소다.

천연 식품, 가공되지 않은 자연 식품 중에도 당이 함유된 종류가 많다. 예를 들어 과일에는 과당이 함유되어 있고, 우유에는 젖당이 들어 있다. 그러나 자연적으로 존재하는 당과 첨가 당은 다르다. 가장 핵심적인 차이는 함량과 농도이다.

우선 식탁에서 가장 먼저 치워야 하는 것은 설탕 통이다. 어떤 식음료든 설탕을 첨가해야 할 이유는 전혀 없다. 문제는 음식을 조리하는 과정에서 당류가 우리도 모르게 사용되는 경우가 많아서 설탕 섭취를 피하기가 힘든 경우가 많다는 것이다. 모르는 사이에 놀랍도록 많은 양의 설탕을 먹을 수도 있다. 당류는 가공 공정이나 조리 과정 중에 첨가되는 경우가 많아서 다이어트를 시도하는 사람들에게 심각한 걸림돌이 된다. 첫 번째 문제는 당류가 무한정 첨가될 수도 있다는 것이고, 두 번째는 가공 식품의 경우 설탕이 자연 식품보다 훨씬 더 고농도로 존재할 수 있다는 것이다. 가공 식품 중에는 사실상 100퍼센트 설탕에 가까운 제품도 있다. 설탕을 제외하면 자연 식품 중에는 그런 식품이 없다. 사탕의 경우 맛이 첨가된 설탕이나 다름없다. 당류 첨가의 세 번째 문제는 설탕이 다량 함유된 간식류 중에는 먹어서 배부르다고 느낄 수 있는 식품이 없으므로 일단 먹기 시작하면 과식을 유발한다는 점이다. 당류의 해로운 영향을 상쇄할 수 있는 식이섬유가 들어 있지 않은 식품도 많다. 이와 같은 이유로 우리는 식생활에서 자연적으로 존재하는 당류가 아닌 첨가 당을 줄이기 위해 최선을 다해야 한다.

식품 라벨을 읽어라

당류는 정제 식품과 가공 식품에 가장 많이 함유된 성분이지만 라벨에 반드시 명시되지는 않는다. 설탕이라는 이름 대신 사용되는 명칭에는 자당, 포도당, 과당, 말토스, 덱스트로스, 당밀, 가수분해 전분, 꿀, 전화

당, 사탕수수 설탕, 포도당-과당, 고과당 옥수수 시럽, 갈색 설탕, 옥수수 감미료, 쌀/옥수수/메이플/맥아/골든/팜 시럽, 아가베 시럽 등이 포함된다. 모두 첨가 당이 다량 함유된 사실을 감추기 위해 사용되는 가명이라 할 수 있다. 식품 라벨에 여러 가지 가명으로 성분을 명시하는 것은 널리 활용되는 속임수다. 설탕이 성분 목록에서 제1성분으로 기입되지 않도록 하려는 전략이다.

가공 식품에 당류를 첨가하면 다른 노력을 기울이지 않아도 식품의 맛이 좋아지는 마법 같은 효과를 얻을 수 있다. 각종 소스류는 이 같은 문제가 흔히 발생하는 식품이다. 바비큐 소스, 자두 소스, 허니갈릭 소스, 해선장, 새콤달콤한 맛을 내는 소스, 음식을 찍어 먹는 디핑 소스에는 설탕이 잔뜩 들어 있다. 스파게티 소스에는 10~15그램의 설탕이 들어 있다. 토마토의 시큼한 맛을 약화시켜서 먹을 때 즉각 시다는 느낌을 받지 않도록 하기 위해서다. 시중에 판매되는 샐러드드레싱과 케첩, 렐리시 같은 양념류에도 설탕이 다량 함유된 경우가 많다. 요약하면, 포장된 상태로 판매되는 식품에는 첨가 당이 들어 있을 가능성이 높다.

설탕이 어느 정도 들어 있어야 적당한지 묻는 것은 담배를 얼마나 피워야 적당한지 묻는 것과 같다. 첨가 당은 하나도 넣지 않는 것이 가장 좋지만 아마 그런 식품은 찾을 수 없을 것이다. 대신 합리적인 해결책은 어떤 것이 있는지 알아보자.

디저트는 어떻게 해야 할까

디저트는 대부분 다른 식품과 쉽게 구분이 되므로 식생활에서 제외시키기도 쉽다. 디저트의 구성 성분은 대부분 설탕이고 여기에 맛을 보강하기 위해 풍미가 첨가된다. 케이크, 푸딩, 쿠키, 파이, 무스, 아이스크림, 셔벗, 사탕, 초코바 등이 이러한 디저트에 포함된다.

그럼 어떤 디저트를 먹어야 할까? 전통 사회의 방식을 따르면 된다. 최고의 디저트는 신선한 제철 과일이며, 가까운 지역에서 생산된 것일수록 좋다. 계절에 맞게 생산된 베리류나 체리를 그릇에 담고 크림에 거품을 내서 끼얹으면 식사를 맛있게 마무리할 수 있는 메뉴로 제격이다. 견과류와 치즈를 작은 접시에 담아 즐기는 것도 첨가 당의 영향을 피하면서도 식사를 아주 만족스럽게 마치는 방법이다.

카카오가 70퍼센트 이상 함유된 다크초콜릿은 적당량만 섭취하면 건강에 놀라울 정도로 유익한 간식이 된다. 초콜릿은 원래 코코아 열매로 만들어지므로 자연적으로는 설탕이 들어 있지 않다(그러나 밀크초콜릿 제품은 대부분 설탕이 다량 함유되어 있다). 다크초콜릿에는 밀크초콜릿이나 화이트초콜릿보다 설탕이 적게 들어 있다. 또한 다크초콜릿에는 섬유질과 폴리페놀, 플라바놀 등 항산화 성분도 상당량 함유되어 있다. 여러 연구에서도 다크초콜릿 섭취 시 혈압 감소[5], 인슐린 저항성 감소[6], 심장 질환 감소[7] 효과에 도움이 되는 것으로 나타났다. 반면 밀크초콜릿은 대부분 사탕과 크게 다르지 않다. 카카오 함량도 유익한 효과를 기대하기에는 너무 적은 수준이다.

적당량 섭취하면 견과류도 식후에 즐길 수 있는 좋은 식품이다. 대부분의 견과류에는 몸에 좋은 단일 불포화지방이 가득 들어 있고 탄수화물 함량은 매우 낮거나 아예 들어 있지 않다. 섬유질 함량이 높다는 점도 건강에 유익한 특징이다. 마카다미아넛, 캐슈넛, 호두는 전부 즐겨 먹을 수 있는 견과류에 해당된다. 수많은 연구를 통해 견과류를 많이 섭취할수록 심장 질환 감소[8], 당뇨병 감소[9] 등 건강에 유익한 영향이 발생하는 것으로 밝혀졌다. 항산화 작용을 하는 감마 토코페롤과 망간, 칼슘, 마그네슘, 셀레늄 등 비타민이 다량 함유된 피스타치오넛은 지중해 연안 지역민들의 식생활에 널리 활용된다. 최근 스페인에서 실시된 한 연구에서는 피스타치오를 매일 100알씩 섭취하면 공복기 혈당과 인슐린 농도, 인슐린 저항성이 개선되는 것으로 나타났다.[10]

설탕을 아예 입에도 대지 말라는 뜻은 아니다. 생일, 결혼, 졸업, 크리스마스, 추수감사절 등 축하할 일이 생기면 음식이 항상 중심이 된다. 중요한 것은 어쩌다 한 번씩 먹어야 한다는 것이다. 디저트가 매일 먹는 음식이 되어서는 안 된다.

그러나 반드시 염두에 둬야 할 점은 체중 감량이 목표라면 가장 먼저 해야 할 일이 설탕 섭취량을 크게 줄여야 한다는 것이다. 설탕 대신 인공 감미료를 먹어서도 안 된다. 인공 감미료도 설탕만큼 체내 인슐린 농도를 높이므로 똑같이 비만을 유발한다.

간식은 아예 먹지 마라

몸에 좋은 간식은 체중 감량과 관련된 가장 큰 속임수라 할 수 있다. 조금씩 자주 먹는 습관이 건강에 좋다는 잘못된 생각이 전설처럼 확고하게 자리를 잡은 것도 그러한 속임수의 결과다. 영어로 'graze(풀을 뜯다)'라는 표현이 사용된다는 점에서도 나타나듯이 그런 습관은 소에게나 어울린다. 음식을 조금씩 자주 먹는 방식은 음식과 관련된 거의 모든 전통과 완전히 배치된다. 그리 멀지 않은 1960년대에도 사람들은 대부분 하루에 세 끼만 먹었다. 인슐린 분비가 끊임없이 자극되면 인슐린 저항성이 생길 수밖에 없다(간식의 위험성에 대해서는 10장과 11장에 더 자세한 내용이 나와 있다). 해결 방법은 수시로 먹는 습관을 바꿔야 한다는 것이다.

간식은 디저트가 형태만 살짝 바꾼 음식인 경우가 많다. 대부분 어마어마한 양의 정제된 밀가루와 설탕이 들어 있다는 말이다. 포장된 제품으로 판매되어 우리가 편리하게 이용할 수 있는 이런 간식들이 슈퍼마켓 진열대를 온통 차지하고 있다. 쿠키, 머핀, 푸딩, 젤로, 돌돌 말린 과일 맛 젤리, 과일을 퓌레로 만들어서 납작한 판 형태로 말린 프루트 레더, 넓적한 초콜릿, 시리얼 바, 그래놀라 바, 비스킷에 이르기까지 모두 최대한 피해야 할 식품들이다. 저지방으로 광고되는 쌀 과자에는 맛을 보충하기 위해 설탕이 들어간다.

통조림 과일, 가공된 과일 제품도 과일이라는 건강한 이미지와 달리 설탕이 가득 들어 있지만 이런 사실은 드러나지 않는다. 모츠 애플소스 제품의 경우 1회 섭취량에 설탕이 티스푼 5개 반 분량(22그램)이나 들어 있다. 복숭아 통조림도 1회 섭취량에 티스푼 4개 반(18그램)에 해당되는 설탕이 들어 있다.

간식을 꼭 먹어야 할까? 그렇지 않다. 여러분 스스로도 잘 생각해 보기 바란다. 간식을 찾는 이유는 정말로 배가 고파서일까, 그냥 심심해서일까? 간식은 아예 눈에 띄지 않도록 하자. 간식을 즐기는 습관이 있다면 건강에 덜 해로운 다른 습관으로 바꿔보자. 오후에 녹차를 한 잔 마시는 습관을 새로 들여도 좋을 것이다.

간식 시간에 무엇을 먹어야 하는가라는 질문에 내가 제시하는 답은 간단하다. 아무것도 먹지 말라는 것이다. 간식은 먹지 마라. 그게 끝이다. 복잡하게 살지 말자.

아침은 먹어도 되고 안 먹어도 된다

아침밥은 하루 세 끼 중에서 가장 논란이 많은 끼니다. 아침에 일어나 이불 밖으로 나오자마자 뭘 좀 먹어라, 뭐라도 먹어야 한다는 이야기를 많이 들어봤을 것이다. 그러나 아침식사는 하루 중 가장 중요한 식사에서 그냥 식사로 지위를 격하시킬 필요가 있다. 나라마다 아침식사 전통도 제각기 다르다. 푸짐한 미국식 아침식사는 간단한 점심이라는 의미가 담긴 프랑스식 아침식사와 큰 대조를 이룬다. 여기서 키워드는 '간단한'이다.

아침밥의 가장 큰 문제는 간식과 마찬가지로 아침에 먹는 식품들이 고도로 가공된 탄수화물과 설탕이 엄청나게 들어 있는, 디저트가 형태만 바꾼 음식에 지나지 않는 경우가 많다는 것이다. 그중에서도 아침식사용 시리얼, 특히 어린이들을 타깃으로 한 제품들이 최악이다. 어린이용 시리얼에는 성인들을 주 소비층으로 하는 제품보다 설탕이 평균 40퍼센트 이상 더 많이 들어 있다.[11] 다들 예상하겠지만 어린이용 시리얼 제품에는 거의 다 설탕이 들어 있고 중량당 설탕의 비중이 50퍼센트 이상인 제품이 10퍼센트에 이른다. 설탕이 적게 든 제품이라는 표현을 명시할 수 있는 기준을 충족하는 제품은 5.5퍼센트에 불과하다. 8세 이하 어린이의 식생활을 구성하는 식품 중에서 아이들이 설탕을 섭취하는 주요 식품 순위에 아침식사용 시리얼은 사탕, 쿠키, 아이스크림, 가당 음료 바로 다음 자리를 차지한다.

해결책은 간단하다. 설탕이 들어간 아침식사용 시리얼은 먹지 마라. 꼭 먹어야겠다면 1회 제공량을 기준으로 설탕이 0.8티스푼(4그램)보다 적게 들어 있는 제품을 선택하라.

머핀, 케이크, 데니시 페이스트리, 바나나브레드 등 베이커리에서 만드는 아침식사용 메뉴도 마찬가지로 문제가 심각하다. 이러한 제품에는 정제된 탄수화물이 상당량 함유되어 있을 뿐만 아니라 단맛을 내기 위해 설탕과 잼이 들어가는 경우가 많다. 빵에 이미 설탕이 들어 있는데 대체로 설탕 함량이 높은 잼이나 젤리와 함께 먹는 것이다. 피넛버터도 설탕이 첨가된 제품을 쉽게 찾을 수 있다.

전통적인 요구르트나 그리스 요구르트는 영양학적으로 우수한 식품이다. 그러나 시중에 판매되는 요구르트에는 첨가 당과 과일 맛 향미료가 다량 함유되어 있다. 요플레 과일 요거트 제품 1회 섭취량에는 설탕이 8티스푼(31그램) 가까이 들어 있다. 오트밀도 전통적인 식품이자 건강에 이로운 식품에 속한다. 통귀리나 거칠게 빻은 귀리를 선택하면 된다. 다만 귀리는 섬유질 함량이 상당히 높아서 열을 가하면서 오랜 시간 익혀야 먹을 수 있다. 그렇더라도 인스턴트 오트밀은 피해야 한다. 고도로 가공되고 정제되어 금방 조리해서 먹을 수 있도록 만들어진 인스턴트 오트밀에는 첨가 당과 향미료가 다량 함유되어 있고 귀리의 영양 성분은 대부분 제거된다. 퀘이커 가향 인스턴트 오트밀 제품의 경우 1회 제공량에 설탕이 티스푼 3개 반 분량(13그램) 들어 있다. 인스턴트 제품인 '크림 오브 휘트'도 마찬가지로 설탕이 4티스푼(16그램) 들어 있다. 압착 귀리, 말린 과일, 그래놀라, 그래놀라 바 같은, 건강에 좋은 제품으로 위장하려고 애쓰는 제품들이 많다. 실제로는 설탕이 다량 함유되어 있거나 초콜릿 칩, 마시멜로가 들어 있는 경우가 많다.

콜레스테롤이 들어 있다는 이유로 한때 피해야 할 식품으로 여겨지던 달걀은 스크램블 에그로 만들어 먹거나 살짝 구운 오버이지, 서니 사이드 업 방식으로 조리해도 되고 완숙 달걀, 반숙 달걀, 수란 등 다양한 방식으로 조리해서 즐길 수 있다. 달걀 흰자에는 단백질이 많이 들어 있고 노른자에는 여러 가지 비타민과 콜린, 셀레늄 등 무기질이 함유되어 있다. 특히 달걀은 황반 변성이나 백내장 같은 안질환 예방에 도움이 되는 루테인과 제아크산틴을 얻을 수 있는 좋은 식품이다.[12] 또한 달걀에 함유된 콜레스테롤은 체내 콜레스테롤 구성을 크기가 더 크고 아테롬성 입자를 덜 발생시키는 입자로 바꾸는 유익한 영향력을 발휘한다.[13] 여러 건의 대규모 역학 연구가 실시됐지만 달걀 섭취가 심장 질환 증가와 관련이 있다는 근거는 밝혀지지 않았다.[14, 15] 무엇보다 달걀은 맛도 좋고 가공되지 않은 자연 식품이므로 그냥 먹으면 된다.

아침밥으로 무엇을 먹어야 할까를 생각할 때 꼭 이 점을 기억하기 바란다. 배가 고프지 않으면 아무것도 먹지 마라. 그대로 빈속을 유지하다가 점심 때 구운 연어에 샐러드로 첫 끼를 먹어도 아무 문제 될 것이 없다. 물론 아침을 먹는다고 해서 나쁠 것도 없다. 다른 끼니와 마찬가지다. 단지 아침에는 시간에 쫓기기 십상이므로 많은 사람들이 포장 판매되는, 고도의 가공을 거쳐 설탕이 가득 들어간 식품을 집어 든다는 것이 문제다. 아침식사를 비롯해 세 끼 어느 식사든 항상 가공되지 않은 자연 식품을 먹어야 한다. 챙겨 먹을 시간이 없다면? 그럼 먹지 마라. 삶을 괜히 복잡하게 만들 필요가 없다.

음료 : 설탕이 첨가되지 않은 것으로

설탕으로 단맛을 낸 음료는 첨가 당을 섭취하게 되는 주된 원인 중 하나다. 소다수, 설탕이 들어간 차, 과일 주스, 과일 펀치, 비타민 워터, 스무디, 셰이크, 레모네이드, 초콜릿 우유나 기타 맛이 첨가된 우유, 아이스커피 음료, 에너지 드링크 등이 모두 포함된다. 뜨거운 음료 중에는 핫초코, 모카치노, 카페모카, 단맛을 낸 커피와 차 등이 해당된다. 하드 레모네이드, 와인 쿨러(칵테일), 탄산음료가 함유된 맥주 등 새롭게 등장한 알코올 음료도 설탕이 다량 첨가된 경우가 많다. 베일리 아이리시 크림, 마가리타, 다이커리(럼주에 사탕수수 즙, 레몬 등 과일, 설탕 등을 섞은 칵테일-옮긴이), 피나콜라다, 디저트 와인, 아이스와인, 단맛이 나는 셰리주, 리큐르 등 전통적인 주류도 마찬가지다.

술 자체는 어떨까? 술은 다양한 재료에 함유된 당류와 전분을 발효해서 만든다. 효모가 이러한 재료에 함유된 당류를 소화시켜 알코올로 전환하고 남은 당류는 음료의 맛에 단맛을 더한다. 그러나 당이 첨가된 디저트 와인은 설탕이 가득 들어 있으므로 권장할 만한 음료가 아니다.

반면 레드와인의 경우 적당량 섭취하면 인슐린 농도가 오르거나 인슐린 반응성에 악영향을 주지 않으므로 먹어도 된다.[16] 하루 두 잔까지는 체중 증가에도 큰 영향을 주지 않고[17] 인슐린 민감도를 개선시키는 효과도 있다.[18] 알코올 자체는 맥주에 함유된 것을 포함하여 인슐린 분비나 인슐린 저항성에 거의 영향을 주지 않는 것으로 보인다. 술보다는 술과 함께 먹는 음식 때문에 살이 찐다는 이야기를 종종 들어보았을 것이다. 근거는 희박하지만 어느 정도는 맞는 말이다.

그럼 우리가 마실 수 있는 음료는 무엇일까? 가장 좋은 음료는 평범한 물이나 탄산수다. 여기에 레몬이나 오렌지, 오이를 몇 조각 더하면 신선한 맛을 느낄 수 있다. 그 밖에 즐길 수 있는 전통적인 음료와 맛 좋은 음료를 소개하면 다음과 같다.

커피 : 생각보다 건강에 좋다

커피는 카페인 함량이 높다는 이유로 건강에 해로운 음식이라 여겨지기도 한다. 그러나 최근 연구에서는 정반대의 결과가 나왔다.[19] 커피가 항산화 물질[20]과 마그네슘, 리그난[21], 클로로겐산[22]을 얻을 수 있는 주된 식품으로 밝혀진 것이다.

커피는 디카페인 버전을 포함하여 제2형 당뇨를 방지하는 효과가 있는 것으로 보인다. 2009년에 실시된 검토 연구에서는 매일 커피를 한 잔 마실 때마다 당뇨병 위험이 7퍼센트까지 감소하고 이 효과는 하루 여섯 잔까지 마실 때 유효한 것으로 나타났다.[23] '유럽 암·영양 전향연구'에서는 커피나 차를 하루 세 잔 이상 마시면 당뇨병 발생 위험이 42퍼센트까지 감소하는 것으로 확인됐다.[24] '싱가포르 중국인 건강 연구'[25]에서도 당뇨병 위험이 30퍼센트 줄어든다는 결과가 나왔다.

커피를 마시면 사망률이 10~15퍼센트 감소한다는 결과도 있다.[26] 한 대규모 연구에서는[27] 심장 질환 등 주요 사망 원인의 대부분은 그 위험성이 커피를 섭취하면 감소하는 것으로 나타났다. 또한 커피에는 신경 질환인 알츠하이머병,[28, 29] 파킨슨병,[30, 31] 간경변증,[32] 간암[33]으로부터 인체를 보호하는 효과도 있는 것으로 보인다. 여기서 주의해야 할 점은 이처럼 상관관계를 분석한 연구에서 가능성 있는 결과가 확인된 것은 사실이지만 이것이 효과를 입증할 수 있는 증거는 아니라는 것이다. 다만 이러한 결과를 통해 커피는 기존의 생각처럼 몸에 해롭지 않다는 사실을 알 수 있다.

원두는 밀폐 용기에 담아 습기와 열, 빛이 닿지 않도록 보관해야 한다. 원두를 분쇄하면 풍미가 빠른 속도로 사라지므로 적당한 가격의 그라인더를 장만하는 것도 충분히 가치 있는 투자가 될 것이다. 원두는 커피를 내리기 직전에 갈면 된다. 아이스커피도 간단히 만들 수 있다. 평소와 같은 방법으로 커피를 내려서 냉장고에 넣어 하룻밤 두면 된다. 시나몬, 코코넛 오일, 바닐라 추출물, 아몬드 추출물, 크림을 첨가하면 건강에 도움이 되는 커피의 특성을 해치지 않고 더 맛있게 즐길 수 있다. 단, 설탕이나 다른 감미료는 첨가하지 말아야 한다.

티타임은 언제든 좋다

차는 물 다음으로 세계에서 가장 많이 소비되는 음료다. 기본적인 차 종류는 몇 가지가 있다. 홍차는 전 세계에서 소비되는 차의 75퍼센트 가까이를 차지할 정도로 가장 흔한 종류에 해당된다. 수확한 찻잎이 완전히 발효되면 홍차 특유의 까만색이 된다. 홍차는 카페인 함량이 다른 차보다 높은 경향이 있다. 우롱차는 발효가 반쯤 진행된 차로 발효 기간이 짧다. 녹차는 비발효차에 해당된다. 갓 수확한 찻잎은 발효가 더 이상 진행되지 않도록 찌는 공정을 거친다. 이를 통해 녹차의 맛이 훨씬 좋아지고 꽃 향도 강해진다. 녹차는 커피보다 카페인 함량이 훨씬 낮아서 카페인의 자극 효과에 민감한 사람들이 마시기에 좋다.

녹차에는 카테킨으로 알려진 강력한 항산화물질이 고농도로 함유되어 있다. 특히 에피갈로카테킨갈레이트라는 물질이 많이 들어 있다. 카테킨의 주된 기능은 탄수화물 소화 효소의 활성을 저해하여 혈당을 낮추고[34] 췌장 베타 세포를 보호하는[35] 것으로 추정된다. 찻잎이 발효 과정을 거치면(홍차) 카테킨이 다양한 테아플라빈으로 바뀌므로[36] 녹차와 홍차의 항산화 기능은 비등하다고 할 수 있다. 녹차에 함유된 폴리페놀은 인체 대사를 강화하고[37] 이 같은 특징은 지방 연소에 도움이 된다.[38] 그 밖에도 녹차를 마시면 운동을 할 때 더 많은 지방이 산화되고[39] 휴지기 에너지 소비량이 증가하며[40] 각종 암 발생 위험이 감소하는[41] 등 건강에 다양한 도움이 되는 것으로 밝혀졌다.

여러 편의 연구를 메타 분석한 결과에서 녹차는 체중 감량에 도움이 되는 것으로 나타났다. 단, 영향을 주는 체중의 범위는 1~2킬로그램 정도로 그리 크지는 않았다.[42] '싱가포르 중국인 건강 연구'를 포함한 여러 연구에서는 차를 마시면 제2형 당뇨 위험성이 14~18퍼센트까지 감소하는 것으로 확인됐다.[43, 44]

차는 어떤 종류든 뜨겁게 마셔도 되고 차갑게 즐길 수도 있다. 또한 누구든 입맛에 꼭 맞는 차를 반드시 찾을 수 있을 만큼 종류가 매우 다양하다. 차에 레몬필, 오렌지필, 시나몬, 소두구, 바닐라 열매, 민트, 생강을 첨가하면 풍미를 더할 수 있다.

허브티는 허브와 향신료, 기타 식물에서 얻은 물질을 뜨거운 물에 우려낸 것을 가리킨다. 그러나 찻잎은 들어 있지 않으므로 사실 진짜 차는 아니지만 설탕을 넣지 않고 즐길 수 있는 훌륭한 음료다. 마찬가지로 뜨겁게 마시거나 차갑게 마실 수 있고 종류도 무궁무진하다. 인기 있는 허브티 종류로는 민트, 캐모마일, 진저, 라벤더, 레몬밤, 히비스커스, 로즈힙 등을 꼽을 수 있다. 시나몬이나 다른 향신료를 더하면 한층 더 풍부한 맛을 즐길 수 있다.

뼈 육수

전통적으로 거의 모든 문화권에서 맛도 좋고 영양가도 높은 뼈 육수를 요리에 사용해 왔다. 동물의 뼈에 맛을 더할 수 있는 채소와 허브, 향신료를 넣고 푹 끓이면 뼈 육수를 만들 수 있다. 오래(4시간에서 48시간까지) 끓이면 뼈의 무기질과 젤라틴, 영양 성분이 대부분 육수로 흘러나온다. 끓일 때 식초를 약간 첨가하면 뼈에 저장된 일부 무기질이 빠져나오는 데 도움이 된다. 뼈 육수는 프롤린, 아르기닌, 글리신 등 아미노산과 칼슘, 마그네슘, 인과 같은 무기질 함량이 높다.

동물의 뼈는 보통 전통 식품을 취급하는 식료품 판매점에서 구할 수 있다. 대부분 값도 그리 비싸지 않고 끓이기 전에 준비할 것도 별로 없어서 매우 간편하다. 한꺼번에 뼈 육수를 많이 만들어서 냉동 보관해도 된다. 단, 시중에 판매되는 육수 제품은 집에서 직접 만든 것과 크게 다르다. 포장 판매된 육수는 맛을 강화하기 위해 인공 향미료나 MSG가 들어간 경우가 많고 통조림 육수의 경우 무기질, 영양 성분, 젤라틴이 들어 있지 않다.

2단계 : 정제된 곡류는 적게 먹어라

백밀가루와 같은 정제된 곡류는 사실상 그 어떤 식품보다도 인슐린 분비를 크게 자극한다. 밀가루와 기타 정제된 곡류의 섭취량을 줄이면 체중을 줄일 수 있는 가능성이 크게 높아진다. 특히 영양 성분이 결핍된 백밀가루는 적게 먹어도 문제될 것이 전혀 없다. 아예 식단에서 제외해도 된다. 영양 성분을 강화한 백밀가루도 가공 과정에서 모든 영양소를 제거한 뒤 건강에 좋은 것처럼 꾸미기 위해 나중에 일부 성분을 첨가한다.

통밀과 통곡류는 비타민과 섬유질 함량이 더 높으므로 백밀가루보다 낫다. 겨에 함유된 섬유질은 인슐린 농도가 급증하는 현상을 방지하는 효과가 있다. 그러나 통밀가루 역시 현대식 제분 시설에서 가공된다. 그보다는 전통적인 방식으로 맷돌에 분쇄된 가루가 좋다. 현대 제분 기술로 만들어지는 극히 미세한 가루는 장에서 흡수 속도가 높고, 따라서 통밀가루라 하더라도 인슐린의 작용이 증대되는 경향이 나타난다.

빵, 베이글, 잉글리시 머핀, 로티, 난, 식사에 곁들이는 롤빵, 브레드 스틱, 얇은 멜바 토스트, 크래커, 차와 곁들이는 비스킷, 스콘, 토르티야, 랩 샌드위치, 머핀, 쿠키, 케이크, 컵케이크, 도넛 등 밀가루와 전분이 전체 성분 중 대부분을 차지하는 가공된 베이커리 제품은 피해야 한다. 파스타와 국수로 분류되는 제품도 모두 정제된 탄수화물이 다량 농축된 식품이므로 섭취량을 최소한으로 줄여야 한다. 통곡물 파스타의 경우 쉽게 구할 수 있고 더 나은 선택이 될 수 있지만 이상적인 식품과는 매우 거리가 멀다.

탄수화물은 자연 그대로의 가공 안 된 형태로 즐겨야 한다. 탄수화물이 주성분인 수많은 전통 음식들은 건강에 해를 끼치지도 않았고 비만을 유발하지도 않았다. 꼭 기억해야 할 점은 서구 지역의 식품이 해로운 이유가 식품 자체보다 가공 과정 때문이라는 사실이다. 서구식 식생활에서 탄수화물은 정제된 곡물에 크게 치우쳐 있고, 따라서 비만을 유발할 가능성도 매우 높다. 탄수화물이 함유되어 있지만 건강에 아주 좋은 식품으로는 가지, 케일, 시금치, 당근, 브로콜리, 완두콩, 방울 양배추, 토마토, 아스파라거스, 피망, 호박, 콜리플라워, 아보카도, 양상추, 비트, 오이, 물냉이, 양배추를 꼽을 수 있다.

퀴노아는 엄밀히 말하면 씨앗이지만 곡물처럼 이용되며 '고대인들의 곡물'로도 알려져 있다. 남아메리카 잉카 제국에서 처음 재배된 퀴노아는 '곡물의 어머니'라는 명칭으로도 불렸다. 적색, 흰색, 검은색 세 가지 종류로 나뉘며 섬유질과 단백질, 비타민이 매우 풍부하게 함유되어 있다. 또한 혈당 지수가 낮고 퀘르세틴, 캠퍼롤과 같은 항산화 성분도 다량 함유되어 있어서 항염증 기능이 있다고 여겨진다.

남아메리카와 중앙아메리카가 원산지인 치아씨의 역사는 아즈텍인들과 마야인들이 살았던 시대까지 거슬러 올라간다. 치아chia라는 단어는 힘을 의미하는 고대 마야어에서 유래했다. 치아씨에는 섬유질과 비타민, 무기질, 오메가 3, 단백질, 항산화 성분이 다량 함유되어 있다. 보통 액체에 담가서 불린 다음에 섭취하는데, 이렇게 하면 씨앗이 무게의 열 배에 달하는 수분을 흡수하여 젤 형태로 바뀐다.

콩은 용도가 다양하고 섬유질이 풍부한 탄수화물 식품이다. 전통적인 식생활에서는 주식으로 활용된 경우도 많다. 매우 우수한 단백질 섭취원이므로 특히 채식주의자들에게 도움이 된다. 일본 요리에 많이 이용되는 에다마메 콩의 경우 1회 섭취량으로 섬유질 9그램, 단백질 11그램을 얻을 수 있다.

3단계 : 단백질은 적당히 먹어라

정제된 곡류와 달리 단백질은 식생활에서 아예 제외시킬 수 없고 그래서도 안 된다. 대신 단백질은 하루 총섭취 열량의 20~30퍼센트 범위로 적당량을 섭취해야 한다.

단백질 비중이 극히 높은 식단은 권장하지 않는다. 단백질만 따로 먹는 경우는 드물기 때문에 꾸준히 실천하기도 쉽지 않다. 또한 유제품이나 육류처럼 단백질이 함유된 식품은 지방도 상당량 함유된 경우가 많다. 콩과식물과 같은 식물성 단백질 식품은 보통 탄수화물 함량도 높다. 단백질이 지나치게 큰 비중을 차지하는 식단은 입에 영 안 맞는 경우가 허다하다. 그도 그럴 것이 달걀 흰자와 거의 살코기만 남긴 육류에 의존하기 때문이다. 그렇게 극도로 제한된 식단은 말할 것도 없이 실천하기가 어렵다. 그래서 다이어트를 시도하는 사람들은 식사 대용품으로 나온 셰이크나 바, 단백질 파우더 등 고도로 가공된 가짜 식품에 눈을 돌리곤 한다. '옵티패스트', '슬림 패스트' '인슈어', '부스트' 등 영양학적으로는 날강도나 다름없는 수많은 제품들이 시중에 널려 있다. 이러한 제품들로는 장기적으로 체중을 감량할 수 없다. 그저 가공된 혼합 성분을 먹게 만드는 제품일 뿐이다.

4단계 : 천연 지방을 많이 먹어라

세 가지 주요 거대영양소(탄수화물, 단백질, 지방) 가운데 인슐린 분비를 가장 덜 촉진하는 것이 지방이다. 그러므로 지방은 본질적으로 먹어서 살이 찌는 성분이 아니라 오히려 살이 찌지 않도록 방지하는 성분이다(지방의 건강 보호 기능에 대해서는 18장 참조). 지방은 천연 지방의 성분이 높은 비율을 차지하는 것으로 선택해야 한다. 올리브유, 버터, 코코넛유, 우지, 리프 라드(리프 라드leaf lard는 돼지의 신장을 감싼 지방 조직으로 만든 라드를 가리킨다-옮긴이) 등이 가공되지 않은 천연 지방에 해당된다. 고도로 가공된 식물성 유지는 염증을 일으키는 오메가 6 지방산이 다량 함유되어 있어서 건강에 악영향을 발생시킬 수 있다.

건강한 식단으로 널리 인정받고 있는 지중해식 식단은 올레산이 많이 포함되어 있다. 올레산은 올리브유에 함유된 단일 불포화지방이다. 올리브의 원산지는 지중해 지역이고 올리브유는 기원전 4500년부터 생산됐다. 잘 익은 올리브 과육을 으깨서 페이스트로 만든 다음 압착하여 오일을 추출한다. 이와 같은 물리적인 절차만 거쳐서 추출된 오일에는 '버진vergin'이라는 수식어가 붙는다. 올리브유 중에서는 이 종류를 선택하는 것이 가장 좋다. 다른 등급의 올리브유는 화학적인 방식으로 생산되므로 피해야 한다. 정제 오일은 오일을 추출하고 이취를 없애기 위해 화학물질을 사용하고 높은 열을 가한다. 그리고 이러한 특징 때문에 생산자들은 등급이 낮은 올리브도 재료로 사용할 수 있다. 순수pure 올리브유로 판매되는 제품은 정제된 오일을 가리키는 경우가 많으므로 주의해야 한다. 엑스트라 버진 올리브유는 정제되지 않은 오일에 해당되며 과일 향이 살짝 느껴진다. 특정 품질 기준을 충족한 제품에 한하여 이 같은 명칭이 부여된다.

올리브유가 건강에 좋다는 사실은 오래전부터 알려졌다. 올리브유에는 폴리페놀, 올레오칸탈과 같은 항산화 물질이 다량 함유되어 있어서 항염증 효과가 있다.[45] 올리브유로 얻을 수 있는 효과로는 염증 감소, 콜레스테롤 수치 감소[46], 혈액 응고 감소[47], 혈압 감소[48] 등이 있다. 이와 같은 잠재적인 효과는 심장마비, 뇌졸중 같은 심혈관 질환의 위험성을 전체적으로 낮추는 데 도움이 된다.[49]

오일은 열과 빛이 닿으면 산화되므로 올리브유는 서늘하고 어두운

곳에 보관해야 한다. 짙은 녹색의 유리 용기에 담아서 보관하면 오일에 닿는 빛을 줄일 수 있다. 라이트 버전의 올리브유는 미세 여과를 거쳐 올리브유의 맛과 향, 색이 거의 다 제거된 제품으로 특유의 과일 향이 방해가 될 수 있는 베이킹에 사용하기에 적합하다.

견과류도 지중해식 식단에서 중요한 부분을 차지한다. 견과류는 지방 함량이 높아서 오랫동안 먹지 말아야 할 식품으로 취급받았지만 이제는 건강에 아주 이로운 식품으로 인정받고 있다. 견과류에는 몸에 좋은 지방과 더불어 천연 섬유질도 많고 탄수화물의 비율은 낮다. 특히 호두에는 오메가 3 지방산이 다량 함유되어 있다.

지방 성분이 온전히 함유된 유제품은 맛도 좋고 살이 찔 수도 있다는 우려 없이 먹어도 된다. 통제군 포함 무작위 연구 스물아홉 건을 분석한 결과에 따르면[50] 지방이 제거되지 않은 유제품을 먹어도 체중이 늘거나 줄지 않는다. 지방 성분이 모두 함유된 유제품이 제2형 당뇨의 발생 위험성을 62퍼센트 낮출 수 있다는 연구 결과도 있다.[51]

아보카도는 최근 들어 주목받고 있다. 단맛은 없지만 아보카도도 나무에서 열리는 과일이다. 비타민 함량이 높고 특히 칼륨이 고농도로 들어 있으며 과일 중에서는 특이하게 탄수화물 함량이 매우 낮다. 또한 단일 불포화지방산인 올레산이 다량 함유되어 있다. 수용성 섬유질과 비수용성 섬유질도 아주 많이 들어 있다.

5단계 : 인체 보호 성분을 많이 먹자

섬유질은 인슐린 분비를 자극하는 탄수화물의 영향을 약화시켜 비만을 방지하는 중요한 성분이다. 그러나 북미 지역의 평균적인 식단에 포함된 섬유질은 1일 권고치에 훨씬 못 미치는 수준이다.

식이섬유의 체중 감량 효과는 수많은 연구와 관찰을 통해 확인됐다. 자연에서 난 그대로 섭취하는 식품에는 섬유질이 풍부하게 들어 있지만 가공 과정을 거치면서 제거되는 경우가 많다. 과일, 베리류, 채소, 통곡류, 아마씨, 치아씨, 콩류, 튀긴 옥수수, 견과류, 오트밀, 호박씨 등은 섬유질을 다량 섭취할 수 있는 식품이다.

글루코만난은 아시아가 원산지인 곤약, 또는 자이언트 얌의 뿌리에 함유된 식이섬유로, 발효성이 있고 점성이 매우 강한 특징이 있다. 무게의 50배까지 수분을 흡수할 수 있어서 현재까지 알려진 식이섬유 중에 점도가 가장 높다.[52] 곤약의 땅속줄기는 수세기 동안 약초로 사용됐다. 곤약 젤리, 두부, 국수 같은 전통 음식의 재료로도 활용되어 왔다.

식초도 인체 보호 식품이다. 전통 식품에 사용되어 온 식초는 인슐린 농도가 갑자기 높아지는 것을 약화시키는 데 도움이 된다. 이탈리아인들이 오일과 식초를 섞어 빵을 찍어 먹는 것은 고탄수화물 식품을 그 영향으로부터 인체를 보호하는 성분과 함께 먹는 좋은 예라 할 수 있다.

초밥용 밥에 식초를 첨가하면 혈당 지수를 20~40퍼센트까지 낮출 수 있다.[53] 피시 앤 칩스도 맥아 식초를 곁들여서 먹는 경우가 많다. 사과 식초는 물에 희석해서 바로 마셔도 된다.

퍼즐의 마지막 조각

체중 감량은 기본적으로 다섯 단계로 이루어진다.

1. 첨가 당의 섭취를 줄일 것
2. 정제된 곡류의 섭취를 줄일 것
3. 단백질 섭취량을 적정 수준으로 유지할 것
4. 천연 지방을 많이 먹을 것
5. 섬유질과 식초를 많이 먹을 것

뭘 먹어야 할까 고민될 때 여러분이 이미 답을 다 알고 있는 경우가 많다. 다이어트 방법은 하나같이 이상할 정도로 굉장히 비슷하다. 즉, 서로 다른 부분보다는 겹치는 부분이 훨씬 많다. 당류와 정제된 곡류는 식단에서 제외하자. 섬유질을 많이 먹자. 채소와 유기농 식품을 먹자. 집에서 만든 음식을 많이 먹고 패스트푸드는 피하자. 가공되지 않은 자연 식품을 먹자. 인공 색소와 인공 감미료는 피하자. 가공 식품과 전자레인지에 데우기만 하면 되는 음식도 피하자. 저탄수화물 다이어트, 저열량 다이어트, 사우스비치 다이어트, 앳킨스 다이어트를 비롯해 큰 인기를 얻고 있는 어떤 다이어트 방법이든 권장 사항은 매우 흡사하다. 물론 세부적인 부분에는 제각기 차이가 있고 특히 지방 섭취에 관한 부분은 모두 다르지만, 그럼에도 상충되는 부분보다 일치하는 부분이 많다. 그런데 왜 논란이 벌어질까?

의견이 합치되면 책이나 잡지가 팔리지 않기 때문이다. 늘 새롭게 발견된 위대한 슈퍼푸드가 있어야 한다. 아사이베리, 퀴노아처럼 말이다. 혹은 새롭게 발견된, 식생활에 가장 사악한 영향력을 행사하는 범인이 있어야 한다. 설탕, 밀, 지방, 탄수화물, 열량, 모두 범인으로 지목됐다. 〈보그〉 헤드라인에 '누구나 알고 있는 다이어트 정보!' 같은 기사가 실

비만코드

릴 리 없다.

어떤 다이어트든 단기적으로는 효과가 있다. 그러나 우리는 그동안 인슐린 저항성으로 인한 장기적인 문제를 경시해 왔다. 찾아야 할 퍼즐의 마지막 조각, 수세기 전에 찾은 해결책이 하나 더 있다. 지구상의 거의 모든 지역에서 영양학적인 지식으로 고이 간직되었지만 빠르게 사라져버린 방법이다. 이 전통적인 방법에 대해서는 다음 장에서 알아보기로 하자.

{ 20 }

언제 먹어야 할까

•

다이어트는 장기적으로 끌어봐야 아무 소득이 없다. 초반에는 체중이 줄지만 무시무시한 정체기가 시작되고 그보다 훨씬 무시무시한, 살이 다시 찌는 단계가 뒤따른다. 체중이 줄면 인체는 기존에 설정된 체중으로 되돌아가려는 반응을 보인다. 우리는 시간이 가면 설정된 체중이 알아서 줄어들기를 바라지만 그런 희망은 실현되지 않는다. 음식을 아무리 신경 써서 챙겨 먹어도 인슐린 농도는 줄지 않는다.

우리는 지금까지 문제의 절반에만 중점을 두었다. 장기적인 체중 감량은 사실 두 단계로 이루어진다. 인슐린 농도가 계속 높은 상태로 유지되는 주된 원인은 두 가지다. 첫 번째는 우리가 먹는 음식으로, 이 문제는 다이어트를 시작하면 대부분 바뀐다. 문제는 지금까지 두 번째 요인에 신경을 쓰지 않은 데서 비롯됐다. 장기적으로 문제를 일으키는 이 요소는 인슐린 저항성으로, 식사 타이밍과 관련이 있다.

인슐린 저항성이 생기면 인슐린 농도가 높은 상태로 유지된다. 인슐린 농도가 높으면 인체의 설정 체중도 높은 상태로 유지된다. 그리고 체중 설정 값이 높으면 체중을 줄이려는 우리의 노력은 다 물거품이 된다. 허기는 더 강해지고, 인체 대사(즉, 에너지 총소비량)는 섭취하는 열량보다도 더 적은 수준이 될 때까지 대폭 축소된다. 다이어트를 계속 하는데도 체중은 아무 변화 없는 단계에 이르렀다가 다시 원래 설정된 체중으로 가차 없이 증가한다. 먹는 음식을 바꾸는 것만으로는 해결되지 않는 문제가 분명 존재한다는 것을 알 수 있다.

체중을 성공적으로 감량하려면 인슐린 저항성으로 비롯된 악순환을 깨뜨려야 한다. 하지만 어떻게 그게 가능할까? 인슐린 저항성이 생기면 인체는 마치 무릎반사처럼 체내 인슐린 농도를 곧바로 높이고, 그 결과 인슐린 저항성은 더욱 심해진다. 이 악순환을 깨기 위해서는 인슐린 농도가 매우 낮은 상태가 반복될 수 있는 상황을 만들어야 한다(인슐린 저항성은 지속 기간과 높은 농도, 두 가지 모두에 좌우된다는 사실을 기억하자).

인슐린 농도가 일시적으로 매우 낮은 상태가 되게 하려면 어떻게 해야 할까? 올바른 음식을 섭취하면 인슐린 농도가 높아지는 것을 방지할 수 있다는 것까지는 알고 있지만 이 방법으로 농도를 크게 낮출 수는 없다. 어떤 음식은 다른 음식보다 농도를 덜 높이지만 어쨌든 모든 음식은 인슐린 생산량을 높인다. 모든 음식이 인슐린 농도를 높인다면 농도를 낮추는 유일한 방법은 음식을 아예 안 먹는 것뿐이다.

우리가 찾던 답은 바로 금식이다. 인슐린 저항성을 없애고 체중을 줄이기 위한 금식은 24시간에서 36시간 동안 간헐적으로 단식하는 것을 의미한다. 구체적인 단식 계획은 부록 B에 나와 있다.

이번 장의 나머지 부분은 단식을 하면 건강에 이상이 생길 수도 있다는 일반적인 우려가 사실인지 짚어보는 데 할애하고자 한다. 연구 결과에 따르면 오히려 건강에 이롭다는 것을 알 수 있다.

단식 : 고대 치료법

인슐린 저항성을 해결하게 해줄, 뭔가 색다르고 여태 한 번도 접해본 적 없는 기적의 다이어트 방법을 찾는 대신 이미 다 시도되었고 효과도 확인된 고대 전통 치유법에 주목해 보자. 단식은 인류 역사상 가장 유서 깊은 치료법 중 하나이자 지구상에 존재한 거의 모든 문화와 종교에서 활용되어 온 방법이다.

단식이 언급될 때마다 늘 당혹스러운 반응이 돌아오곤 한다. 굶으라고? 그게 해결책인가? 하지만 실제 단식은 그런 뜻이 아니다. 단식과 굶주림은 완전히 다른 개념이다. 굶주림, 혹은 기아는 본인의 의지와 무관하게 먹을 음식이 없는 상황을 가리킨다. 굶으려는 의도도 없고 막을 수 있는 방법도 없다. 굶주림에 시달리는 사람들은 언제 다음 끼니를 먹을 수 있는지 알 수가 없다.

반면 단식은 종교, 건강 또는 다른 목적을 위해 자발적으로 음식을 먹지 않는 것이다. 지속 시간도 몇 시간부터 몇 달까지 다양하다. 어떤 의미에서 단식은 일상생활의 한 부분이기도 하다. 영어에서 아침식사를 의미하는 단어 'breakfast'는 단식^{fast}을 깨는^{break} 식사라는 뜻으로, 우리가 매일 하고 있는 일이다.

치유법으로서의 역사는 먼 옛날부터 시작된다. 현대 의학의 아버지로 널리 알려진 코스 섬의 히포크라테스가 환자들에게 처방하고 적극적으로 알린 치료법 중에는 단식과 사과 식초 섭취가 포함되어 있었다. "아플 때 음식을 먹는 것은 병을 키우는 일이다." 히포크라테스는 이런 글을 남겼다. 고대 그리스의 저술가이자 역사가인 플루타르코스도 이 말에 공감했다. "약을 쓰는 것보다 하루 굶는 편이 낫다." 플라톤과 그의 제자인 아리스토텔레스도 단식을 강력히 지지했다.

고대 그리스인들은 자연을 관찰하면 치료법을 찾아낼 수 있다고 믿었다. 대부분의 동물처럼 인간도 아프면 음식을 먹지 않는다. 가장 최근에 감기에 걸렸을 때를 떠올려보라. 뭘 먹고 싶은 생각은 전혀 없었을 것이다. 단식은 다양한 질병에 대처하는 인간의 보편적인 반응이며 인류 전체의 역사만큼이나 오랫동안 전해지면서 익숙해진 일이다. 어떻게 보면 단식은 본능적인 반응이다.

고대 그리스인들은 단식으로 인지 기능이 향상된다고 생각했다. 가장 최근에 한 끼 거하게 먹었던 때를 떠올려보자. 푸짐한 식사 후에 몸에 힘이 넘치고 정신적으로도 또렷해진 기분이었는지? 아니면 졸리고 다소 몽롱해진 기분이었는지? 아마 후자였을 가능성이 크다. 엄청난 양의 음식이 쏟아져 들어오면 이에 대처하기 위해 혈액이 방향을 바꿔 소화계로 향하고 뇌기능에 사용되는 혈액은 줄어든다. 단식을 하면 반대로 뇌로 공급되는 혈액이 많아진다.

다른 위대한 지식인들도 단식을 크게 옹호했다. 독성학의 창시자이자 (히포크라테스, 갈레노스와 더불어) 현대 서양의학을 만든 3명의 창시자로 꼽히는 파라켈수스는 이런 글을 남겼다. "단식은 마치 의사가 환자 속에 들어간 것처럼 가장 훌륭한 치료법이다." 미국을 만든 건국의 아버지 중 한 사람이고 박식한 인물로도 널리 알려진 벤저민 프랭클린도 "최고의 약은 휴식과 단식이다"라고 썼다.

종교적인 목적의 단식도 널리 행해졌고 지금도 전 세계 거의 모든 종교계에서 큰 부분을 차지한다. 예수 그리스도, 부처, 선지자 마호메트 모두 단식의 힘을 믿었다는 공통점이 있다. 영적으로 단식은 씻어내는 것 또는 정화로도 불리는데 실제 기능도 그 의미와 동일하다. 단식은 여러 종교와 문화권에서 제각기 발달하면서 해로운 일이 아닌, 인체에 본질적으로 유익하고 깊은 영향을 주는 행위로 여겨졌다.[1] 불교에서는 수행자들이 식사를 아침에만 하고 정오부터 다음 날 아침까지 금식하는 경우가 많다. 며칠, 혹은 몇 주간 물만 마시면서 단식하는 여러 가지 의식도 존재한다. 그리스 정교회에서는 1년에 180~200일을 다양한 방식으로 단식한다. 안셀 키스 박사는 크레타 섬이 건강에 좋은 지중해식 식단이 지켜지는 대표적인 곳이라고 자주 언급했지만 이것이 완전히 틀린 생각임을 알 수 있는 아주 중요한 근거가 있다. 바로 크레타 섬의 주민 대부분이 그리스 정교회에 뿌리 내린 단식을 따르면서 살았다는 점이다.

이슬람교도들은 신성한 달로 여겨지는 라마단 기간에 해가 뜰 때부터 질 때까지 금식한다. 선지자 마호메트는 매주 월요일부터 목요일까지 단식할 것을 권장했다. 라마단 기간의 단식은 음식과 함께 액체를 섭취하는 것도 금지된다는 점에서 다른 단식법과 차이가 있다. 이 때문에 이를 따르는 신도들은 한동안 경미한 탈수 증상을 겪는다. 또한 해 뜨기 전과 해가 지고 난 후에는 음식을 먹을 수 있는데, 최근 실시된 연구들에 따르면[2] 이렇게 음식을 먹는 시간대에 섭취하는 하루 섭취 열량이 크게 증가한다. 일출 전과 일몰 후에 폭식할 경우, 특히 고도로 정제된 탄수화물을 섭취하면 단식의 효과가 크게 약화된다.

인체는 단식에 어떻게 반응할까

포도당과 지방은 인체의 주된 에너지원이다. 포도당이 없으면 인체는 지방을 활용하는 방식에 적응하며 이는 건강에 전혀 해가 되지 않는다. 그저 생명이 유지되는 자연스러운 보완 기능이다. 인류 역사에는 음식이 부족한 상황이 주기적으로 찾아왔다. 그리고 우리 몸은 구석기시대부터 시작된 그와 같은 상황에 대처할 수 있도록 진화해 왔다. 음식이 공급되다가 단식을 시작하면 인체의 상태는 몇 단계에 걸쳐 변화한다.[3]

1. 음식 섭취 : 식사를 하는 동안 인슐린 농도가 높아진다. 근육, 뇌 등 조직에서 포도당을 흡수하여 곧바로 에너지원으로 사용한다. 남은 포도당은 간에 글리코겐으로 저장된다.

2. 흡수 이후 단계(단식 시작 후 6~24시간) : 인슐린 농도가 떨어지기 시작한다. 글리코겐이 분해되고 에너지로 사용될 포도당이 방출된다. 저장된 글리코겐은 대략 24시간 동안 사용할 수 있는 분량이다.

3. 포도당 신생합성(24시간~둘째 날) : 간에서 아미노산, 글리세롤을 이용한 새로운 포도당이 만들어진다. 당뇨 환자가 아니라면 포도당 농도가 감소하지만 정상 범위 내로 유지된다.

4. 케톤증(단식 시작 후 1~3일) : 트리글리세리드의 형태로 저장되어 있던 지방이 기본 단위체인 글리세롤과 3개의 지방산 사슬로 분해된다. 글리세롤은 포도당 신생합성에 사용되고 지방산은 인체 여러 조직에서 바로 에너지로 사용할 수 있으나 뇌는 그 대상에 포함되지 않는다. 혈액-뇌 장벽을 통과할 수 있는 케톤체가 지방산에서 생성되어 뇌에서 사용된다. 케톤은 뇌가 사용하는 에너지를 최

대 75퍼센트까지 공급할 수 있다.[4] 이때 만들어지는 케톤은 크게 베타하이드록시뷰티레이트와 아세토아세테이트 두 종류로 나뉘며 단식 기간에 양이 70배 이상 증가한다.[5]

5. 단백질 보존 단계(5일 경과 후) : 근육 덩어리와 미세조직에는 성장 호르몬이 높은 농도로 유지된다. 기초대사를 유지하는 데 필요한 에너지는 지방산과 케톤으로 거의 다 충족되고 노르에피네프린(아드레날린)이 증가하여 대사율이 감소하지 않도록 한다.

음식이 없으면 인체는 매우 뛰어난 적응 능력을 발휘한다. 우리가 주목해야 할 부분은 포도당을 태우던 상태(단기간)에서 지방을 태우는 상태(장기적)로 전환되는 과정이다. 지방은 간단히 말하면 인체가 저장해둔 음식 에너지다. 그러므로 음식이 부족하면 자연스레 저장된 음식(지방)을 사용해 부족한 부분을 채운다. 인체는 저장된 지방이 다 사용될 때까지는 에너지를 얻으려고 근육을 태우지 않는다.

한 가지 꼭 기억해야 할 것은 이와 같은 적응 반응에서 얻을 수 있는 유익한 변화가 섭취 열량을 줄이는 다이어트를 할 때는 나타나지 않는다는 점이다.

호르몬은 단식에 어떻게 적응할까

인슐린

단식은 인슐린 농도를 줄일 수 있는 가장 효율이고 가장 꾸준히 효과를 얻을 수 있는 방법이다. 이 같은 사실은 수십 년 전에 처음 밝혀졌고[6] 이후 널리 인정받고 있다. 인체가 에너지원으로 지방을 연소하는 변화가 일어나면 혈당은 정상 수준으로 유지된다. 이 같은 변화는 단식을 시작하고 짧게는 24시간부터 36시간 내에 일어난다. 단식 기간이 길어질수록 인슐린 농도는 더욱 급격히 떨어진다. 최근에는 하루 건너 한 번씩 단식하는 방식으로 인슐린 농도를 낮출 수 있다는 연구 결과도 나왔다.[7]

정기적인 단식으로 인슐린 농도를 꾸준히 낮추면 인슐린 민감도가 크게 개선되는 것으로 밝혀졌다.[8] 이 결과는 체중 감량이라는 퍼즐에서 빠진 조각과 같다. 대부분의 다이어트 방법들은 인슐린 농도를 높이는 음식의 섭취는 제한하면서도 인슐린 저항성에는 대비하지 않는다. 그래서 초반에는 체중이 감소하지만 인슐린 저항성으로 인해 체내 인슐린 농도나 인체 설정 체중은 모두 높은 상태로 유지된다. 인슐린 저항성은 지속성과 고농도라는 두 가지 조건이 모두 갖추어질 때 발생하므로 단식을 하면 인슐린 저항성을 효과적으로 줄일 수 있다.

인슐린은 신장이 염분과 수분을 보유하도록 하는 기능이 있으므로 인슐린 농도가 낮아지면 여분의 염분과 수분이 몸에서 배출된다. 그래서 단식을 시작하면 초반에 체중이 빠른 속도로 감소하는 경우가 많다. 첫 5일 동안 하루 평균 0.9킬로그램씩 감소하므로 섭취 열량을 제한할 때 줄어드는 체중을 크게 뛰어넘는다. 이 같은 결과는 이뇨 작용에 의한 것으로 여겨진다. 이뇨 작용은 속이 더부룩한 증상을 완화하고 혈압도 약간 낮춘다.

성장 호르몬

성장 호르몬은 연료로 사용되는 지방의 가용성과 유용성을 높이는 것으로 알려졌다. 또한 근육량과 뼈 밀도를 보존하는 역할도 한다.[9] 성장 호르몬은 간헐적으로 분비되므로 정확한 양을 측정하기가 어렵지만 나이가 들수록 분비량은 점차 감소한다. 성장 호르몬 분비를 촉진하는 가장 강력한 방법 중 하나가 단식이다.[10] 5일간 단식하면 성장 호르몬 분비량은 두 배 이상 증가한다. 이 변화로 인해 단식 기간 중 근육과 뼈 조직이 온전히 유지되는 생리학적 효과가 발생한다.

아드레날린

단식을 하면 아드레날린 농도가 증가한다. 단식을 시작하고 약 24시간이 경과한 시점부터 농도가 오르기 시작하고 48시간이 지나면 인체 대사율이 3.6퍼센트 증가한다.[11] 섭취 열량을 줄이면 인체 대사가 대폭 감소하는 우려스러운 결과가 너무나 빈번하게 나타나는 것과 대조되는 특징이다. 4일간 단식하면[12] 휴식기 에너지 소비량이 14퍼센트까지 증가하는 것으로 확인됐다. 인체 대사가 느려지는 것이 아니라 오히려 활성화되는 것이다. 힘을 내서 밖으로 나가 음식을 더 찾을 수 있도록 하기 위해 이러한 변화가 나타나는 것으로 추정된다.

전해질

단식을 하면 영양실조에 걸릴 수 있다고 걱정하는 사람들이 많지만 이는 잘못된 생각이다. 대부분의 경우 몸에 저장된 체지방으로도 인체가 필요로 하는 영양을 얼마든지 충족시킬 수 있다. 장기간 단식할 경우 나타나는 변화에 관한 여러 연구에서도 영양실조나 미세영양소 결핍이 발생한다는 근거는 확인되지 않았다. 칼륨 농도는 약간 감소할 수 있으나

비만코드

두 달간 연속으로 단식을 한 경우에도 정상치 이하로는 떨어지지 않았다. 심지어 보충제를 따로 섭취하지 않아도 결과는 마찬가지였다.[13] 단, 두 달 이상 단식할 경우 일반적으로 의학적인 관리 없이 실시할 수 있다고 보는 권장 기간보다 길어진다는 점을 유념해야 한다.

마그네슘, 칼슘, 인 농도도 단식 기간에 안정적으로 유지된다.[14] 모두 뼈에 저장량이 충분하기 때문에 가능한 결과로 추정된다. 인체 칼슘과 인의 99퍼센트는 뼈에 저장되어 있다. 1일 미세영양소 섭취 권장량을 채우려면 멀티비타민 보충제를 섭취하는 편이 낫다. 한 연구에서는 치료 목적으로 멀티비타민만 섭취하면서 382일간 단식하고도 참가자의 건강에 아무런 이상이 발생하지 않은 것으로 나타났다. 해당 참가자는 단식을 실시한 전 기간에 컨디션이 아주 좋았다고 밝혔다.[15] 혈당도 정상 범위로 유지되어 저혈당증도 나타나지 않았다. 유일한 우려 사항은 요산이 약간 증가한 것이나 이는 단식을 실시할 경우 항상 나타나는 변화에 해당된다.[16]

단식에 관한 오해

단식을 둘러싼 오해 중 상당 부분은 하도 자주 언급된 나머지 명백한 사실로 받아들여지는 경우가 많다. 다음과 같은 생각도 그러한 오해에 포함된다.

- 단식을 하면 근육이 줄어든다. 단백질이 연소된다.
- 뇌가 제대로 기능하려면 포도당이 있어야 한다.

- 단식을 하면 인체는 굶주림에 대처하려고 한다. 기초대사량이 떨어진다.
- 단식을 하면 감당하기 힘든 허기를 느끼게 된다.
- 단식을 하고 다시 식사를 재개하면 과식하게 된다.
- 단식을 하면 인체 영양소가 결핍된다.
- 단식을 하면 저혈당증이 발생한다.
- 그냥 정신 나간 짓이다.

이러한 오해가 사실이었다면 아마 우리 중 누구도 지금 살아 있지 못할 것이다. 정말로 근육을 태워서 에너지를 얻는다면 어떤 일이 벌어질지 생각해 보라. 과거에는 기나긴 겨울이 오면 여러 날 동안 먹을 것을 구하지 못한 경우가 많았다. 그럴 때 근육이 연소됐다면 굶기 시작한 때로부터 얼마 지나지도 않아 몸이 급격히 쇠약해졌을 것이다. 그런 일이 여러 번 반복되면 사냥을 나가거나 음식을 찾으러 나갈 수도 없을 만큼 몸이 약해졌으리라. 그랬다면 인류는 지금까지 생존하지 못했을 것이다. 인체가 단백질을 연소해서 에너지를 얻는다는 생각도 마찬가지로 말이 안 된다. 왜 인체가 에너지를 단백질이 아닌 지방으로 저장하는지 생각해 볼 필요가 있다. 먹을 것이 없을 때 근육을 연소해서 에너지원으로 사용하지 않는다는 사실을 알 수 있는 특징이다. 근육이나 단백질을 태워서 사용한다는 건 전부 착각일 뿐이다.

단식을 하면 인체가 굶주림에 대처하려고 한다는 이야기도 자주 접한다. 이런 이야기는 한 끼만 건너뛰어도 큰일이 날 것처럼 우리를 겁먹게 한다. 한마디로 터무니없는 소리다. 근육 조직은 체지방이 극단적인 수준, 대략 4퍼센트까지 줄어들기 전에는 분해되지 않는다. 대부분은 걱정할 필요가 없는 수준이다. 이 정도 수준에 이르면 인체에 더 이상 에너지원으로 사용할 체지방이 남지 않으므로 미세조직이 연료로 사용된다. 인체는 단기간 굶주리더라도 생존할 수 있도록 진화해 왔다. 지방은 인체에 저장된 에너지원이고 근육은 기능을 수행하는 조직이다. 그래서 지방이 먼저 연소된다. 단백질이 분해된다는 건 장작을 산더미같이 쌓아놓고 불을 지피려고 소파를 먼저 태우는 것이나 마찬가지다. 얼마나 바보 같은 짓인가. 왜 인체가 그렇게 멍청한 짓을 할 거라고 생각할까? 인체는 저장된 지방이 거의 바닥나서 다른 선택의 여지가 없을 때까지는 근육을 보존한다.

하루 건너 한 번씩 단식을 실시할 때 나타나는 변화를 조사한 여러 연구 결과에서도 근육이 줄어든다는 우려는 크게 잘못됐다는 사실이 확인됐다.[17] 이틀에 한 번씩 70일간 단식을 실시하자 참가자들의 체중은 6퍼센트 감소하고 체지방은 11.4퍼센트 감소했다. 지방을 제외한 다른 조직(근육과 뼈 포함)은 전혀 변화가 없었다. LDL 콜레스테롤과 트리글리세리드 수치는 크게 개선된 것으로 나타났다. 그리고 지방량을 보존하기 위해 성장 호르몬이 증가했다. 하루 한 끼만 먹을 때 나타나는 변화를 살펴본 연구에서는[18] 섭취 열량이 동일해도 하루 세 끼를 먹을 때보다 체지방이 훨씬 더 많이 줄어든 것으로 나타났다. 중요한 사실은 근육이 감소했다는 근거는 전혀 찾을 수 없었다는 점이다.

뇌가 제대로 기능하려면 포도당이 있어야 한다는 주장 또한 오해며 사실이 아니다. 인체의 뇌는 다른 동물들의 뇌와 달리 굶주림이 장기간 지속되면 케톤을 주된 에너지원으로 사용할 수 있다. 따라서 골격근을 비롯한 체내 단백질은 보존된다. 우리가 생명을 유지하려면 정말 무조건 포도당이 있어야만 할까? 24시간이 지나면 포도당이 결핍되는데 뇌가 다른 물질을 대안으로 사용하지 못할 경우 우리는 뇌 기능이 모두 정지된 멍청이가 될 것이다. 야생 동물과 비교할 때 유일한 장점인 인류의 지능은 사라지기 시작하리라. 인체의 장기적인 에너지원은 지방의 형태로 저장된 음식 에너지다. 포도당/글리코겐은 단기적인 에너지원으로 사용된다. 이 단기 에너지원이 고갈되면 인체는 장기적인 대비를 위해 저장해 둔 에너지원을 아무 문제 없이 사용할 수 있다. 꼭 필요한 소량의 포도당은 간의 포도당 신생합성을 통해 공급된다.

또 한 가지 끈질기게 등장하는 오해는 인체가 굶주림 모드에 들어가서 기초대사량이 크게 감소하고 인체 기능이 정지된다는 것이다. 정말로 이런 반응이 일어난다면 인류의 생존에 엄청나게 불리한 요소가 되었을 것이다. 한 번씩 굶주릴 때마다 인체 대사가 감소할 경우 사냥을 나가거나 먹을 것을 찾으러 나갈 힘이 줄어들고, 힘이 없으면 먹을 것을 찾을 확률도 줄어든다. 그렇게 며칠이 더 흐르면 몸은 더욱 쇠약해지고 음식을 찾게 될 가능성은 더욱 떨어진다. 이런 악순환으로는 생존할 수가 없다. 정말 바보 같은 생각이다. 인간을 비롯해 어떤 동물도 매일 하루 세 끼를 꼬박꼬박 먹어야만 살 수 있도록 진화하지는 않았다.

이러한 오해가 어디서부터 시작됐는지는 명확히 알 수 없다. 1일 섭취 열량을 제한할 경우 실제로 인체 대사가 감소하므로, 사람들은 음식을 아예 먹지 않으면 그러한 영향이 더 확대될 것이라 추정한다. 그러나 그렇지 않다. 섭취량이 줄면 에너지 소비량도 줄어든다. 그러나 음식이 전혀 공급되지 않으면 인체는 에너지원을 음식에서 저장된 음식(지방)으로 전환한다. 이러한 전략에 따라 음식의 가용성이 크게 증가하면 에너지 소비량도 그만큼 증가한다.

그렇다면 '미네소타 굶주림 연구'(3장 참조)의 결과는 어떻게 된 일일까? 해당 연구에서 참가자들은 단식을 한 것이 아니라 섭취 열량을 줄인 식단에 따라 음식을 섭취했다. 따라서 단식할 때 나타나는 호르몬 반응도 나타날 수가 없었다. 즉, 에너지 총소비량을 보존하기 위한 아드레날린 증가나 지방을 제외한 근육량을 유지하기 위한 성장 호르몬 증가 반응이 나타날 수 있는 조건이 아니었다. 또한 뇌에 공급될 케톤도 만들어지지 않았다.

단식 시 나타나는 생리학적인 변화를 자세히 들여다보면, 에너지 총소비량이 단식 기간에 오히려 증가한다는 사실을 알 수 있다.[19] 하루 건너 한 번씩 22일간 단식을 실시한 경우 에너지 총소비량은 측정 가능한 최소 수준만큼도 감소하지 않았다. 인체가 굶주림 모드에 들어가지도 않았고 대사율이 떨어지지도 않았다. 반면 산화되는 지방의 양이 58퍼센트 증가하고 탄수화물의 산화는 53퍼센트 감소했다. 인체가 당을 태우는 대신 지방을 연소하는 것으로 전환되면서 전체적인 에너지는 감소하지 않은 것이다. 4일간 연속으로 단식한 경우 에너지 총소비량은 12퍼센트 증가했다.[20] 노르에피네프린(아드레날린) 농도는 에너지 보존을 위해 무려 117퍼센트나 증가했다. 또한 인체가 지방을 연소하는 방식으로 전환한 결과 지방산이 370퍼센트 이상 증가했다. 인슐린은 17퍼센트 감소했다. 혈당은 약간 떨어졌지만 정상 범위를 벗어나지 않았다.

단식을 하면 과식이 촉발된다는 우려도 계속해서 제기된다. 섭취 열량에 관한 연구에서는 굶고 난 뒤에 먹는 식사에서 섭취 열량이 약간 증가하는 것으로 나타났다. 단식을 하루 실시한 경우 섭취 열량은 평균 2,436칼로리에서 2,914칼로리로 증가했다. 그러나 이틀 내내 단식한 경우 총섭취 열량은 1,958칼로리로 줄었다. 단식 바로 다음 날 섭취 열량이 늘어나더라도 단식으로 줄어든 열량을 뛰어넘는 수준에는 크게 못 미친 것이다.[21] 내가 병원에서 실제로 만난 환자들도 단식 기간이 길어지면 식욕은 오히려 감소한다고 이야기한다.

단식 : 극단적인 경우, 그리고 성별에 따른 차이

필라델피아 펜실베이니아 병원의 가필드 던컨 박사는 1960년에 107명의 비만 환자를 간헐적인 단식으로 치료한 경험을 소개했다. 섭취 열량을 줄여봤지만 체중이 줄지 않아 희망을 잃은 사람들이 단식을 시도해보기로 하고 이 연구에 참여했다.

체중 147킬로그램에 혈압 약을 하루 세 번 복용하던 한 환자는 14일간 물과 차, 커피, 멀티비타민 외에 아무것도 먹지 않는 단식을 시작했다. 처음 이틀은 힘들었지만 허기는 본인도 놀랄 정도로 금세 사라졌다. 14일간 11킬로그램을 감량한 이 환자는 연구가 끝난 뒤에도 기간을 줄여서 단식을 꾸준히 실시했고 이후 6개월간 체중을 37킬로그램 이상 줄일 수 있었다.

그러나 가장 놀라운 변화는 단식을 장기간 지속해도 몸에 활기가 유지됐다는 점이다.[22] 던컨 박사는 이와 관련하여 다음과 같이 밝혔다. "건강한 기분과 단식은 서로 관련이 있다."[23] 단식을 하면 엄청나게 힘들 거라고 예상하지만 의사들은 정반대의 결과가 나타난다는 점에 주목했다.

E. 드레닉 박사는 이 연구에 대해 '가장 놀라운 사실은 장기간 이어진 단식이 수월하게 진행됐다는 점'이라는 견해를 밝혔다.[24] 참가자 중 일부는 약간의 행복감도 느꼈다고 전했다.[25] 미네소타 굶주림 연구에서 꼼꼼히 기록된 결과에서 알 수 있듯이, 섭취 열량을 줄인 사람들 대부분이 계속 허기를 느끼고 몸에 힘이 없고 춥다고 느낀 것과는 상반되는 결과다. 내가 운영하는 '식생활 집중관리 클리닉'에서도 수백 명의 환자들을 통해 실제로 같은 결과를 확인할 수 있다.

1800년대 중반에 활동하던 의사들도 현재 의사들처럼 단식을 권장했다.[26] 현대에 접어든 후에는 단식에 관한 의학계 참고자료를 1915년에 나온 것까지 찾을 수 있으나[27] 그 이후부터 단식에 대한 호응은 감소한 것으로 보인다. 1951년에 애틀랜타 피드몬트 병원의 W. L. 블룸 박사는 단식이 병적 수준에 이른 비만의 치료법으로 재발견되었다고 밝혔다.[28] 던컨 박사, 드레닉 박사 등도 이어서 단식의 긍정적인 영향을 직접 확인하고 미국 의학협회지에 그 결과를 발표하며 같은 주장을 펼쳤다. 극단적인 사례 중에는 1973년에 의사들이 382일 동안 한 남성에게 치료 목적의 단식을 실시하도록 한 뒤 모니터링한 경우가 있었다. 207킬로그램이던 이 남성의 체중은 단식이 끝나자 81.5킬로그램으로 줄었다. 단식을 진행하는 동안 체내 전해질이 이상 수준에 이른 경우는 한 번도 없었으며 환자는 내내 좋은 컨디션으로 단식을 이어갔다.[29]

여성과 남성은 단식에 몇 가지 다른 반응을 보이는 것으로 알려진다. 여성의 경우 혈장의 포도당 농도가 더 빠른 속도로 감소하고[30] 케톤증이 더욱 단시간에 발생한다. 이와 같은 성별 격차는 체중이 증가하면 사라진다.[31] 가장 주목할 만한 사실은 체중 감소율은 남녀에 큰 차이가 없다는 것이다.[32] 실제로 내가 만난 수백 명의 남성과 여성들도 단식을 할 때 그리 큰 차이를 보이지 않았다.

간헐적 단식과 섭취 열량 줄이기

단식으로 다른 다이어트 방법들과는 다른 결과를 얻을 수 있는 중요한 이유 중 하나는 단식을 간헐적으로 실시한다는 점이다. 일반적인 다이어트는 연속적으로 해야 하므로 결국 실패로 끝난다. 지구상에 존재하는 모든 생물의 핵심적인 특징은 항상성이다. 어떤 자극이건 지속적으로 주어지면 생물은 그 자극에 적응하여 그로 인해 발생한 변화를 견딜 수 있게 된다. 섭취 열량이 줄어드는 상황에 꾸준히 노출되는 경우에도 마찬가지로 적응 반응(견딤)이 나타난다. 즉, 인체는 그에 대한 반응으로 에너지 총소비량을 줄이고, 체중이 더 이상 줄지 않는 무시무시한 정체기를 지나면 결국에는 체중이 다시 증가한다.

2011년에 한 연구에서는 1회 섭취량을 제한하는 다이어트와 간헐적 단식의 효과를 비교했다.[33] 섭취량 제한 그룹은 1일 섭취 열량을 25퍼센트까지 줄였다. 예를 들어 평소 하루에 2,000칼로리를 먹던 사람은 1,500칼로리로 줄였다. 대체로 건강에 좋은 식생활로 널리 알려진 지중해식 식단으로 일주일에 1만 500칼로리씩 섭취했다. 간헐적 단식 그룹은 일주일 중 5일은 평소에 먹던 열량을 100퍼센트 그대로 섭취하고 나머지 이틀은 1일 섭취 열량의 25퍼센트만 먹었다. 5일은 매일 2,000칼로리씩 먹고 이틀은 하루에 500칼로리만 먹는 방식이었다. 마이클 모슬리 박사가 지지한 5 대 2 다이어트와 매우 비슷한 방식이다. 이런 방식으로 단식 그룹이 일주일간 섭취한 열량은 총 1만 1,000칼로리였다. 섭취량 조절 그룹보다 약간 더 많은 수준이다.

6개월 후 두 그룹의 체중은 비슷하게 줄어든 것으로 나타났다(6.5킬로그램). 이제는 여러분도 다 알겠지만 단기적으로는 어떤 다이어트든 효과가 있다. 그러나 간헐적 단식 그룹에서는 체내 인슐린 농도와 인슐린 저항성이 크게 낮아졌다. 간헐적으로 단식을 하면 일정 기간 동안 인슐린 농도가 매우 낮은 상태로 유지되고 이는 인슐린 저항성을 깨뜨리는 데 도움이 된다. 추가적으로 실시된 연구에서도[34, 35] 간헐적 단식과 섭취 열량 제한 다이어트를 병행하면 체중 감량에 효과가 있는 것으로 나타났다. 특히 건강에 아주 해로운 내장 지방을 없애는 데 도움이 되는 것으로 보인다. 위험요인인 LDL 콜레스테롤과 저밀도 지질단백질 수치, 트리글리세리드의 크기도 개선된 것으로 확인됐다.

반대의 경우도 사실로 밝혀졌다. 즉, 식사량이 늘거나 식사 빈도가 늘면 비만이 되기 쉬울까? 최근 실시된 무작위 통제 실험에서 먹는 양이 늘어나거나 먹는 빈도가 늘었을 때 어떤 변화가 나타나는지 살펴본 결과에 따르면, 식사 빈도가 늘어난 그룹에서만 간 내부의 지방이 증가한 것으로 나타났다.[36] 지방간은 인슐린 저항성으로 발전할 수 있는 바탕이 된다. 그러므로 장기적으로 볼 때 양이 늘어나는 것보다 식사 빈도가 증가하는 것이 체중 증가에 훨씬 더 안 좋은 영향을 준다. 그럼에도 우리는 무엇을 먹는가에만 집착한 나머지 식사 빈도 같은 중요한 요소는 거의 간과한다.

체중이 늘어나는 과정은 점진적으로 이루어진다. 북미 지역 거주자의 경우 연간 평균 0.6킬로그램 정도씩 증가한다. 그러나 체중이 느는 속도가 일정한 것은 아니다. 연말에 긴 연휴 기간이 되면 단 6주 동안 1년치 증가량의 무려 60퍼센트에 해당되는 체중이 늘어난다.[37] 이 연휴 기간이 끝나면 소폭 감소하지만 앞서 늘어난 양을 상쇄할 수 있는 수준에는 미치지 못한다. 마음껏 먹고 마신 뒤에는 반드시 단식해야 한다는 사실을 알 수 있는 부분이다. 이때 단식하지 않고 계속해서 마음 놓고 먹고 마시면 체중은 늘어난다.

이것이 고대부터 전해진 체중 감량의 비결이자 생명의 흐름이다. 흥청망청 먹은 뒤에는 굶어야 한다. 다이어트는 지속적으로 하는 것이 아니라 간헐적으로 실시해야 한다. 음식은 삶의 축복이다. 전 세계 모든 문화권이 대규모 연회와 축제를 즐긴다. 지극히 정상적인 일이고, 좋은 일이다. 종교에서는 속죄, 회개 혹은 정화 등의 개념을 통해 이렇게 먹고 마시는 기간과 굶는 기간이 균형을 이루어야 한다는 사실을 우리에게 상기시킨다. 먼 옛날부터 이어진 이 사실은 오랜 시간에 걸쳐 효과가 검증됐다. 생일이면 음식을 많이 먹을 수밖에 없을까? 당연히 그렇다. 결혼식에 가야 해서 과식할 수밖에 없다면? 당연히 그럴 수 있다. 살다 보면 축하할 일이 생기고 그래서 마음껏 먹는 날도 있다. 단, 마찬가지로 굶는 날도 있어야 한다. 이 생명의 주기를 바꿀 수는 없다. 항상 마음껏 퍼먹고 살 수는 없고 항상 굶고 살 수도 없다. 그래봐야 아무 효과가 없으며 실제로 그렇다는 사실이 이미 드러나고 있다.

할 수 있을까

태어나 한 번도 단식을 해보지 않은 사람들은 겁부터 먹는다. 그러나 모든 일이 그렇듯이 단식도 하다 보면 굉장히 수월해진다. 생각해 보자. 독실한 이슬람교도들은 1년에 한 달은 단식하고 일주일에 이틀은 굶는다. 전 세계적으로 이슬람교도의 숫자는 16억 명 정도로 추정된다. 한 달에 한 번 단식하는 모르몬교도도 약 1,400만 명이다. 전 세계 3억 5,000만 명으로 추정되는 불교 신자들 중에도 정기적으로 단식하는 사람들이 많다. 지구상에 살고 있는 전체 인구의 약 3분의 1은 평생 규칙적으로 단식을 한다. 그러므로 '할 수 있을까?'라는 의문은 가질 필요가 없다. 정기적으로 굶어도 장기적으로 건강에 악영향은 발생하지 않는다. 오히려 그 반대다. 규칙적인 단식은 건강에 엄청나게 큰 도움이 되는 것으로 여겨진다.

단식은 머릿속에 떠올릴 수 있는 그 어떤 식생활과도 결합할 수 있는 전략이기도 하다. 고기나 유제품, 글루텐을 먹지 않아도 단식을 할 수 있다. 풀을 먹고 자란 소에서 얻은 유기농 쇠고기가 건강에 좋다는 사실은 잘 알지만 도저히 실천할 수 없을 만큼 값이 비싸다. 단식은 뒤늦게 드러나는 비용도 없고 오히려 돈을 절약할 수 있게 해준다. 집에 있는 재료로 직접 만든 요리가 건강에 더 좋다는 것도 부인할 수 없는 사실이지만 정신없이 바쁘게 사는 현대인에게는 그 모든 과정에 너무 많은 시간이 소요되므로 실천이 불가능한 경우가 허다하다. 단식은 시간적인 제약이 없고 오히려 시간을 절약할 수 있게 해준다. 장을 보고, 음식을 만들고, 먹고, 설거지하는 데 필요한 시간이 전혀 들지 않는다.

다음 끼니에 뭘 먹을지 걱정할 필요가 없으니 생활도 간편해진다. 단식은 개념적으로도 매우 단순하다. 단식의 필수 요소는 단 2분이면 설명할 수 있다. "통밀을 먹어도 되나?", "저 빵은 한 조각에 몇 칼로리일까?", "저 파이에는 탄수화물이 얼마나 들어 있을까?"라는 질문은 물론 "아보카도가 몸에 좋을까?"와 같은 고민도 전혀 할 필요가 없다. 요약하면, 단식은 우리가 얼마든지 할 수 있는 일이자 해야만 하는 일이다. 여러분의 생활방식에 맞게 단식을 성공적으로 실천하는 현실적인 요령이 부록 B에 나와 있으니 참고하기 바란다.

단식은 사람들이 입 밖에 내진 않더라도 궁금해하는 두 가지 질문으로 요약할 수 있다. '몸에 해롭진 않은가?' 이 첫 번째 질문의 답은 '해롭지 않다'이다. 과학계의 여러 연구를 통해 단식은 오히려 건강에 큰 도움이 되는 것으로 밝혀졌다. 인체 대사가 증가하고, 에너지가 증가하고, 혈당은 떨어진다.

이제 남은 질문은 하나다. '할 수 있을까?' 나는 항상 이 질문을 받는다. 대답은 100퍼센트, 당연히 '할 수 있다'이다. 단식은 인류가 세상에 처음 등장한 이래로 항상 문화의 한 부분을 차지했다.

"밥을 몇 끼 안 먹으면 되죠."

어린아이들에게 살 빼려면 어떻게 해야 하느냐고 물어보라. 아마도 높은 확률로 "밥을 몇 끼 안 먹으면 되죠"라는 대답을 듣게 될 것이다. 가장 간단하면서도 정확한 해법이다. 그러나 우리는 세세한 부분을 따져가며 규칙으로 만들어낸다.

- 하루에 여섯 번은 먹어야 한다.
- 아침밥은 든든하게 먹어야 한다.

350

- 지방을 적게 먹어야 한다.

- 식사 일기를 써야 한다.

- 먹은 열량을 계산해야 한다.

- 식품 라벨을 잘 읽어봐야 한다.

- 가공 식품은 전부 피해야 한다.

- 백설탕, 백밀가루, 백미 모두 피해야 한다.

- 섬유질을 많이 먹어야 한다.

- 과일과 야채를 많이 먹어야 한다.

- 체내 미생물에 신경 써야 한다.

- 단순한 음식을 먹어야 한다.

- 끼니마다 단백질을 먹어야 한다.

- 생식해야 한다.

- 유기농 식품을 먹어야 한다.

- '웨이트 와처스(체중 감량과 체중 유지에 도움이 되는 다양한 제품과 서비스를 제공하는 미국 업체명-옮긴이)'에서 식품별로 부여한 점수를 확인하고 먹어야 한다.

- 탄수화물을 얼마나 먹는지 계산해야 한다.

- 운동량을 늘려야 한다.

- 저항성 운동과 심장 강화 운동을 해야 한다.

- 신진대사율을 측정하고 그보다 적은 양을 먹어야 한다.

이렇게 복잡한 규칙들은 다 나열하자면 끝도 없다. 매일 새로 추가될 정도다. 아이러니한 사실은 이 끝없는 목록을 전부 따른다 해도 현대인의 체중이 역사상 그 어느 때보다 늘어난 상황은 바뀌지 않는다는 점이다. 체중 감량의 진실은 간단하다. 비만이 근본적으로 호르몬에 의해 발생한다는 사실을 이해하면 된다. 비만을 일으키는 주된 동력은 인슐린이다. 비만은 호르몬 문제지 섭취 열량이 불균형해서 발생하는 문제가 아니다.

올바른 식생활은 무엇일까를 고민할 때 우리가 생각해야 하는 것은 한 가지가 아닌 두 가지다.

1. 무엇을 먹어야 할까
2. 언제 먹어야 할까

첫 번째 요소는 간단한 가이드라인 몇 가지를 따르면 된다. 정제된 곡류와 당류의 섭취량을 줄이고, 단백질은 적당히 섭취하고 천연 지방의 섭취량은 늘려라. 또 섬유질과 식초 등 건강을 보호하는 음식을 최대한 많이 먹어야 한다. 식품은 가공되지 않은 자연 식품만 골라서 먹자.

두 번째 요소는 인슐린의 작용이 우세한 기간과 인슐린의 영향이 약화되는 기간이 균형을 이루도록 하면 된다. 즉, 음식 섭취와 단식이 균형을 이루어야 한다. 음식을 계속해서 먹으면 체중은 증가한다. 언제 음식을 먹어야 할까라는 고민을 해결하는 아주 효과적인 방법은 간헐적인 단식이다. 최종적으로 우리는 이런 질문을 던질 수 있다. 안 먹으면 살이 빠질까? 물론 빠진다. 효과에 대해서는 의심할 필요가 없다. 반드시 효과가 있다.

그 밖에 수면 부족이나 스트레스(코르티솔의 영향)도 인슐린 농도와 체중 감소에 영향을 준다. 만약 이러한 요소가 비만의 주된 원인이라면 식생활이 아니라 수면위생 개선, 명상, 기도나 마사지 치료 등 각 문제를 직접적으로 해결할 수 있는 방법을 찾아야 한다.

사람마다 다른 사람들에 비해 유독 영향을 많이 받는 요소들이 몇 가지 있다. 비만을 촉발한 주요 원인이 설탕인 사람이 있는가 하면 만성적인 수면 부족이 원인인 사람도 있다. 정제된 곡류를 지나치게 많이 먹어서 비만이 된 사람도 있고 식사 빈도가 잘못된 경우도 있다. 만성적인 수면 부족 때문에 비만이 된 사람은 설탕 섭취량을 줄여봐야 별 효과는 없을 것이다. 마찬가지로 과도한 설탕 섭취가 원인인 사람은 수면 상태가 개선되어 봐야 별 소용이 없다.

지금까지 우리는 인체 비만의 복합적인 특성을 이해할 수 있는 틀을 잡기 위해 노력했다. 비만의 원인을 깊이 있게, 철저히 파악해야 합리적이고 성공적인 치료 방법을 찾을 수 있다. 이제 새로운 희망이 떠올랐다. 제2형 당뇨가 사라지고, 대사증후군이 자취를 감춘 세상을 다시 꿈꿀 수 있게 되었다. 좀 더 날씬하게, 더 건강하게 내일을 맞이할 수 있다는 꿈을 꿀 수 있게 되었다. 그러한 세상과 비전, 꿈은 바로 오늘부터 시작된다.

일주일 식단 샘플

24시간 단식

	월요일	화요일	수요일
아침식사	**단식하는 날** 물 커피	오믈렛 풋사과	**단식하는 날** 물 커피
점심식사	**단식하는 날** 물 녹차 야채 육수 1컵	호두, 배 슬라이스, 염소젖 치즈를 곁 들인 아루굴라 샐 러드	**단식하는 날** 물 녹차 닭 육수 1컵
저녁식사	허브 치킨 녹색 콩	아시아식 구운 삼 겹살 어린 청경채 볶음	버터, 코코넛오일 에 튀긴 넙치
디저트	혼합 베리류	생략	생략

위 식단에는 식사 메뉴만 나와 있으며 반드시 정확하게 따를 필요는 없다.

간식은 일체 먹지 말아야 한다.

목요일	금요일	토요일	일요일
올 브랜 버즈 시리 얼과 우유 혼합 베리	**단식하는 날** 물 커피	달걀 2개 아침식사용 소시지 나 베이컨 딸기	**단식하는 날** 물 커피
양상추를 곁들인 생강 닭요리 볶은 야채	**단식하는 날** 물 녹차 쇠고기 육수 1컵	시금치와 렌즈콩 샐러드	**단식하는 날** 물 녹차 야채 육수 1컵
인도식 닭고기 커리 콜리플라워 녹색 채소 샐러드	메기 구이 마늘과 함께 올리 브유에 볶은 브로 콜리	후추를 뿌린 스테 이크 아스파라거스	구운 닭고기를 넣 은 샐러드
생략	제철 과일	생략	다크초콜릿

36시간 단식

	월요일	화요일	수요일
아침식사	**단식하는 날** 물 커피	블루베리와 라즈베리 1/2컵, 잘게 빻은 아마씨 1티스푼을 섞은 그리스식 요거트 1컵	**단식하는 날** 물 커피
점심식사	**단식하는 날** 물 녹차 야채 육수 1컵	구운 치킨을 올린 시저 샐러드	**단식하는 날** 물 녹차 닭 육수 1컵
저녁식사	**단식하는 날** 물 녹차	올리브유에 살짝 볶은 혼합 녹색 채소 샐러드 고추냉이 소스를 곁들인 구운 연어	**단식하는 날** 물 녹차
디저트	생략	땅콩버터를 바른 셀러리	생략

위 식단에는 식사 메뉴만 나와 있으며 반드시 정확하게 따를 필요는 없다.

간식은 일체 먹지 말아야 한다.

목요일	금요일	토요일	일요일
달걀 2개 베이컨 사과	**단식하는 날** 물 커피	혼합 베리와 빻은 아마씨 1티스푼을 곁들인 분쇄 오트밀	**단식하는 날** 물 커피
양상추를 곁들인 생강 닭요리 볶은 야채	**단식하는 날** 물 녹차 쇠고기 육수 1컵	립아이 스테이크 구운 야채	**단식하는 날** 물 녹차 야채 육수 1컵
인도식 닭고기 커리 콜리플라워 녹색 채소 샐러드	**단식하는 날** 물 녹차	후추를 뿌린 스테이크 청경채 볶음	**단식하는 날** 물 녹차
다크초콜릿 : 코코아 함량 70퍼센트 이상인 제품	생략	수박 2조각	생략

[부록 B]

단식 실천 가이드

단식은 특정 기간 동안 자발적으로 음식을 먹지 않는 것으로 정의할 수 있다. 물, 차와 같이 열량이 없는 음료는 먹어도 된다. 절대적으로 엄격한 단식은 음식과 음료를 일체 먹지 않는 단식을 의미하며, 이슬람교의 전통적인 의식인 라마단 기간 등 종교적인 목적으로 실시할 수 있으나 탈수가 동반되므로 건강 개선이 목적인 경우 권장하지 않는다.

단식 기간은 정해진 기준이 없다. 12시간부터 석 달 이상까지 다양하다. 일주일에 한 번 단식을 해도 되고 한 달에 한 번, 혹은 1년에 한 번 실시해도 된다. 간헐적인 단식은 그보다 짧은 시간 동안 규칙적으로 단식하는 것을 의미하며 굶는 시간을 줄이고 단식 빈도를 늘리는 경우가 많다.

하루 중 16시간 동안 단식하는 방식을 선호하는 사람들도 있다. 모든 식사를 나머지 8시간 내에 해결하는 것이다. 굶는 시간을 그보다 길게 할 경우 보통 24시간에서 36시간으로 정해서 일주일에 두세 번 그와 같이 단식한다. 장기 단식은 일주일에서 한 달까지의 범위로 실시된다.

24시간 단식은 첫날 저녁식사(또는 점심이나 아침)를 하고 다음 날 저녁(또는 점심이나 아침)식사를 할 때까지 굶는다. 단식하는 날에는 아침과 점심, 간식을 생략하고 한 끼(저녁식사)만 먹는 방식이다. 첫날 저녁 7시부터 다음 날 저녁 7시까지 두 끼를 굶는 것이 핵심이다.

36시간 단식은 첫날 저녁식사를 하고 이틀 뒤 아침식사를 할 때까지 굶는다. 하루 동안은 아침과 점심, 저녁을 모두 먹지 않는다는 의미로 저녁 7시에 단식부터 시작하면 이틀 뒤 오전 7시까지 굶는다(식단과 단식 방법 예시는 부록 A에 나와 있다).

굶는 시간이 길수록 인슐린 농도는 낮아지고 체중도 더 많이 감소한다. 당뇨 환자의 경우 혈당도 더 많이 떨어진다. 내가 일하는 '당뇨 집중관리 클리닉'에서는 이와 같은 24시간 단식과 36시간 단식을 일주일에 두세 번씩 실시하도록 한다. 중증 당뇨 환자의 경우 의학적으로 밀착 관리를 받으면서 1~2주간 단식을 이어가도록 할 때도 있다. 미량영양소 결핍이 우려될 경우 단식 기간에 일반적인 멀티비타민을 복용하면 된다.

단식하는 날에 먹어도 되는 음식은 무엇인가요?

단식 중에는 열량이 있는 음식과 음료는 전부 먹지 말아야 한다. 단, 단식 중에도 수분은 충분히 공급해야 한다. 수분 공급에는 일반 생수나 탄산수 등 물이 가장 좋다. 하루에 물을 2리터씩 섭취한다는 목표를 세우자. 아침마다 시원한 물 약 240밀리리터 정도를 마시고 수분을 충분히 공급하는 것으로 하루를 시작하는 습관을 들이는 것이 좋다. 물에 레몬이나 라임 즙을 첨가하면 맛을 더할 수 있다. 물을 큰 병에 담고 오렌지나 오이를 얇게 잘라 몇 조각 넣으면 하루 종일 그 향을 즐길 수 있다. 사과 식초를 물에 희석해서 마시면 혈당 개선에 도움이 된다. 그러나 인공 향료나 감미료는 먹지 말아야 한다. 쿨에이드, 크리스털 라이트, 탱 등과 같이 물에 첨가해서 마시는 식품은 먹지 말아야 한다.

차는 어떤 종류든 마셔도 된다. 녹차, 홍차, 우롱차, 허브차 모두 좋다. 여러 종류의 차가 혼합된 제품도 있고, 뜨겁게 마셔도 되지만 차갑게 마실 수도 있다. 시나몬, 육두구와 같은 향신료를 첨가하면 차의 풍미를 더할 수 있다. 크림이나 우유를 조금 넣어서 마셔도 된다. 그러나 설탕이나 인공 감미료는 넣지 말아야 한다. 특히 녹차는 매우 탁월한 선택이다. 녹차의 카테킨 성분은 식욕 억제에 도움이 되는 것으로 여겨진다.

커피도 카페인이 함유된 종류와 디카페인 종류 모두 마실 수 있다. 크림이나 우유는 열량이 있지만 소량 첨가해도 무방하다. 시나몬 같은 향신료는 첨가해도 되지만 감미료나 설탕, 인공 향미료는 넣지 말아야 한다. 날씨가 더우면 아이스커피를 마시자. 커피를 마시면 앞서 설명한 것처럼 여러 가지 건강에 유익한 효과를 얻을 수 있다.

소와 돼지, 닭, 생선뼈로 집에서 직접 만든 육수도 단식하는 날 먹어도 되는 좋은 음식이다. 대신 야채 육수를 먹어도 되지만 뼈를 고아서 만든 육수에 영양소가 더 많이 들어 있다. 육수에 천일염을 약간 첨가해서 마시면 수분 공급에도 도움이 된다.

커피, 차, 물 등 다른 음료에는 나트륨이 들어 있지 않아서 단식 기간이 길어지면 염분이 결핍될 수도 있다. 나트륨을 첨가하면 해로울까 봐 걱정하는 사람들도 많지만 체내에 염분이 결핍되는 것이 훨씬 더 위험하다. 24시간, 36시간 단위로 짧게 단식하는 경우에는 소금을 꼭 첨가하지 않아도 된다.

채소나 허브, 향신료는 종류와 상관없이 육수에 얼마든지 첨가해도 되

지만 큐브 형태의 고형 농축 육수는 인공 향미료와 글루탐산나트륨^{MSG}이
다량 들어 있으므로 사용하지 말아야 한다. 통조림 육수도 집에서 만든
육수와 비슷해 보이지만 품질은 형편없으니 주의해야 한다(뼈 육수 레시피
는 뒤에 나와 있다).

단식이 끝나고 다시 음식을 섭취할 때는 조심해야 한다. 곧바로 과식
하면 속이 불편한 증상이 발생할 수 있고 아주 심각하지 않더라도 꽤 불
편하다고 느낄 수 있다. 단식 후 다시 음식을 먹을 때는 견과류 한 움큼,
샐러드 약간으로 가볍게 시작하는 것이 좋다. 이처럼 단식 이후에 생길
수 있는 문제는 자율적으로 얼마든지 해결할 수 있다.

굶으면 배가 고픈데 어떻게 해야 할까요?

단식을 하려는 사람들이 가장 크게 염려하는 문제가 아닐까 한다. 보통
단식을 하면 너무 심하게 허기가 져서 참지 못할 거라고들 생각한다. 그
러나 실제로는 허기가 지속되는 것이 아니라 왔다가 다시 사라진다. 허
기를 느끼긴 하지만 지나간다는 뜻이다. 단식하는 날은 바쁘게 지내는
것이 도움이 되는 경우가 많다. 정신없이 바쁜 날 단식을 하면 음식을
먹고 싶다는 생각도 덜 하게 된다.

인체가 단식에 적응하면 저장된 지방이 연소되기 시작하고 허기진
느낌도 가라앉는다. 많은 사람들이 단식을 해보고 식욕이 더 증가하는
것이 아니라 오히려 줄어든다는 사실을 알게 된다. 또한 단식 기간이 길
어지면 이틀째나 3일째 정도에 허기가 완전히 사라진다.

식욕 억제 효과가 있는 천연 식품도 있다. 그중에서 내가 생각하기에
효과가 가장 우수한 다섯 가지를 소개하면 다음과 같다.

1. 물 : 앞에서도 설명한 것처럼 매일 하루를 찬물 한 컵 마시는 것으로 시작하자. 수분을 충분히 공급하면 허기를 방지하는 데 도움이 된다(식사 전에 물을 한 컵 마시면 배고픔을 달래는 효과를 얻을 수 있다). 물을 마시면 꼬르륵대는 소리가 심하게 나고 속이 조이는 듯한 통증이 느껴지는 경우 탄산이 함유된 광천수를 마시는 것이 좋다.

2. 녹차 : 녹차에는 항산화 물질과 폴리페놀이 다량 함유되어 있어서 다이어트에 큰 도움이 된다. 녹차의 강력한 항산화 성분은 인체 대사와 체중 감량을 촉진한다.

3. 시나몬(계피) : 시나몬은 위에서 장으로 음식물이 넘어가는 속도를 늦춰서 허기를 억제하는 효과가 있다.[1] 혈당 감소에도 도움이 된다는 점도 체중 감량 효과에 유용한 특징이다. 종류와 상관없이 차와 커피에 첨가하면 색다른 맛을 즐길 수 있다.

4. 커피 : 카페인이 허기를 억제한다고 생각하는 사람들이 많다. 여러 연구를 통해 그와 같은 효과는 항산화 물질과 관련이 있는 것으로 확인됐다. 디카페인 커피와 일반 커피 모두 물에 그냥 카페인을 섞은 것보다 허기를 억제하는 효과가 더 큰 것으로 나타났다.[2] 커피에서 얻을 수 있는 다른 건강상의 이점을 고려하면(19장 참조) 커피 섭취를 제한해야 할 이유는 전혀 없다. 커피에 함유된 카페인은 신진대사를 활성화하고 지방 연소를 더욱 촉진한다.

5. 치아씨 : 치아씨에는 수용성 섬유질과 오메가 3 지방산이 듬뿍 들어 있다. 물에 담가두면 물을 흡수하여 30분 정도 지나면 젤 형태가 된다. 이 상태에서 섭취하면 식욕 억제에 도움이 된다. 건조 상태 그대로 먹어도 되고 젤리나 푸딩으로 만들어 먹어도 된다.

단식하면서 운동을 병행해도 되나요?

당연히 된다. 규칙적으로 하던 운동을 그만둘 필요는 없다. 저항성 운동 (웨이트 트레이닝), 심폐 강화 운동을 비롯해 어떤 운동이든 권장한다. 운동을 하려면 에너지가 필요하므로 반드시 음식을 먹어야 한다고 널리 알려져 있지만 이는 잘못된 생각이다. 전혀 사실이 아니다. 필요한 에너지는 간에서 이루어지는 포도당 신생합성으로 공급된다. 또한 단식 기간이 길어지면 근육이 지방산을 곧바로 에너지원으로 사용할 수 있게 된다.

단식을 하면 아드레날린 농도가 증가하므로 운동에 가장 이상적인 조건이 갖추어진다. 또한 단식으로 성장 호르몬 농도가 증가하면 근육 성장이 촉진되는 효과를 얻을 수 있다. 이와 같은 이점이 알려지면서 보디빌더를 포함한 많은 사람들이 단식 기간에 운동을 할 때 얻을 수 있는 효과에 점점 많은 관심을 기울이고 있다. 단, 약물 치료를 받고 있는 당뇨병 환자는 운동을 하거나 단식을 하면 저혈당 상태가 될 수 있으므로 각별히 주의해야 한다(366쪽 '당뇨병이 있으면 어떻게 해야 하죠?' 참조).

단식을 하면 몸이 피로해지지 않나요?

내가 운영하는 '식생활 집중관리 클리닉'에서 직접 확인한 결과를 보면 오히려 정반대다. 많은 사람들이 단식 기간에 에너지가 더 증가한다고 이야기한다. 아드레날린이 증가한 데 따른 결과로 보인다. 단식을 하면 기초대사량이 떨어지는 것이 아니라 오히려 증가한다.

실제로 단식을 해보면 평소에 일상적으로 하던 일들을 아무 문제 없이 수행할 수 있다는 사실을 깨닫게 된다. 피로감이 지속되는 것은 단식에 따르는 정상적인 반응이 아니다. 과도한 피로가 느껴지면 단식을 즉

시 중단하고 의사와 상담해야 한다.

단식을 하면 기억력이나 집중력이 떨어지지 않을까요?

그렇지 않다. 단식을 해도 기억력이나 집중력이 감소하지 않아야 정상이다. 고대 그리스인들은 그런 우려와 정반대로, 단식을 하면 인지 기능이 크게 향상되며 위대한 사상가들의 경우 좀 더 명료하고 날카로운 사고를 할 수 있게 된다고 믿었다. 실제로 장기적으로는 단식이 기억력 개선에 도움이 된다. 단식으로 세포 정화의 한 형태인 자식작용이 활성화되어 노화로 인한 기억력 감소를 방지하는 데 도움이 된다는 이론도 있다.

단식을 하면 어지러운데 어떻게 해야 하나요?

탈수 증상일 가능성이 매우 높다. 이러한 증상을 해결하려면 소금과 물을 모두 충분히 섭취해야 한다. 특히 수분을 많이 섭취해야 한다는 사실을 잊지 말자. 단식 기간에 소금을 너무 적게 먹으면 다소 어지러운 증상이 발생할 수 있다. 육수나 광천수에 천일염을 조금 추가해서 마시면 어지럼증을 달래는 데 도움이 된다.

고혈압 약을 복용 중인 경우 혈압이 지나치게 낮아져서 어지러워질 수도 있다. 이 경우 의사와 상의해서 복용량을 조절하기 바란다.

근육 경련이 일어나면 어떻게 해야 하나요?

마그네슘이 부족하면 근육 경련이 발생할 수 있다. 특히 당뇨 환자인 경우 그와 같은 증상이 흔히 발생한다. 일반의약품으로 판매되는 마그네슘 보충제를 이용하거나 마그네슘염인 엡솜 솔트를 목욕물에 넣어서 몸을 담그는 것도 한 가지 방법이다. 따뜻한 물에 엡솜 솔트 한 컵을 넣고 30분 정도 몸을 담그면 마그네슘이 피부를 통해 흡수된다.

단식을 하면 머리가 아파요. 어떻게 해야 할까요?

소금 섭취량을 늘려보자. 단식을 처음 시도하면 몇 차례 두통을 겪는 경우가 많다. 소금 섭취량이 많았다가 단식 기간에 상대적으로 대폭 줄어드는 것이 두통의 원인으로 추정된다. 보통 두통은 일시적으로 찾아왔다가 사라지고 단식에 익숙해지면 대부분 자연히 없어진다. 그렇게 되기 전까지는 육수나 광천수에 소금을 좀 더 첨가해서 마셔보기 바란다.

배에서 계속 꾸루룩 소리가 나요. 어떻게 해야 할까요?

광천수를 마셔보자.

단식을 시작한 뒤부터 변비가 생겼어요. 어떻게 해야 할까요?

단식 기간이 아닐 때 섬유질과 과일, 야채를 많이 섭취하면 변비를 해결하는 데 도움이 된다. 메타뮤실(섬유질을 보충 섭취할 수 있도록 만들어진 식이 보충제 제품명-옮긴이)을 이용하면 섬유질 섭취량을 늘려 대변량을 늘리는 효과를 얻을 수 있다. 그래도 변비가 지속되면 완화제를 처방받을 수 있는지 의사와 상의해 보기 바란다.

흉통이 느껴지는데 어떻게 해야 할까요?

한 끼에 먹는 양이 지나치게 많으면 안 된다. 단식이 끝나면 과식하는 경향이 나타나는데, 평상시와 똑같이 먹으려고 노력해야 한다. 단식을 끝내는 가장 좋은 방법은 음식물을 천천히 섭취하는 것이다. 식후에는 곧바로 드러눕지 말고 식사를 마치면 최소 30분 동안은 바르게 앉아 있자. 잠잘 때 흉통이 느껴지는 경우 목 바로 밑에 나무로 된 목침을 괴면 도움이 된다. 이와 같은 방법으로 통증이 가시지 않으면 의사와 상담해야 한다.

식후에 복용해야 하는 약을 먹는 중인데, 단식 기간에는 어떻게 해야 하죠?

빈속에 먹으면 문제가 되는 약이 있다. 아스피린의 경우 빈속에 복용하면 배가 아프고 심할 경우 궤양이 생길 수도 있다. 철분 보충제도 빈속에 복용할 경우 구역질과 구토 증상이 발생할 수 있다. 당뇨 환자들이 복용하는 메트포도 구역질이나 설사를 유발할 수 있다. 이와 같은 약물은 단식 기간에도 계속 복용해야 하는지 담당 의사와 상의하자. 약 먹기 전에 잎채소를 소량 섭취하는 것도 한 가지 방법이다.

단식 중에는 혈압이 낮아질 가능성이 있다. 혈압 약을 복용 중인 경우 단식 시 혈압이 지나치게 낮아져서 경미한 어지럼증을 느낄 수 있다. 이 경우 의사와 상의해서 복용량을 조정하기 바란다.

당뇨병이 있으면 어떻게 해야 하죠?

당뇨 환자이거나 현재 당뇨 약을 복용 중인 사람은 각별한 주의가 필요하다. (메트포민을 비롯해 당뇨 치료제 중에는 다낭성 난소증후군 같은 다른 질환에도 치료제로 사용되는 경우가 있다.) 단식을 시도할 경우 혈당을 면밀히 체크하고 상황에 맞게 약의 복용량을 조절해야 한다. 또한 반드시 의사로부터 의학적으로 정밀한 점검을 받아야 한다. 이 같은 도움을 받을 수 없는 경우 단식을 시도하지 말아야 한다.

　단식을 하면 혈당이 낮아진다. 당뇨 치료제, 특히 인슐린 수치를 조절하는 약을 복용 중인 경우 단식으로 혈당이 극히 낮아져서 생명이 위독한 상황이 발생할 수 있다. 경우에 따라 단식이 중단되는 한이 있어도 설탕이나 주스를 반드시 섭취하고 혈당을 정상치로 되돌려야 한다. 즉, 반드시 혈당 수치를 밀착 점검해야 한다.

　단식 기간에는 혈당이 낮아질 것으로 예상되므로 당뇨 치료제나 인슐린 조절을 위한 약물의 복용량을 줄일 필요가 있다. 저혈당 상태가 반복되면 단식 효과가 제대로 나타나지 않는 것이 아니라 평소에 먹던 약물의 복용량이 과해서 나타나는 결과일 수 있다. 내가 개발한 '식생활 집중관리 프로그램'에서는 단식을 시작하기에 앞서 저혈당 상태가 될 것을 예상하고 환자의 약물 복용량을 줄이는 경우가 많다. 혈당 반응이 어떻게 변화할 것인지는 예측할 수 없으므로 반드시 의사의 세밀한 모니터링이 병행되어야 한다.

모니터링

모든 환자가 면밀한 모니터링을 받아야 하지만 당뇨 환자에게는 특히 필요하다. 혈압도 정기적으로 체크해야 하며 주 단위로 확인하는 것이 좋다. 담당 의사와 전해질 수치를 확인하는 등 혈액 검사를 정기적으로 실시하는 방안에 대해서도 의논해 보기 바란다. 어떤 이유에서든 컨디션이 별로 안 좋다고 느껴지면 단식을 즉시 중단하고 의학적인 진단을 받아야 한다. 당뇨 환자는 최소 하루에 두 번 혈당을 체크해서 기록해야 한다.

특히 구역질과 구토, 어지럼증, 피로, 혈당이 높거나 낮아지는 변화, 무기력증은 간헐적인 단식이든 장기적인 단식이든 정상적으로 나타나는 반응이 아니다. 허기와 변비는 일반적으로 나타나는 증상이며 해결할 수 있다.

간헐적 단식에 도움이 되는 팁

1. 물을 마셔라 : 매일 아침을 약 240밀리리터의 물을 한 컵 마시는 것으로 시작하자.
2. 바쁘게 지내라 : 음식 생각을 덜 하게 된다. 일정이 바쁜 날을 단식하는 날로 정하는 것이 좋다.
3. 커피를 마셔라 : 커피를 마시면 식욕을 약간 억제하는 효과를 얻을 수 있다. 녹차, 홍차, 뼈 육수도 도움이 된다.
4. 허기는 왔다가 지나간다는 사실을 기억하자 : 허기가 느껴지더라도 다시 사라진다. 계속 이어지지 않는다. 허기가 느껴지면 물 한 잔, 또는 뜨거운 커피 한 잔을 천천히 마셔라. 보통 한 컵을 다 마시고 나면 허기도 지나간다.
5. 단식 중이라고 여기저기 다 말할 필요는 없다 : 단식의 효과를 이해하지 못하는 사람들이 많고, 그런 사람들이 단식하는 사람을 방해하려고 할 때도 있다. 절친한 지원군이 있으면 도움이 되지만 만나는 사람마다 단식 중이라고 알리는 건 그리 좋은 생각이 아니다.
6. 한 달은 기다리자 : 몸이 단식에 적응하려면 어느 정도 시간이 필요하다. 처음 몇 번은 힘들 수도 있으므로 마음의 준비를 하자. 그렇다고 너무 걱정할 필요는 없다. 갈수록 수월해진다.

7. 단식하지 않는 날에는 영양을 충분히 섭취하자 : 간헐적인 단식을 한다고 해서 먹고 싶은 음식을 뭐든 다 먹어서는 안 된다. 단식을 하지 않는 날에도 당류를 적게 먹고 정제된 탄수화물도 적게 먹는 영양이 풍부한 식생활을 유지하자.

8. 폭식하지 말자 : 단식이 끝나도 아무 일이 없었던 것처럼 생각해야 한다. 단식을 한 적이 없는 것처럼 평소와 똑같이 먹자.

마지막으로 당부하는 말이자 가장 중요한 팁은, 단식을 여러분 개개인의 생활에 맞추라는 것이다! 단식 중이라고 해서 사회적인 관계까지 제한하지 말자. 단식 일정은 생활방식에 맞게 조정하자. 살다 보면 휴가, 연휴, 결혼식 등 도저히 굶을 수 없는 일들이 생기게 마련이다. 기분 좋게 축하해야 하는 날 굳이 단식을 하려고 애쓰지 말자. 편하게 쉬면서 즐기는 날로 받아들이자. 행사가 다 끝난 뒤에는 그동안 먹은 것을 상쇄하는 차원에서 단식 기간을 늘려도 되고, 그냥 평소에 하던 대로 단식 일정을 재개해도 된다. 중요한 것은 여러분 각자의 생활 패턴에 맞게 단식 일정을 조정할 수 있어야 한다는 점이다.

예상되는 효과

단식으로 줄어드는 체중은 사람마다 엄청난 차이가 있다. 비만인 상태로 지낸 기간이 길수록 살을 빼기가 더 어렵다는 사실도 깨닫게 될 것이다. 특정 약물을 복용 중인 경우에도 체중 감량이 어려울 수 있다. 단식을 꾸준히 이어가고 인내심을 가져야 한다.

단식을 하다 보면 체중이 더 이상 빠지지 않는 정체기에 진입한다. 이 경우 단식하는 방식을 바꾸거나 식단을 바꾸면 도움이 된다. 24시간이던 단식 기간을 36시간으로, 또는 48시간으로 늘리는 환자들도 있고 매일 한 끼만 먹는 사람들도 있다. 또는 일주일 내내 연달아 단식을 시도하기도 한다. 단식 일정을 바꿔야 정체기에서 빠져나올 수 있는 경우가 많다.

단식하는 방법도 우리가 살면서 습득하는 다른 기술들과 다를 것이 없다. 숙달되려면 반드시 연습하고 도움을 받아야 한다. 단식은 인류가 이 땅에 존재한 이래로 항상 문화의 한 부분으로 전해져 왔지만 현재 북미 지역에서는 평생 단 한 번도 단식을 해보지 않은 사람들이 많다. 영양 분야의 주류 전문가들이 단식은 어렵고 위험하다며 두려워하고 거부하는 것도 그런 이유 때문이다. 그러나 진실은 그러한 우려와 전혀 다르다.

뼈 육수 레시피

야채

닭 뼈, 돼지 뼈 또는 소 뼈

식초 1티스푼

천일염(맛을 더하기 위한 재료)

후추(맛을 더하기 위한 재료)

생강(맛을 더하기 위한 재료)

1. 뼈가 모두 잠길 정도로 물을 붓는다.
2. 불에 올려 2~3시간 끓인다.
3. 뼈를 제거하고 기름기를 걷어낸다.

[부록 C]

명상과 수면

8장에서 자세히 설명했듯이 코르티솔은 인슐린 농도를 높여서 체중이 늘어나게 만드는 주된 원인이다. 그러므로 체중 감량을 위해서는 코르티솔 수치를 낮추는 것이 중요하다. 스트레스를 줄이고 명상을 하고 숙면을 취하는 것은 모두 코르티솔을 낮추는 효과적인 방법이다. 몇 가지 유용한 팁을 소개하면 다음과 같다.

스트레스 줄이기

텔레비전 앞에 앉아 있거나 그냥 아무것도 하지 않는 것이 스트레스 해소에 도움이 된다고 느끼지만 이는 잘못된 생각이다. 스트레스는 능동적인 과정을 거쳐 해소된다. 명상, 태극권, 요가, 종교 활동, 마사지는 모두 효과적인 해소법에 포함된다.

규칙적인 운동은 스트레스를 완화하고 코르티솔 수치를 낮추는 효과가 매우 우수하다. 인체가 투쟁-도주 반응을 시작하는 근본적인 목적은 몸을 격렬하게 움직이도록 하기 위해서다. 또한 운동을 하면 엔도르핀이 분비되고 기분도 나아진다. 운동으로 섭취 열량이 줄어드는 효과는 비교적 약한 편인 반면, 이와 같은 효과로 얻는 이점이 훨씬 더 크다.

사회적으로 유대감을 느끼는 것도 스트레스를 완화하는 훌륭한 방법이다. 나이와 상관없이 누구나 혼자 남겨지면 괴로움을 느낀다. 소그룹, 혹은 지역사회의 일원이 되는 것은 대대로 전해지는 인간의 특성이다. 교회 등 종교 생활에서 이러한 소속감을 느끼는 사람들도 있다. 사람의 손길만이 줄 수 있는 힘도 무시할 수 없다. 마사지가 도움이 되는 이유도 이런 점 때문이다.

마음챙김 명상

마음챙김 명상을 통해 우리는 스스로의 생각을 좀 더 자세히 인식할 수 있다. 마음챙김 명상의 목표는 생각의 바깥으로 한 발짝 벗어나 관찰자의 시각으로 생각을 바라보며 인식하는 것이다. 이를 통해 우리는 자신이 경험한 것을 세세한 부분까지 정확하게, 비판적이지 않은 시선으로 주시할 수 있다. 지금 현재에 머무르도록 이끌어준다는 점도 스트레스 해소에 도움이 된다. 또한 과거에 힘든 일을 겪었지만 이겨내고 성공을 거둔 일 등 지나간 경험 중에서 기분 좋은 일들을 떠올리게 된다. 명상의 형태는 다양하지만 전체적인 목표는 모두 동일하다(태극권과 요가도 몸을 움직이면서 명상하는 전통적인 방법에 속한다).

마음챙김 명상을 하면 생각을 지워버리는 것이 아니라 자신의 생각을 인지하고, 스스로를 바꾸려고 애쓰는 대신 현재를 살고 있는 모습 그대로 인식할 수 있다. 그리고 좋은 것이든 나쁜 것이든 자신의 생각을 객관적으로 관찰할 수 있다.

명상은 생각을 상세히 들여다보는 데 도움이 되므로 스트레스 대처에 매우 큰 도움이 된다. 특히 허기를 느끼거나 음식에 대한 큰 욕구를 느낄 때 활용할 수 있다. 명상에 소요되는 시간은 보통 20~30분 정도이고 언제든 할 수 있다. 아침에 일어나면 차가운 물을 한 잔 마시고 명상을 시작하는 습관을 들여보자.

마음챙김 명상을 구성하는 기본 요소는 몸과 호흡, 생각이다.

몸

먼저 몸과의 유대감을 느껴보자. 20분 정도 방해받지 않고 머무를 수 있는 조용한 장소를 찾는다. 맨 바닥에 그냥 앉아도 되고 방석을 깔고 앉거나 의자에 앉아도 된다. 바닥이나 방석 위에 앉은 경우 책상다리 자세로 앉는다. 의자에 앉을 때는 발이 바닥에 편안히 닿도록 하고 발이 땅에 닿지 않으면 발밑에 베개를 받친다. 어떤 자세를 선택하든 편하게 쉬는 기분이 들어야 한다.

손바닥이 아래로 향하도록 양손을 허벅지에 올린다. 시선을 30센티미터 정도 떨어진 앞쪽 바닥으로 향했다가 코끝에 초점을 맞추고 가만히 눈을 감는다. 가슴이 활짝 열린다고 생각하면서 탄탄한 등을 느껴본다.

이와 같은 자세로 명상을 시작한다. 처음 1~2분 동안은 몸과 주변 환경에 집중하자. 생각이 몸과 벗어나 떠돌기 시작하면 다시 몸과 주변 환경에 가만히 집중한다.

호흡

몸이 편안하다고 느껴지면 호흡에 집중한다. 여섯까지 세면서 천천히 코로 숨을 들이마시고 다시 여섯을 세면서 입으로 숨을 천천히 내쉰다. 공기가 몸속으로 들어오고 빠져나가는 과정에 집중하고 인식한다.

생각

가만히 앉아 있으면 온갖 생각이 떠오른다. 머릿속에 떠오르는 생각들에 주의를 기울여보자. 안 좋은 감정이 생겨나면 비슷한 문제를 겪다가 극복했을 때 어떤 기분이었는지 떠올려본다. 몸이 좀 더 가볍게 느껴질 때까지 이렇게 생각들을 하나씩 들여다본다.

생각에 너무 사로잡혀서 어디에 있는지도 잊을 정도로 몰입했다고 느껴지면 다시 호흡에 집중하며 조용히 생각을 가다듬어보자.

수면위생

수면위생을 개선할 수 있는 몇 가지 핵심 팁이 있다. 단, 약물로 해결하는 방법은 적절치 않다(약물은 정상적인 수면 구조와 렘수면 외 일반 수면 단계의 패턴을 유지하는 데 방해가 된다). 간단하게 수면의 질을 개선할 수 있는 효과적인 방법은 다음과 같다.

- 빛이 들어오지 않는 깜깜한 곳에서 잠을 잔다.
- 잘 때는 헐렁한 옷을 입는다.
- 정해진 시간에 규칙적으로 잠을 잔다.
- 매일 7~9시간씩 자려고 노력한다.
- 아침에 일어나면 가장 먼저 햇빛을 본다.
- 침실은 서늘한 온도가 유지되도록 한다.
- 침실에 TV를 틀어놓지 않는다.

NOTE

•

머리말

1. CBC News [Internet]. 2014 Mar 3. Canada's obesity rates triple in less than 30 years. Available from: http://www.cbc.ca/news/health/canada-s-obesity-rates-triple-in-less-than-30-years-1.2558365. Accessed 2015 Jul 27.

01 비만은 어쩌다 유행병이 되었을까

1. Begley S. America's hatred of fat hurts obesity fight. Reuters [Internet]. 2012 May 11. Available from: http://www.reuters.com/article/2012/05/11/us-obesity-stigma-idUSBRE84A0PA20120511. Accessed 2015 Apr 13.

2. Centers for Disease Control and Prevention [Internet]. Healthy weight: it's a diet, not a lifestyle! (Updated 2014 Jan 24.) Available from: http://www.cdc.gov/healthyweight/calories/index.html. Accessed 2015 Apr 8.

3. National Heart, Lung, and Blood Institute [Internet]. Maintaining a healthy weight on the go. 2010 Apr. Available from: http://www.nhlbi.nih.gov/health/public/heart/obesity/aim_hwt.pdf. Accessed 2015 Apr 8.

4. Brillat-Savarin JA. The physiology of taste. Trans. Anne Drayton. Penguin Books; 1970. pp. 208–9.

5. William Banting. Letter on corpulence, addressed to the public. Available from: http://www.proteinpower.com/banting/index.php?page=1. Accessed 2015 Apr 12.

6. Data source for Figure 1.1: Jones DS, Podolsky SH, Greene JA. The burden of disease and the changing task of medicine. N Engl J Med. 2012 Jun 2; 366(25):2333–8.

7. Arias E. Centers for Disease Control and Prevention [Internet]. National Vital Statistics Reports. United States life tables 2009. 2014 Jan 6. Available from: http://www.cdc.gov/nchs/data/nvsr/nvsr62/nvsr62_07.pdf. Accessed 2015 Apr 12.

8.   Heart attack. New York Times [Internet]. (Reviewed 2014 Jun 30.) Available from: http://www.nytimes.com/health/guides/disease/heart-attack/risk-factors.html. Accessed 2015 Apr 8.

9.   Yudkin J. Diet and coronary thrombosis hypothesis and fact. Lancet. 1957 Jul 27; 273(6987):155–62.

10. Yudkin J. The causes and cure of obesity. Lancet. 19 Dec 1959; 274(7112):1135–8.

11. USDA Factbook. Chapter 2: Profiling food consumption in America. Available from: www.usda.gov/factbook/chapter2.pdf. Accessed 2015 Apr 26.

12. Data source for Figure 1.2: Centers for Disease Control [Internet], NCHS Health E-Stat. Prevalence of overweight, obesity, and extreme obesity among adults: United States, trends 1960–1962 through 2007–2008. Updated 2011 Jun 6. Available from: http://www.cdc.gov/nchs/data/hestat/obesity_adult_07_08/obesity_adult_07_08.htm. Accessed 2015 Apr 26.

02 비만과 유전

1.   Bouchard C. Obesity in adulthood: the importance of childhood and parental obesity. N Engl J Med. 1997 Sep 25; 337(13):926–7.

2.   Guo SS, Roche AF, Chumlea WC, Gardner JD, Siervogel RM. The predictive value of childhood body mass index values for overweight at age 35 y. Am J Clin Nutr. 1994 Apr; 59(4):810–9.

3.   Stunkard AJ et al. An adoption study of human obesity. N Engl J Med. 1986 Jan 23; 314(4):193–8.

4.   Stunkard AJ et al. The body-mass index of twins who have been reared apart. N Engl J Med. 1990 May 24; 322(21):1483–7.

03 열량 줄이기의 오류

1.   Wright JD, Kennedy-Stephenson J, Wang CY, McDowell MA, Johnson CL. Trends in intake of energy and macronutrients: United States, 1971–2000. CDC MMWR Weekly. 2004 Feb 6; 53(4):80–2.

2.   Ladabaum U et al. Obesity, abdominal obesity, physical activity, and caloric intake in US adults: 1988 to 2010. Am J Med. 2014 Aug; 127(8):717–27.

3.   Griffith R, Lluberas R, Luhrmann M. Gluttony in England? Long-term change in diet. The Institute for Fiscal Studies. 2013. Available from: http://www.ifs.org.uk/bns/bn142.pdf. Accessed 2015 Apr 26.

4.   Kolata G. In dieting, magic isn't a substitute for science. New York Times [Internet].

2012 Jul 9. Available from: http://www.nytimes.com/2012/07/10/health/nutrition/
q-and-a-are-high-protein-low-carb-diets-effective.html?_r=0. Accessed 2015 Apr 8.

5. Benedict F. Human vitality and efficiency under prolonged restricted diet. Car-
negie Institute of Washington; 1919. Available from: https://archive.org/details/
humanvitalityeff00beneuoft. Accessed 2015 Apr 26.

6. Keys A, Brožek J, Henschel A, Mickelsen O, Taylor HL. The biology of human starva-
tion (2 volumes). MINNE ed. St. Paul, MN: University of Minnesota Press; 1950.

7. Guetzkow HG, Bowman PH. Men and hunger: a psychological manual for relief
workers 1946. Elgin, IL: Brethren Publishing House; 1946.

8. Kalm LM, Semba RD. They starved so that others be better fed: remembering Ancel
Keys and the Minnesota Experiment. J Nutr. 2005 Jun 1; 135(6):1347–52.

9. Ancestry Weight Loss Registry [Internet]. Blog. They starved, we forgot. 2012 Nov 4.
Available from: http://www.awlr.org/blog/they-starved-we-forgot. Accessed 2015
Apr 8.

10. Pieri J. Men starve in Minnesota. Life. 1945 Jul 30; 19(5):43–6.

11. Rosenbaum et al. Long-term persistence of adaptive thermogenesis in sub-
jects who have maintained a reduced body weight. Am J Clin Nutr. 2008 Oct;
88(4):906–12.

12. Howard BV et al. Low fat dietary pattern and weight change over 7 years: the Wom-
en's Health Initiative Dietary Modification Trial. JAMA. 2006 Jan 4; 295(1):39–49.

13. Kennedy ET, Bowman SA, Spence JT, Freedman M, King J. Popular diets: correlation
to health, nutrition, and obesity. J Am Diet Assoc. 2001 Apr; 101(4):411–20.

14. Suminthran P. Long-term persistence of hormonal adaptations to weight loss.
N Engl J Med. 2011 Oct 27; 365(17):1597–604.

15. Rosenbaum M, Sy M, Pavlovich K, Leibel R, Hirsch J. Leptin reverses weight loss–
induced changes in regional neural activity responses to visual food stimuli. J Clin
Invest. 2008 Jul 1; 118(7):2583–91.

16. O'Meara S, Riemsma R, Shirran L, Mather L, Ter Riet G. A systematic review of the
clinical effectiveness of orlistat used for the management of obesity. Obes Rev.
2004 Feb; 5(1):51–68.

17. Torgerson et al. Xenical in the Prevention of Diabetes in Obese Subjects (XENDOS)
Study. Diabetes Care. 2004 Jan; 27(1):155–61.

18. Peale C. Canadian ban adds to woes for P&G's olestra. Cincinnati Enquirer [Inter-
net]. 2000 June 23. Available from: http://enquirer.com/editions/2000/06/23/
fin_canadian_ban_adds_to.html. Accessed 2015 Apr 6.

19. Chris Gentilvisio. The 50 Worst Inventions. Time Magazine [Internet]. Available at: http://content.time.com/time/specials/packages/article/0,28804,1991915_1991909_1991785,00.html. Accessed 2015 Apr 15.

04 운동에 관한 오해

1. British Heart Foundation. Physical activity statistics 2012. Health Promotion Research Group Department of public health, University of Oxford. 2012 Jul. Available from: https://www.bhf.org.uk/~/media/files/research/heart-statistics/m130-bhf_physical-activity-supplement_2012.pdf. Accessed 2015 Apr 8.

2. Public Health England [Internet]. Source data: OEDC. Trends in obesity prevalence. Available from: http://www.noo.org.uk/NOO_about_obesity/trends. Accessed 2015 Apr 8.

3. Countries that exercise the most include United States, Spain, and France. Huffington Post [Internet]. 31 Dec 2013. Available from: http://www.huffingtonpost.ca/2013/12/31/country-exercise-most-_n_4523537.html. Accessed 2015 Apr 6.

4. Dwyer-Lindgren L, Freedman G, Engell RE, Fleming TD, Lim SS, Murray CJ, Mokdad AH. Prevalence of physical activity and obesity in US counties, 2001–2011: a road map for action. Population Health Metrics. 2013 Jul 10; 11:7. Available from http://www.biomedcentral.com/content/pdf/1478-7954-11-7.pdf. Accessed 2015 Apr 8.

5. Byun W, Liu J, Pate RR. Association between objectively measured sedentary behavior and body mass index in preschool children. Int J Obes (Lond). 2013 Jul; 37(7):961–5.

6. Pontzer H. Debunking the hunter-gatherer workout. New York Times [Internet]. 2012 Aug 24. Available from: http://www.nytimes.com/2012/08/26/opinion/sunday/debunking-the-hunter-gatherer-workout.html?_r=0. Accessed 2015 Apr 8.

7. Westerterp KR, Speakman JR. Physical activity energy expenditure has not declined since the 1980s and matches energy expenditure of wild mammals. Int J Obes (Lond). 2008 Aug; 32(8):1256–63.

8. Ross R, Janssen I. Physical activity, total and regional obesity: dose-response considerations. Med Sci Sports Exerc. 2001 Jun; 33(6 Suppl):S521–527.

9. Church TS, Martin CK, Thompson AM, Earnest CP, Mikus CR et al. Changes in weight, waist circumference and compensatory responses with different doses of exercise among sedentary, overweight postmenopausal women. PLoS ONE. 2009; 4(2):e4515. doi:10.1371/journal.pone.0004515. Accessed 2015 Apr 6.

10. Donnelly JE, Honas JJ, Smith BK, Mayo MS, Gibson CA, Sullivan DK, Lee J, Herrmann SD, Lambourne K, Washburn RA. Aerobic exercise alone results in clinically

significant weight loss: Midwest Exercise trial 2. Obesity (Silver Spring). PubMed. 2013 Mar; 21(3):E219–28. doi: 10.1002/oby.20145. Accessed 2015 Apr 6.

11. Church TS et al. Changes in weight, waist circumference and compensatory responses with different doses of exercise among sedentary, overweight postmenopausal women. PLoS ONE. 2009; 4(2):e4515. doi:10.1371/journal. pone.0004515. Accessed 2015 Apr 6.

12. McTiernan A et al. Exercise effect on weight and body fat in men and women. Obesity. 2007 Jun; 15(6):1496–512.

13. Janssen GM, Graef CJ, Saris WH. Food intake and body composition in novice athletes during a training period to run a marathon. Intr J Sports Med. 1989 May; 10(1 suppl.):S17–21.

14. Buring et al. Physical activity and weight gain prevention, Women's Health Study. JAMA. 2010 Mar 24; 303(12):1173–9.

15. Sonneville KR, Gortmaker SL. Total energy intake, adolescent discretionary behaviors and the energy gap. Int J Obes (Lond). 2008 Dec; 32 Suppl 6:S19–27.

16. Child obesity will NOT be solved by PE classes in schools, say researchers. Daily Mail UK [Internet]. 2009 May 7; Health. Available from: http://www. dailymail.co.uk/health/article-1178232/Child-obesity-NOT-solved-PE-classes-schools-say-researchers.html. Accessed 2015 Apr 8.

17. Williams PT, Thompson PD. Increased cardiovascular disease mortality associated with excessive exercise in heart attack survivors. Mayo Clinic Proceedings [Internet]. 2014 Aug. Available from: http://www.mayoclinicproceedings.org/ article/S0025-6196%2814%2900437-6/fulltext. DOI: http://dx.doi.org/10.1016/j. mayocp.2014.05.006. Accessed 2015 Apr 8.

05 과식의 역설

1. Sims EA. Experimental obesity in man. J Clin Invest. 1971 May; 50(5):1005–11.

2. Sims EA et al. Endocrine and metabolic effects of experimental obesity in man. Recent Prog Horm Res. 1973; 29:457–96.

3. Ruppel Shell E. The hungry gene: the inside story of the obesity industry. New York: Grove Press; 2003.

4. Kolata G. Rethinking thin: the new science of weight loss—and the myths and realities of dieting. New York: Farrar, Straus and Giroux; 2008.

5. Levine JA, Eberhardt NL, Jensen MD. Role of nonexercise activity thermogenesis in resistance to fat gain in humans. Science. 1999 Jan 8; 283(5399): 212–4.

6. Diaz EO. Metabolic response to experimental overfeeding in lean and overweight healthy volunteers. Am J Clin Nutr. 1992 Oct; 56(4):641–55.

7. Kechagias S, Ernersson A, Dahlqvist O, Lundberg P, Lindström T, Nystrom FH. Fast-food-based hyper-alimentation can induce rapid and profound elevation of serum alanine aminotransferase in healthy subjects. Gut. 2008 May; 57(5):649–54.

8. DeLany JP, Kelley DE, Hames KC, Jakicic JM, Goodpaster BH. High energy expenditure masks low physical activity in obesity. Int J Obes (Lond). 2013 Jul; 37(7):1006–11.

9. Keesey R, Corbett S. Metabolic defense of the body weight set-point. Res Publ Assoc Res Nerv Ment Dis. 1984; 62:87-96.

10. Leibel RL et al. Changes in energy expenditure resulting from altered body weight. N Engl J Med. 1995 Mar 9; 332(10);621–8.

11. Lustig R. Hypothalamic obesity: causes, consequences, treatment. Pediatr Endocrinol Rev. 2008 Dec; 6(2):220–7.

12. Hervey GR. The effects of lesions in the hypothalamus in parabiotic rat. J Physiol. 1959 Mar 3; 145(2):336–52.3.

13. Heymsfield SB et al. Leptin for weight loss in obese and lean adults: a randomized, controlled, dose-escalation trial. JAMA. 1999 Oct 27; 282(16):1568–75.

06 새로운 희망

1. Tentolouris N, Pavlatos S, Kokkinos A, Perrea D, Pagoni S, Katsilambros N. Diet-induced thermogenesis and substrate oxidation are not different between lean and obese women after two different isocaloric meals, one rich in protein and one rich in fat. Metabolism. 2008 Mar; 57(3):313–20.

2. Data source for Figure 6.1: Ibid.

07 인슐린

1. Polonski K, Given B, Van Cauter E. Twenty-four hour profiles and pulsatile patterns of insulin secretion in normal and obese subjects. J Clin Invest. 1988 Feb; 81(2):442–8.

2. Ferrannini E, Natali A, Bell P, et al. Insulin resistance and hypersecretion in obesity. J Clin Invest. 1997 Sep 1; 100(5):1166–73.

3. Han TS, Williams K, Sattar N, Hunt KJ, Lean ME, Haffner SM. Analysis of obesity and hyperinsulinemia in the development of metabolic syndrome: San Antonio Heart Study. Obes Res. 2002 Sep; 10(9):923–31.

4. Russell-Jones D, Khan R. Insulin-associated weight gain in diabetes: causes, effects and coping strategies. Diabetes, Obesity and Metabolism. 2007 Nov; 9(6):799–812.

5. White NH et al. Influence of intensive diabetes treatment on body weight and composition of adults with type 1 diabetes in the Diabetes Control and Complications Trial. Diabetes Care. 2001; 24(10):1711–21.

6. Intensive blood-glucose control with sulphonylureas or insulin compared with conventional treatment and risk of complications in patients with type 2 diabetes (UKPDS33). Lancet. 1998 Sep 12; 352(9131):837–53.

7. Holman RR et al. Addition of biphasic, prandial, or basal insulin to oral therapy in type 2 diabetes. N Engl J Med. 2007 Oct 25; 357(17):1716–30.

8. Henry RR, Gumbiner B, Ditzler T, Wallace P, Lyon R, Glauber HS. Intensive conventional insulin therapy for type II diabetes. Diabetes Care. 1993 Jan; 16(1):23–31.

9. Doherty GM, Doppman JL, Shawker TH, Miller DL, Eastman RC, Gorden P, Norton JA. Results of a prospective strategy to diagnose, localize, and resect insulinomas. Surgery. 1991 Dec; 110(6):989–96.

10. Ravnik-Oblak M, Janez A, Kocijanicic A. Insulinoma induced hypoglycemia in a type 2 diabetic patient. Wien KlinWochenschr. 2001 Apr 30; 113(9):339–41.

11. Sapountzi P et al. Case study: diagnosis of insulinoma using continuous glucose monitoring system in a patient with diabetes. Clin Diab. 2005 Jul; 23(3):140–3.

12. Smith CJ, Fisher M, McKay GA. Drugs for diabetes: part 2 sulphonylureas. Br J Cardiol. 2010 Nov; 17(6):279–82.

13. Viollet B, Guigas B, Sanz Garcia N, Leclerc J, Foretz M, Andreelli F. Cellular and molecular mechanisms of metformin: an overview. Clin Sci (Lond). 2012 Mar; 122(6):253–70.

14. Klip A, Leiter LA. Cellular mechanism of action of metformin. Diabetes Care. 1990 Jun; 13(6):696–704.

15. King P, Peacock I, Donnelly R. The UK Prospective Diabetes Study (UKPDS): clinical and therapeutic implications for type 2 diabetes. Br J Clin Pharmacol. 1999 Nov; 48(5):643–8.

16. UK Prospective Diabetes Study (UKPDS) Group. Effect of intensive blood-glucose control with metformin on complications in overweight patients with type 2 diabetes (UKPDS34). Lancet. 1998 Sep 12; 352(9131):854–65.

17. DeFronzo RA, Ratner RE, Han J, Kim DD, Fineman MS, Baron AD. Effects of exenatide (exendin-4) on glycemic control and weight over 30 weeks in metformin-treated patients with type 2 diabetes. Diabetes Care. 2004 Nov; 27(11):2628–35.

18. Nauck MA, Meininger G, Sheng D, Terranella L, Stein PP. Efficacy and safety of the dipeptidyl peptidase-4 inhibitor, sitagliptin, compared with the sulfonylurea, glipizide, in patients with type 2 diabetes inadequately controlled on metformin alone: a randomized, double-blind, non-inferiority trial. Diabetes Obes Metab. 2007 Mar; 9(2): 194–205.

19. Meneilly GS et al. Effect of acarbose on insulin sensitivity in elderly patients with diabetes. Diabetes Care. 2000 Aug; 23(8):1162–7.

20. Wolever TM, Chiasson JL, Josse RG, Hunt JA, Palmason C, Rodger NW, Ross SA, Ryan EA, Tan MH. Small weight loss on long-term acarbose therapy with no change in dietary pattern or nutrient intake of individuals with non-insulin-dependent diabetes. Int J Obes Relat Metab Disord. 1997 Sep; 21(9):756–63.

21. Polidori D et al. Canagliflozin lowers postprandial glucose and insulin by delaying intestinal glucose absorption in addition to increasing urinary glucose excretion: results of a randomized, placebo-controlled study. Diabetes Care. 2013 Aug; 36(8):2154–6.

22. Bolinder J et al. Effects of dapagliflozin on body weight, total fat mass, and regional adipose tissue distribution in patients with type 2 diabetes mellitus with inadequate glycemic control on metformin. J Clin Endocrinol Metab. 2012 Mar; 97(3):1020–31.

23. Nuack MA et al. Dapagliflozin versus glipizide as add-on therapy in patients with type 2 diabetes who have inadequate glycemic control with metformin. Diabetes Care. 2011 Sep; 34(9):2015–22.

24. Domecq JP et al. Drugs commonly associated with weight change: a systematic review and meta-analysis. J Clin Endocrinol Metab. 2015 Feb; 100(2):363–70.

25. Ebenbichler CF et al. Olanzapine induces insulin resistance: results from a prospective study. J Clin Psychiatry. 2003 Dec; 64(12):1436–9.

26. Scholl JH, van Eekeren, van Puijenbroek EP. Six cases of (severe) hypoglycaemia associated with gabapentin use in both diabetic and non-diabetic patients. Br J Clin Pharmacol. 2014 Nov 11. doi: 10.1111/bcp.12548. [Epub ahead of print.] Accessed 2015 Apr 6.

27. Penumalee S, Kissner P, Migdal S. Gabapentin induced hypoglycemia in a long-term peritoneal dialysis patient. Am J Kidney Dis. 2003 Dec; 42(6):E3–5.

28. Suzuki Y et al. Quetiapine-induced insulin resistance after switching from blonanserin despite a loss in both bodyweight and waist circumference. Psychiatry Clin Neurosci. 2012 Oct; 66(6):534–5.

29. Kong LC et al. Insulin resistance and inflammation predict kinetic body weight changes in response to dietary weight loss and maintenance in overweight and

obese subjects by using a Bayesian network approach. Am J Clin Nutr. 2013 Dec; 98(6):1385–94.

30. Lustig RH et al. Obesity, leptin resistance, and the effects of insulin suppression. Int J Obesity. 2004 Aug 17; 28:1344–8.

31. Martin SS, Qasim A, Reilly MP. Leptin resistance: a possible interface of inflamma- tion and metabolism in obesity-related cardiovascular disease. J Am Coll Cardiol. 2008 Oct 7; 52(15):1201–10.

32. Benoit SC, Clegg DJ, Seeley RJ, Woods SC. Insulin and leptin as adiposity signals. Recent Prog Horm Res. 2004; 59:267–85.

08 코르티솔

1. Owen OE, Cahill GF Jr. Metabolic effects of exogenous glucocorticoids in fasted man. J Clin Invest. 1973 Oct; 52(10):2596–600.

2. Rosmond R et al. Stress-related cortisol secretion in men: relationships with abdominal obesity and endocrine, metabolic and hemodynamic abnormalities. J Clin Endocrinol Metab. 1998 Jun; 83(6):1853–9.

3. Whitworth JA et al. Hyperinsulinemia is not a cause of cortisol-induced hyper- tension. Am J Hypertens. 1994 Jun; 7(6):562–5.

4. Pagano G et al. An in vivo and in vitro study of the mechanism of prednisone- induced insulin resistance in healthy subjects. J Clin Invest. 1983 Nov; 72(5):1814–20.

5. Rizza RA, Mandarino LJ, Gerich JE. Cortisol-induced insulin resistance in man: impaired suppression of glucose production and stimulation of glucose utiliza- tion due to a postreceptor detect of insulin action. J Clin Endocrinol Metab. 1982 Jan; 54(1):131–8.

6. Ferris HA, Kahn CR. New mechanisms of glucocorticoid-induced insulin resis- tance: make no bones about it. J Clin Invest. 2012 Nov; 122(11):3854–7.

7. Stolk RP et al. Gender differences in the associations between cortisol and insulin in healthy subjects. J Endocrinol. 1996 May; 149(2):313–8.

8. Jindal RM et al. Posttransplant diabetes mellitus: a review. Transplantation. 1994 Dec 27; 58(12):1289–98.

9. Pagano G et al. An in vivo and in vitro study of the mechanism of predni- sone-induced insulin resistance in healthy subjects. J Clin Invest. 1983 Nov; 72(5):1814–20.

10. Rizza RA, Mandarino LJ, Gerich JE. Cortisol-induced insulin resistance in man: impaired suppression of glucose production and stimulation of glucose

utilization due to a postreceptor defect of insulin action. J Clin Endocrinol Metab. 1982 Jan; 54(1):131–8.

11. Dinneen S, Alzaid A, Miles J, Rizza R. Metabolic effects of the nocturnal rise in cortisol on carbohydrate metabolism in normal humans. J Clin Invest. 1993 Nov; 92(5):2283–90.

12. Lemieux I et al. Effects of prednisone withdrawal on the new metabolic triad in cyclosporine-treated kidney transplant patients. Kidney International. 2002 Nov; 62(5):1839–47.

13. Fauci A et al., editors. Harrison's principles of internal medicine. 17th ed. McGraw-Hill Professional; 2008. p. 2255.

14. Tauchmanova L et al. Patients with subclinical Cushing's syndrome due to adrenal adenoma have increased cardiovascular risk. J Clin Endocrinol Metab. 2002 Nov; 87(11):4872–8.

15. Fraser R et al. Cortisol effects on body mass, blood pressure, and cholesterol in the general population. Hypertension. 1999 Jun; 33(6):1364–8.

16. Marin P et al. Cortisol secretion in relation to body fat distribution in obese pre-menopausal women. Metabolism. 1992 Aug; 41(8):882–6.

17. Wallerius S et al. Rise in morning saliva cortisol is associated with abdominal obesity in men: a preliminary report. J Endocrinol Invest. 2003 Jul; 26(7):616–9.

18. Wester VL et al. Long-term cortisol levels measured in scalp hair of obese patients. Obesity (Silver Spring). 2014 Sep; 22(9):1956–8. DOI: 10.1002/oby.20795. Accessed 2015 Apr 6.

19. Fauci A et al., editors. Harrison's principles of internal medicine. 17th ed. McGraw-Hill Professional; 2008. p. 2263.

20. Daubenmier J et al. Mindfulness intervention for stress eating to reduce cortisol and abdominal fat among overweight and obese women. Journal of Obesity. 2011; article ID 651936. Accessed 2015 Apr 6.

21. Knutson KL, Spiegel K, Penev P, van Cauter E. The metabolic consequences of sleep deprivation. Sleep Med Rev. 2007 Jun; 11(3):163–78.

22. Webb WB, Agnew HW. Are we chronically sleep deprived? Bull Psychon Soc. 1975; 6(1):47–8.

23. Bliwise DL. Historical change in the report of daytime fatigue. Sleep. 1996 Jul; 19(6):462–4.

24. Watanabe M et al. Association of short sleep duration with weight gain and obesity at 1-year follow-up: a large-scale prospective study. Sleep. 2010 Feb; 33(2):161–7.

25. Hasler G, Buysse D, Klaghofer R, Gamma A, Ajdacic V, et al. The association between short sleep duration and obesity in young adults: A 13-year prospective study. Sleep. 2004 Jun 15; 27(4):661–6.

26. Cappuccio FP et al. Meta-analysis of short sleep duration and obesity in children and adults. Sleep. 2008 May; 31(5):619–26.

27. Joo EY et al. Adverse effects of 24 hours of sleep deprivation on cognition and stress hormones. J Clin Neurol. 2012 Jun; 8(2):146–50.

28. Leproult R et al. Sleep loss results in an elevation of cortisol levels the next evening. Sleep. 1997 Oct; 20(10):865–70.

29. Spiegel K, Knutson K, Leproult R, Tasali E, Cauter EV. Sleep loss: a novel risk factor for insulin resistance and Type 2 diabetes. J Appl Physiol. 2005 Nov; 99(5):2008–19.

30. VanHelder T, Symons JD, Radomski MW. Effects of sleep deprivation and exercise on glucose tolerance. Aviat Space Environ Med. 1993 Jun; 64(6):487–92.

31. Sub-chronic sleep restriction causes tissue specific insulin resistance. J Clin Endocrinol Metab. 2015 Feb 6; jc20143911. [Epub ahead of print] Accessed 2015 Apr 6.

32. Kawakami N, Takatsuka N, Shimizu H. Sleep disturbance and onset of type 2 diabetes. Diabetes Care. 2004 Jan; 27(1):282–3.

33. Taheri S, Lin L, Austin D, Young T, Mignot E. Short sleep duration is associated with reduced leptin, elevated ghrelin, and increased body mass index. PLoS Medicine. 2004 Dec; 1(3):e62.

34. Nedeltcheva AV et al. Insufficient sleep undermines dietary efforts to reduce adiposity. Ann Int Med. 2010 Oct 5; 153(7):435–41.

35. Pejovic S et al. Leptin and hunger levels in young healthy adults after one night of sleep loss. J. Sleep Res. 2010 Dec; 19(4):552–8.

09 앳킨스 다이어트의 맹렬한 인기

1. Pennington AW. A reorientation on obesity. N Engl J Med. 1953 Jun 4; 248(23):959–64.

2. Bloom WL, Azar G, Clark J, MacKay JH. Comparison of metabolic changes in fasting obese and lean patients. Ann NY Acad Sci. 1965 Oct 8; 131(1):623–31.

3. Stillman I. The doctor's quick weight loss diet. Ishi Press; 2011.

4. Kolata G. Rethinking thin: the new science of weight loss—and the myths and realities of dieting. Picador; 2008.

5. Samaha FF et al. A low-carbohydrate as compared with a low-fat diet in severe obesity. N Engl J Med. 2003 May 22; 348(21):2074–81.

6. Gardner CD et al. Comparison of the Atkins, Zone, Ornish, and LEARN diets for change in weight and related risk factors among overweight premenopausal women. JAMA. 2007 Mar 7; 297(9):969–77.

7. Shai I et al. Weight loss with a low-carbohydrate, Mediterranean, or low-fat die. N Engl J Med. 2008 Jul 17; 359(3):229–41.

8. Larsen TM et al. Diets with high or low protein content and glycemic index for weight-loss maintenance. N Engl J Med. 2010 Nov 25; 363(22):2102–13.

9. Ebbeling C et al. Effects of dietary composition on energy expenditure during weight-loss maintenance. JAMA. 2012 Jun 27; 307(24):2627–34.

10. Boden G et al. Effect of a low-carbohydrate diet on appetite, blood glucose levels, and insulin resistance in obese patients with type 2 diabetes. Ann Intern Med. 2005 Mar 15; 142(6):403–11.

11. Foster G et al. Weight and metabolic outcomes after 2 years on a low-carbohydrate versus low-fat diet. Ann Int Med. 2010 Aug 3; 153(3):147–57.

12. Shai I et al. Four-year follow-up after two-year dietary interventions. N Engl J Med. 2012 Oct 4; 367(14):1373–4.

13. Hession M et al. Systematic review of randomized controlled trials of low-carbohydrate vs. low-fat/low calorie diets in the management of obesity and its comorbidities. Obes Rev. 2009 Jan; 10(1):36–50.

14. Zhou BG et al. Nutrient intakes of middle-aged men and women in China, Japan, United Kingdom, and United States in the late 1990s: The INTERMAP Study. J Hum Hypertens. 2003 Sep; 17(9):623–30.

15. Data source for Figure 9.1: Ibid.

16. Lindeberg S et al. Low serum insulin in traditional Pacific Islanders: the Kitava Study. Metabolism. 1999 Oct; 48(10):1216–9.

10 인슐린 저항성

1. Tirosh A et al. Adolescent BMI trajectory and risk of diabetes versus coronary disease. N Engl J Med. 2011 Apr 7; 364(14):1315–25.

2. Alexander Fleming. Penicillin. Nobel Lecture Dec 1945. Available from: http://www.nobelprize.org/nobel_prizes/medicine/laureates/1945/fleming-lecture.pdf. Accessed 2015 Apr 15.

3. Pontiroli AE, Alberetto M, Pozza G. Patients with insulinoma show insulin resistance in the absence of arterial hypertension. Diabetologia. 1992 Mar; 35(3):294–5.

4. Pontiroli AE, Alberetto M, Capra F, Pozza G. The glucose clamp technique for the study of patients with hypoglycemia: insulin resistance as a feature of insulinoma. J Endocrinol Invest. 1990 Mar; 13(3):241–5.

5. Ghosh S et al. Clearance of acanthosis nigricans associated with insulinoma following surgical resection. QJM. 2008 Nov; 101(11):899–900. doi: 10.1093/qjmed/hcn098. Epub 2008 Jul 31. Accessed 2015 Apr 8.

6. Rizza RA et al. Production of insulin resistance by hyperinsulinemia in man. Diabetologia. 1985 Feb; 28(2):70–5.

7. Del Prato S et al. Effect of sustained physiologic hyperinsulinemia and hyperglycemia on insulin secretion and insulin sensitivity in man. Diabetologia. 1994 Oct; 37(10):1025–35.

8. Henry RR et al. Intensive conventional insulin therapy for type II diabetes. Diabetes Care. 1993 Jan; 16(1):23–31.

9. Le Stunff C, Bougneres P. Early changes in postprandial insulin secretion, not in insulin sensitivity characterize juvenile obesity. Diabetes. 1994 May; 43(5):696–702.

10. Popkin BM, Duffey KJ. Does hunger and satiety drive eating anymore? Am J Clin Nutr. 2010 May; 91(5):1342–7.

11. Duffey KJ, Popkin BM. Energy density, portion size, and eating occasions: contributions to increased energy intake in the United States, 1977–2006. PLoS Med. 2011 Jun; 8(6): e1001050. doi:10.1371/journal.pmed.1001050. Accessed 2015 Apr 8.

12. Bellisle F, McDevitt R, Prentice AM. Meal frequency and energy balance. Br J Nutr. 1997 Apr; 77 Suppl 1:S57–70.

13. Cameron JD, Cyr MJ, Doucet E. Increased meal frequency does not promote greater weight loss in subjects who were prescribed an 8-week equi-energetic energy-restricted diet. Br J Nutr. 2010 Apr; 103(8):1098–101.

14. Leidy JH et al. The influence of higher protein intake and greater eating frequency on appetite control in overweight and obese men. Obesity (Silver Spring). 2010 Sep; 18(9):1725–32.

15. Stewart WK, Fleming LW. Features of a successful therapeutic fast of 382 days' duration. Postgrad Med J. 1973 Mar; 49(569):203–09.

11 대형 식품업체와 당뇨 비만

1. Center for Science in the Public Interest [Internet]. Non-profit organizations receiving corporate funding. Available from: http://www.cspinet.org/integrity/nonprofits/american_heart_association.html. Accessed 2015 Apr 8.

2. Freedhoff, Y. Weighty Matters blog [Internet]. Heart and Stroke Foundation Health Check on 10 teaspoons of sugar in a glass. 2012 Apr 9. Available from: http://www. weightymatters.ca/2012/04/heart-and-stroke-foundation-health.html. Accessed 2015 Apr 8.

3. Lesser LI, Ebbeling CB, Goozner M, Wypij D, Ludwig D. Relationship between funding source and conclusion among nutrition-related scientific articles. PLoS Med. 2007 Jan 9; 4(1): e5. doi:10.1371/journal.pmed.0040005. Accessed 2015 Apr 8.

4. Nestle M. Food company sponsorship of nutrition research and professional activities: A conflict of interest? Public Health Nutr. 2001 Oct; 4(5):1015–22.

5. Stubbs RJ, Mazlan N, Whybrow S. Carbohydrates, appetite and feeding behavior in humans. J Nutr. 2001 Oct 1; 131(10):2775–81S.

6. Cameron JD, Cyr MJ, Doucet E. Increased meal frequency does not promote greater weight loss in subjects who were prescribed an 8-week equi-energetic energy-restricted diet. Br J Nutr. 2010 Apr; 103(8):1098–101.

7. Wyatt HR et al. Long-term weight loss and breakfast in subjects in the National Weight Control Registry. Obes Res. 2002 Feb; 10(2):78–82.

8. Wing RR, Phelan S. Long term weight loss maintenance. Am J Clin Nutr. 2005 Jul; 82(1 Suppl):222S–5S.

9. Brown AW et al. Belief beyond the evidence: using the proposed effect of breakfast on obesity to show 2 practices that distort scientific evidence. Am J Clin Nutr. 2013 Nov; 98(5):1298–308.

10. Schusdziarra V et al. Impact of breakfast on daily energy intake. Nutr J. 2011 Jan 17; 10:5. doi: 10.1186/1475-2891-10-5. Accessed 2015 Apr 8.

11. Reeves S et al. Experimental manipulation of breakfast in normal and overweight/obese participants is associated with changes to nutrient and energy intake consumption patterns. Physiol Behav. 2014 Jun 22; 133:130–5. doi: 10.1016/j.physbeh.2014.05.015. Accessed 2015 Apr 8.

12. Dhurandhar E et al. The effectiveness of breakfast recommendations on weight loss: a randomized controlled trial. Am J Clin Nutr. 2014 Jun 4. doi: 10.3945/ajcn.114.089573. Accessed 2015 Apr 8.

13. Betts JA et al. The causal role of breakfast in energy balance and health: a randomized controlled trial in lean adults. Am J Clin Nutr. 2014 Aug; 100(2): 539–47.

14. Diet, nutrition and the prevention of chronic disease: report of a joint WHO/FAO expert consultation. Geneva: World Health Organization; 2003. p. 68. Available at: http://whqlibdoc.who.int/trs/who_trs_916.pdf. Accessed 2015 Apr 9.

15. Kaiser KA et al. Increased fruit and vegetable intake has no discernible effect on weight loss: a systematic review and meta-analysis. Am J Clin Nutr. 2014 Aug; 100(2):567–76.

16. Muraki I et al. Fruit consumption and the risk of type 2 Diabetes. BMJ. 2013 Aug 28; 347:f5001. doi: 10.1136/bmj.f5001. Accessed 2015 Apr 8.

12 빈곤과 비만

1. Centers for Disease Control and Prevention. Obesity trends among U.S. adults between 1985 and 2010. Available from: www.cdc.gov/obesity/downloads/obesity_trends_2010.ppt. Accessed 2015 Apr 26.

2. United States Census Bureau [Internet]. State and country quick facts. Updated 2015 Mar 24. Available from: http://quickfacts.census.gov/qfd/states/28000.html. Accessed 2015 Apr 8.

3. Levy J. Mississippians most obese, Montanans least obese. Gallup [Internet]. Available from: http://www.gallup.com/poll/167642/mississippians-obese-montanans-least-obese.aspx. Accessed 2015 Apr 8.

4. Michael Moss. Salt Sugar Fat: How the Food Giants Hooked Us. Toronto; Signal Publishing; 2014.

5. David Kessler. The End of Overeating: Taking Control of the Insatiable North American Appetite. Toronto: McClelland & Stewart Publishing; 2010.

6. Data source for Figure 12.2: Environmental Working Group (EWG). EWG farm subsidies. Available from: http://farm.ewg.org/. Accessed 2015 Apr 26.

7. Russo M. Apples to twinkies: comparing federal subsidies of fresh produce and junk food. US PIRG Education Fund: 2011 Sep. Available at: http://www.foodsafetynews.com/files/2011/09/Apples-to-Twinkies-USPIRG.pdf. Accessed 2015 Apr 26.

8. Data source for Figure 12.3: Ibid.

9. Mills CA: Diabetes mellitus: is climate a responsible factor in the etiology? Arch Inten Med. 1930 Oct; 46(4):569–81.

10. Marchand LH. The Pima Indians: Obesity and diabetes. National Diabetes Information Clearinghouse (NDICH) [Internet]. Available from: https://web.archive.org/web/20150610193111. Accessed 2015 Apr 8.

11. U.S. PIRG [Internet].Report: 21st century transportation. 2013 May 14. Available from: http://uspirg.org/reports/usp/new-direction. Accessed 2015 Apr 8.

12. Davies A. The age of the car in America is over. Business Insider [Internet]. 2013 May 20. http://www.businessinsider.com/the-us-driving-boom-is-over-2013-5. Accessed 2015 Apr 8.

13 아동 비만

1. Foster GD et al. The HEALTHY Study Group. A school-based intervention for diabetes risk reduction. N Engl J Med. 2010 Jul 29; 363(5):443–53.

2. Must A, Jacques PF, Dallal GE, Bajema CJ, Dietz WH. Long-term morbidity and mortality of overweight adolescents: a follow-up of the Harvard Growth Study of 1922 to 1935. N Engl J Med. 1992 Nov; 327(19):1350–5.

3. Deshmukh-Taskar P, Nicklas TA, Morales M, Yang SJ, Zakeri I, Berenson GS. Tracking of overweight status from childhood to young adulthood: the Bogalusa Heart Study. Eur J Clin Nutr. 2006 Jan; 60(1):48–57.

4. Baker JL, Olsen LW, Sørensen TI. Childhood body-mass index and the risk of coronary heart disease in adulthood. N Engl J Med. 2007 Dec; 357(23):2329–37.

5. Juonala M et al. Childhood adiposity, adult adiposity, and cardiovascular risk factors. N Engl J Med. 2011 Nov 17; 365(20):1876–85.

6. Kim J et al. Trends in overweight from 1980 through 2001 among preschool-aged children enrolled in a health maintenance organization. Obesity (Silver Spring). 2006 Jul; 14(7):1107–12.

7. Bergmann RL et al. Secular trends in neonatal macrosomia in Berlin: influences of potential determinants. Paediatr Perinat Epidemiol. 2003 Jul; 17(3):244–9.

8. Holtcamp W. Obesogens: an environmental link to obesity. Environ Health Perspect. 2012 Feb; 120(2):a62–a68.

9. Ludwig DS, Currie J. The association between pregnancy weight gain and birth weight. Lancet. 2010 Sep 18; 376(9745):984–90.

10. Whitaker RC et al. Predicting obesity in young adulthood from childhood and parental obesity. N Engl J Med. 1997 Sep 25; 337(13):869–73.

11. Caballero B et al. Pathways: A school-based randomized controlled trial for the prevention of obesity in American Indian schoolchildren. Am J Clin Nutr. 2003 Nov; 78(5):1030–8.

12. Nader PR et al. Three-year maintenance of improved diet and physical activity: the CATCH cohort. Arch Pediatr Adoles Med. 1999 Jul; 153(7):695–705.

13. Klesges RC et al. The Memphis Girls Health Enrichment Multi-site Studies (GEMS): Arch Pediatr Adolesc Med. 2010 Nov; 164(11):1007–14.

14. de Silva-Sanigorski AM et al. Reducing obesity in early childhood: results from Romp & Chomp, an Australian community-wide intervention program. Am J Clin Nutr. 2010 Apr; 91(4):831–40.

15. James J et al. Preventing childhood obesity by reducing consumption of carbonated drinks: cluster randomised controlled trial. BMJ. 2004 May 22; 328(7450):1237.

16. Ogden CL et al. Prevalence of childhood and adult obesity in the United States, 2011–2012. JAMA. 2014 Feb 26; 311(8):806–14.

17. Spock B. Doctor Spock's baby and child care. Pocket Books; 1987. p. 536.

14 과당의 치명적인 영향

1. Suddath C, Stanford D. Coke confronts its big fat problem. Bloomberg Businessweek [Internet]. 2014 July 31. Available from: http://www.bloomberg.com/bw/articles/2014-07-31/coca-cola-sales-decline-health-concerns-spur-relaunch Accessed 2015 Apr 8.

2. Ibid.

3. S&D (Group sucres et denrées) [Internet]. World sugar consumption. Available from: http://www.sucden.com/statistics/4_world-sugar-consumption. Accessed 2015 Apr 9.

4. Xu Y et al. Prevalence and control of diabetes in Chinese adults. JAMA. 2013 Sep 4; 310(9):948–59.

5. Loo D. China "catastrophe" hits 114 million as diabetes spreads. Bloomberg News [Internet]. 2013 Sep 3. Available from: http://www.bloomberg.com/news/articles/2013-09-03/china-catastrophe-hits-114-million-as-diabetes-spreads. Accessed 2015 Apr 8.

6. Huang Y. China's looming diabetes epidemic. The Atlantic [Internet]. 2013 Sept 13. Available from: http://www.theatlantic.com/china/archive/2013/09/chinas-looming-diabetes-epidemic/279670/. Accessed 2015 Apr 8.

7. Schulze MB et al. Sugar-sweetened beverages, weight gain and incidence of type 2 diabetes in young and middle aged women. JAMA. 2004 Aug 25; 292(8):927–34.

8. Basu S, Yoffe P, Hills N, Lustig RH. The relationship of sugar to population-level diabetes prevalence: an econometric analysis of repeated cross-sectional data. Plos One [Internet]. 2013; 8(2):e57873 doi: 10.1371/journal.pone.0057873. Accessed 2015 Apr 8.

9. Lyons RD. Study insists diabetics can have some sugar. New York Times [Internet]. 1983 Jul 7. Available from: http://www.nytimes.com/1983/07/07/us/study-insists-diabetics-can-have-some-sugar.html. Accessed 2015 Apr 8.

10. Glinsmann WH et al. Evaluation of health aspects of sugars contained in carbohydrate sweeteners. J Nutr. 1986 Nov; ll6(llS):Sl–s216.

11. National Research Council (US) Committee on Diet and Health. Diet and health: implications for reducing chronic disease risk. Washington (DC): National Academies Press (US); 1989. p. 7.

12. American Diabetes Association [Internet]. Sugar and desserts. Edited 2015 Jan 27. Available from: http://www.diabetes.org/food-and-fitness/food/what-can-i-eat/understanding-carbohydrates/sugar-and-desserts.html. Accessed 2015 Apr 8.

13. Zhou BF et al. Nutrient intakes of middle-aged men and women in China, Japan, United Kingdom, and United States in the late 1990s. J Hum Hypertens. 2003 Sep; 17(9):623–30.

14. Duffey KJ, Popkin BM. High-Fructose Corn syrup: Is this what's for dinner? Am J Clin Nutr. 2008; 88(suppl):1722S–32S.

15. Bray GA, Nielsen SJ, Popkin BM. Consumption of high-fructose corn syrup in beverages may play a role in the epidemic of obesity. Am J Clin Nutr. 2004 April; 79(4) 537–43.

16. Beck-Nielsen H et al. Impaired cellular insulin binding and insulin sensitivity induced by high-fructose feeding in normal subjects. Am J Clin Nutr. 1980 Feb; 33(2):273–8.

17. Stanhope KL et al. Consuming fructose-sweetened, not glucose-sweetened, beverages increases visceral adiposity and lipids and decreases insulin sensitivity in overweight/obese humans. JCI. 2009 May 1; 119(5):1322–34.

18. Sievenpiper JL et al. Effect of fructose on body weight in controlled feeding trials: a systematic review and meta-analysis. Ann Intern Med. 2012 Feb 21; 156(4):291–304.

19. Ogden CL et al. Prevalence of childhood and adult obesity in the United States, 2011–2012. JAMA. 2014 Feb 26; 311(8):806–14.

20. Geiss LS et al. Prevalence and incidence trends for diagnosed diabetes among adults aged 20 to 79 years, United States, 1980–2012. JAMA. 2014 Sep 24; 312(12):1218–26.

15 다이어트 탄산음료에 관한 착각

1. Yang Q. Gain weight by "going diet?" Artificial sweeteners and the neurobiology of sugar cravings. Yale J Biol Med. 2010 Jun; 83(2):101–8.

2. Mattes RD, Popkin BM. Nonnutritive sweetener consumption in humans: effects on appetite and food intake and their putative mechanisms. Am J Clin Nutr. 2009 Jan; 89(1):1–14. (This article is also the data source for Figure 15.1.)

3. Gardner C et al. Nonnutritive sweeteners: current use and health perspectives: a scientific statement from the American Heart Association and the American Diabetes Association. Circulation. 2012 Jul 24; 126(4):509–19.

4. Oz, M. Agave: why we were wrong. The Oz Blog. 2014 Feb 27. Available from: http://blog.doctoroz.com/dr-oz-blog/agave-why-we-were-wrong. Accessed 2015 Apr 9.

5. Gardner C et al. Nonnutritive sweeteners: current use and health perspectives: a scientific statement from the American Heart Association and the American Diabetes Association. Circulation. 2012 Jul 24; 126(4):509–19.

6. American Diabetes Association [Internet]. Low calorie sweeteners. Edited 2014 Dec 16. Available from: http://www.diabetes.org/food-and-fitness/food/what-can-i-eat/understanding-carbohydrates/artificial-sweeteners. Accessed 2015 Apr 12.

7. Stellman SD, Garfinkel L. Artificial sweetener use and one-year weight change among women. Prev Med. 1986 Mar; 15(2);195–202.

8. Fowler SP et al. Fueling the obesity epidemic? Artificially sweetened beverage use and long-term weight gain. Obesity. 2008 Aug; 16(8):1894–900.

9. Gardener H et al. Diet soft drink consumption is associated with an increased risk of vascular events in the Northern Manhattan Study. J Gen Intern Med. 2012 Sep; 27(9):1120–6.

10. Lutsey PL, Steffen LM, Stevens J. Dietary intake and the development of the metabolic syndrome: the Atherosclerosis Risk in Communities Study. Circulation. 2008 Feb 12; 117(6):754–61.

11. Dhingra R, Sullivan L, Jacques PF, Wang TJ, Fox CS, Meigs JB, D'Agostino RB, Gaziano JM, Vasan RS. Soft drink consumption and risk of developing cardiometabolic risk factors and the metabolic syndrome in middle-aged adults in the community. Circulation. 2007 Jul 31; 116(5):480–8.

12. American College of Cardiology. Too many diet drinks may spell heart trouble for older women, study suggests. ScienceDaily [Internet]. 29 March 2014. Available from: http://www.sciencedaily.com/releases/2014/03/140329175110.htm. Accessed 2015 Apr 9.

13. Pepino MY et al. Sucralose affects glycemic and hormonal responses to an oral glucose load. Diabetes Care. 2013 Sep; 36(9):2530–5.

14. Anton SD et al. Effects of stevia, aspartame, and sucrose on food intake, satiety, and postprandial glucose and insulin levels. Appetite. 2010 Aug; 55(1):37–43.

15. Yang Q. Gain weight by "going diet?" Artificial sweeteners and the neurobiology of sugar cravings. Yale J Biol Med. 2010 Jun; 83(2):101–8.

16. Smeets, PA et al. Functional magnetic resonance imaging of human hypothalamic responses to sweet taste ad calories. Am J Clin Nutr. 2005 Nov; 82(5):1011–6.

17. Bellisle F, Drewnowski A. Intense sweeteners, energy intake and the control of body weight. Eur J Clin Nutr. 2007 Jun; 61(6):691–700.

18. Ebbeling CB et al. A randomized trial of sugar-sweetened beverages and adolescent body weight. N Engl J Med. 2012 Oct 11; 367(15):1407–16.

19. Blackburn GL et al. The effect of aspartame as part of a multidisciplinary weight-control program on short- and long-term control of body weight. Am J Clin Nutr. 1997 Feb; 65(2):409–18.

20. De Ruyter JC et al. A trial of sugar-free or sugar sweetened beverages and body weight in children. NEJM. 2012 Oct 11; 367(15):1397–406.

21. Bes-Rastrollo M et al. Financial conflicts of interest and reporting bias regarding the association between sugar-sweetened beverages and weight gain: a systematic review of systematic reviews. PLoS Med. Dec 2013; 10(12) e1001578 doi: 10.1371/journal.pmed.1001578. Accessed 2015 Apr 8.

16 탄수화물과 섬유질

1. Data source for Figure 16.1: Cordain L, Eades MR, Eades MD. Hyperinsulinemic diseases of civilization: more than just Syndrome X. Comparative Biochemistry and Physiology: Part A. 2003; 136:95–112. Available from: http://www.direct-ms.org/sites/default/files/Hyperinsulinemia.pdf. Accessed 2015 Apr 15.

2. Fan MS et al. Evidence of decreasing mineral density in wheat grain over the last 160 years. J Trace Elem Med Biol. 2008; 22(4):315–24. Doi: 10.1016/j.jtemb.2008.07.002. Accessed 2015 Apr 8.

3. Rubio-Tapia A et al. Increased prevalence and mortality in undiagnosed celiac disease. Gastroenterology. 2009 Jul; 137(1):88–93.

4. Thornburn A, Muir J, Proietto J. Carbohydrate fermentation decreases hepatic glucose output in healthy subjects. Metabolism. 1993 Jun; 42(6):780–5.

5. Trout DL, Behall KM, Osilesi O. Prediction of glycemic index for starchy foods. Am J Clin Nutr. 1993 Dec; 58(6):873–8.

6. Jeraci JL. Interaction between human gut bacteria and fibrous substrates. In: Spiller GA, ed. CRC handbook of dietary fiber in human nutrition. Boca Raton, FL: CRC Press, 1993. p. 648.

7. Wisker E, Maltz A, Feldheim W. Metabolizable energy of diets low or high in dietary fiber from cereals when eaten by humans. J Nutr. 1988 Aug; 118(8):945–52.

8. Eaton SB, Eaton SB 3rd, Konner MJ, Shostak M. An evolutionary perspective enhances understanding of human nutritional requirements. J Nutr. 1996 Jun; 126(6): 1732–40.

9. Trowell H. Obesity in the Western world. Plant foods for man. 1975; 1:157–68.

10. U.S. Department of Agriculture ARS. CSFII/DHKS data set and documentation: the 1994 Continuing Survey of Food Intakes by Individuals and the 1994–96 Diet and Health Knowledge Survey. Springfield, VA: National Technical Information Service; 1998.

11. Krauss RM et al. Dietary guidelines for healthy American adults. Circulation. 1996 Oct 1; 94(7):1795–1899.

12. Fuchs CS et al. Dietary fiber and the risk of colorectal cancer and adenoma in women. N Engl J Med. 1999 Jan 21; 340(3):169–76.

13. Alberts DS et al. Lack of effect of a high-fiber cereal supplement on the recurrence of colorectal adenomas. N Engl J Med; 2000 Apr 20; 342(16):1156–62.

14. Burr ML et al. Effects of changes in fat, fish and fibre intakes on death and myocardial reinfarction: diet and reinfarction trial (DART). Lancet. 1989 Sep 30; 2(8666):757–61.

15. Estruch R. Primary prevention of cardiovascular disease with a Mediterranean diet. N Engl J Med. 2013 Apr 4; 368(14):1279–90.

16. Miller WC et al. Dietary fat, sugar, and fiber predict body fat content. J Am Diet Assoc. 1994 Jun; 94(6):612–5.

17. Nelson LH, Tucker LA. Diet composition related to body fat in a multivariate study of 203 men. J Am Diet Assoc. 1996 Aug; 96(8):771–7.

18. Gittelsohn J et al. Specific patterns of food consumption and preparation are associated with diabetes and obesity in a native Canadian community. J Nutr. 1998 Mar; 128(3):541–7.

19. Ludwig DS et al. Dietary fiber, weight gain, and cardiovascular disease risk factors in young adults. JAMA. 1999 Oct 27; 282(16):1539–46.

20. Pereira MA, Ludwig DS. Dietary fiber and body-weight regulation. Pediatric Clin North America. 2001 Aug; 48(4):969–80.

21. Chandalia M et al. Beneficial effects of high fibre intake in patients with type 2 diabetes mellitus. NEJM. 2000 May 11; 342(19):1392–8.

22. Liese AD et al. Dietary glycemic index and glycemic load, carbohydrate and fiber intake, and measure of insulin sensitivity, secretion and adiposity in the Insulin Resistance Atherosclerosis Study. Diab. Care. 2005 Dec; 28(12):2832–8.

23. Schulze MB et al. Glycemic index, glycemic load, and dietary fiber intake and incidence of type 2 diabetes in younger and middle-aged women. Am J Clin Nutr. 2004 Aug; 80(2):348–56.

24. Salmerón J et al. JAMA. Dietary fiber, glycemic load, and risk of non-insulin-dependent diabetes mellitus in women. 1997 Feb 12; 277(6):472–7.

25. Salmerón J et al. Dietary fiber, glycemic load, and risk of NIDDM in men. Diabetes Care. 1997 Apr; 20(4):545–50.

26. Kolata G. Rethinking thin: the new science of weight loss—and the myths and realities of dieting. New York: Picador; 2007.

27. Johnston CS, Kim CM, Buller AJ. Vinegar improves insulin sensitivity to a high-carbohydrate meal in subjects with insulin resistance or type 2 diabetes. Diabetes Care. 2004 Jan; 27(1):281–2.

28. Johnston CS et al. Examination of the antiglycemic properties of vinegar in healthy adults. Ann Nutr Metab. 2010; 56(1):74–9. doi 10.1159/0002722133. Accessed 2015 Apr 8.

29. Sugiyama M et al. Glycemic index of single and mixed meal foods among common Japanese foods with white rice as a reference food. European Journal of Clinical Nutrition. 2003 Jun; 57(6):743–752.

30. Ostman EM et al. Inconsistency between glycemic and insulinemic responses to regular and fermented milk products. Am J Clin Nutr. 2001 Jul; 74(1):96–100.

31. Leeman M et al. Vinegar dressing and cold storage of potatoes lowers post-prandial glycaemic and insulinaemic responses in healthy subjects. Eur J Clin Nutr. 2005 Nov; 59(11):1266–71.

32. White AM, Johnston CS. Vinegar ingestion at bedtime moderates waking glucose concentrations in adults with well-controlled type 2 diabetes. Diabetes Care. 2007 Nov; 30(11):2814–5.

33. Johnston CS, Buller AJ. Vinegar and peanut products as complementary foods to reduce postprandial glycemia. J Am Diet Assoc. 2005 Dec; 105(12):1939–42.

34. Brighenti F et al. Effect of neutralized and native vinegar on blood glucose and acetate responses to a mixed meal in healthy subjects. Eur J Clin Nutr. 1995 Apr; 49(4):242–7.

35. Hu FB et al. Dietary intake of a-linolenic acid and risk of fatal ischemic heart disease among women. Am J Clin Nutr. 1999 May; 69(5):890–7.

17 단백질

1. Friedman et al. Comparative effects of low-carbohydrate high-protein versus low-fat diets on the kidney. Clin J Am Soc Nephrol. 2012 Jul; 7(7):1103–11.

2. Holt SH et al. An insulin index of foods: the insulin demand generated by 1000-kJ portions of common foods. Am J Clin Nutr. 1997 Nov; 66(5):1264–76.

3. Floyd JC Jr. Insulin secretion in response to protein ingestion. J Clin Invest. 1966 Sep; 45(9):1479-1486

4. Nuttall FQ, Gannon MC. Plasma glucose and insulin response to macronutrients in non diabetic and NIDDM subjects. Diabetes Care. 1991 Sep; 14(9):824–38.

5. Nauck M et al. Reduced incretin effect in type 2 (non-insulin-dependent) diabetes. Diabetologia. 1986 Jan; 29(1):46–52.

6. Pepino MY et al. Sucralose affects glycemic and hormonal responses to an oral glucose load. Diabetes Care. 2013 Sep; 36(9):2530–5.

7. Just T et al. Cephalic phase insulin release in healthy humans after taste stimulation? Appetite. 2008 Nov; 51(3):622–7.

8. Nilsson M et al. Glycemia and insulinemia in healthy subjects after lactose equivalent meals of milk and other food proteins. Am J Clin Nutr. 2004 Nov; 80(5):1246–53.

9. Liljeberg EH, Bjorck I. Milk as a supplement to mixed meals may elevate postprandial insulinaemia. Eur J Clin Nutr. 2001 Nov; 55(11):994–9.

10. Nilsson M et al. Glycemia and insulinemia in healthy subjects after lactose-equivalent meals of milk and other food proteins: the role of plasma amino acids and incretins. Am J Clin Nutr. 2004 Nov; 80(5):1246–53.

11. Jakubowicz D, Froy O, Ahrén B, Boaz M, Landau Z, Bar-Dayan Y, Ganz T, Barnea M, Wainstein J. Incretin, insulinotropic and glucose-lowering effects of whey protein pre-load in type 2 diabetes: a randomized clinical trial. Diabetologia. Sept 2014; 57(9):1807–11.

12. Pal S, Ellis V. The acute effects of four protein meals on insulin, glucose, appetite and energy intake in lean men. Br J Nutr. 2010 Oct; 104(8):1241–48.

13. Data source for Figure 17.1: Ibid.

14. Bes-Rastrollo M, Sanchez-Villegas A, Gomez-Gracia E, Martinez JA, Pajares RM, Martinez-Gonzalez MA. Predictors of weight gain in a Mediterranean cohort:

the Seguimiento Universidad de Navarra Study 1. Am J Clin Nutr. 2006 Feb; 83(2):362–70.

15. Vergnaud AC et al. Meat consumption and prospective weight change in partici-pants of the EPIC-PANACEA study. Am J Clin Nutr. 2010 Aug; 92(2):398–407.

16. Rosell M et al. Weight gain over 5 years in 21,966 meat-eating, fish-eating, vege-tarian, and vegan men and women in EPIC-Oxford. Int J Obes (Lond). 2006 Sep; 30(9):1389–96.

17. Mozaffarian D et al. Changes in diet and lifestyle and long-term weight gain in women and men. N Engl J Med. 2011 Jun 23; 364(25):2392–404.

18. Cordain L et al. Fatty acid analysis of wild ruminant tissues: evolutionary impli-cations for reducing diet-related chronic disease. Eur J Clin Nutr. 2002 Mar; 56(3):181–91.

19. Rosell M et al. Association between dairy food consumption and weight change over 9 y in 19,352 perimenopausal women. Am J Clin Nutr. 2006 Dec; 84(6):1481–8.

20. Pereira MA et al. Dairy consumption, obesity, and the insulin resistance syndrome in young adults: the CARDIA Study. JAMA. 2002 Apr 24; 287(16):2081–9.

21. Choi HK et al. Dairy consumption and risk of type 2 diabetes mellitus in men: a prospective study. Arch Intern Med. 2005 May 9; 165(9):997–1003.

22. Azadbakht L et al. Dairy consumption is inversely associated with the preva-lence of the metabolic syndrome in Tehranian adults. Am J Clin Nutr. 2005 Sep; 82(3):523–30.

23. Mozaffarian D et al. Changes in diet and lifestyle and long-term weight gain in women and men. N Engl J Med. 2011 Jun 23; 364(25):2392–404.

24. Burke LE et al. A randomized clinical trial testing treatment preference and two dietary options in behavioral weight management: preliminary results of the impact of diet at 6 months—PREFER study. Obesity (Silver Spring). 2006 Nov; 14(11):2007–17.

18 지방 공포증

1. Keys A. Mediterranean diet and public health: personal reflections. Am J Clin Nutr. 1995 Jun; 61(6 Suppl):1321s–3s.

2. Nestle M. Mediterranean diets: historical and research overview. Am J Clin Nutr. 1995 June; 61(6 suppl):1313s –20s.

3. Keys A, Keys M. Eat well and stay well. New York: Doubleday & Company; 1959. p. 40.

4. U.S. Department of Agriculture, U.S. Department of Health and Human Services. Nutrition and your health: dietary guidelines for Americans. 3rd ed. Washington, DC: US Government Printing Office; 1990.

5. The Seven Countries Study. Available from www.sevencountriesstudy.com. Accessed 2015 Apr 12.

6. Howard BV et al. Low fat dietary pattern and risk of cardiovascular disease: the Womens' Health Initiative Randomized Controlled Dietary Modification Trial. JAMA. 2006 Feb 8; 295(6):655–66.

7. Yerushalmy J, Hilleboe HE. Fat in the diet and mortality from heart disease: a methodologic note. N Y State J Med. 1957 Jul 15; 57(14):2343–54.

8. Pollan, Michael. Unhappy meals. New York Times [Internet]. 2007 Jan 28. Available from: http://www.nytimes.com/2007/01/28/magazine/28nutritionism.t.html?-pagewanted=all. Accessed 2015 Sep 6.

9. Simopoulos AP. Omega-3 fatty acids in health and disease and in growth and development. Am J Clin Nutr. 1991 Sep; 54(3):438–63.

10. Eades M. Framingham follies. The Blog of Michael R. Eades, M.D. [Internet]. 2006 Sep 28. Available from: http://www.proteinpower.com/drmike/cardiovascu-lar-disease/framingham-follies/. Accessed 2015 Apr 12.

11. Nichols AB et al. Daily nutritional intake and serum lipid levels. The Tecumseh study. Am J Clin Nutr. 1976 Dec; 29(12):1384–92.

12. Garcia-Pamieri et al. Relationship of dietary intake to subsequent coronary heart disease incidence: The Puerto Rico Heart Health Program. Am J Clin Nutr. 1980 Aug; 33(8):1818–27.

13. Shekelle RB et al. Diet, serum cholesterol, and death from coronary disease: the Western Electric Study. N Engl J Med. 1981 Jan 8; 304(2):65–70.

14. Aro A et al. Transfatty acids in dairy and meat products from 14 European coun-tries: the TRANSFAIR Study. Journal of Food Composition and Analysis. 1998 Jun; 11(2):150–160. doi: 10.1006/jfca.1998.0570. Accessed 2015 Apr 12.

15. Mensink RP, Katan MB. Effect of dietary trans fatty acids on high-density and low-density lipoprotein cholesterol levels in healthy subjects. N Engl J Med. 1990 Aug 16; 323(7):439–45.

16. Mozaffarian D et al. Trans fatty acids and cardiovascular disease. N Engl J Med. 2006 Apr 13; 354(15):1601–13.

17. Mente A et al. A systematic review of the evidence supporting a causal link between dietary factors and coronary heart disease. Arch Intern Med. 2009 Apr 13; 169(7):659–69.

18. Hu FB et al. Dietary fat intake and the risk of coronary heart disease in women. N Engl J Med. 1997 Nov 20; 337(21):1491–9.

19. Leosdottir M et al. Dietary fat intake and early mortality patterns: data from the Malmo Diet and Cancer Study. J Intern Med. 2005 Aug; 258(2):153–65.

20. Chowdhury R et al. Association of dietary, circulating, and supplement fatty acids with coronary risk: a systematic review and meta-analysis. Ann Intern Med. 2014 Mar 18; 160(6):398–406.

21. Siri-Tarino PW et al. Meta-analysis of prospective cohort studies evaluating the association of saturated fat with cardiovascular disease. Am J Clin Nutr. 2010 Mar; 91(3):535–46.

22. Yamagishi K et al. Dietary intake of saturated fatty acids and mortality from cardiovascular disease in Japanese. Am J Clin Nutr. First published 2010 August 4. doi: 10.3945/ ajcn.2009.29146. Accessed 2015 Apr 12.

23. Wakai K et al. Dietary intakes of fat and total mortality among Japanese populations with a low fat intake: the Japan Collaborative Cohort (JACC) Study. Nutr Metab (Lond). 2014 Mar 6; 11(1):12.

24. Ascherio A et al. Dietary fat and risk of coronary heart disease in men: cohort follow up study in the United States. BMJ. 1996 Jul 13; 313(7049):84–90.

25. Gillman MW et al. Margarine intake and subsequent heart disease in men. Epidemiology. 1997 Mar; 8(2):144–9.

26. Mozaffarian D et al. Dietary fats, carbohydrate, and progression of coronary atherosclerosis in postmenopausal women. Am J Clin Nutr. 2004 Nov; 80(5):1175–84.

27. Kagan A et al. Dietary and other risk factors for stroke in Hawaiian Japanese men. Stroke. 1985 May–Jun; 16(3):390–6.

28. Gillman MW et al. Inverse association of dietary fat with development of ischemic stroke in men. JAMA. 1997 Dec 24–31; 278(24):2145–50.

29. National Cholesterol Education Program Expert Panel on Detection, Evaluation, and Treatment of High Blood Cholesterol in Adults (Adult Treatment Panel III). National Institutes of Health; National Heart, Lung, and Blood Institute. 2002 Sep. Available from: http://www.nhlbi.nih.gov/files/docs/resources/heart/atp3full.pdf. Accessed 2015 Apr 12.

30. Kratz M et al. The relationship between high-fat dairy consumption and obesity, cardiovascular, and metabolic disease. Eur J Nutr. 2013 Feb; 52(1):1–24.

31. Rosell M et al. Association between dairy food consumption and weight change over 9 y in 19,352 perimenopausal women. Am J Clin Nutr. 2006 Dec; 84(6):1481–8.

비만코드

32. Collier G, O'Dea K. The effect of co-ingestion of fat on the glucose, insulin and gastric inhibitory polypeptide responses to carbohydrate and protein. Am J Clin Nutr. 1983 Jun; 37(6):941–4.

33. Willett WC. Dietary fat plays a major role in obesity: no. Obes Rev. 2002 May; 3(2):59–68.

34. Howard BV et al. Low fat dietary pattern and risk of cardiovascular disease. JAMA. 2006 Feb 8; 295(6):655–66.

19 뭘 먹어야 할까

1. Knowler WC et al. 10-year follow-up of diabetes incidence and weight loss in the Diabetes Prevention Program Outcomes Study. Lancet. 2009 Nov 14; 374(9702):1677–86.

2. Leibel RL, Hirsch J. Diminished energy requirements in reduced-obese patients. Metabolism. 1984 Feb; 33(2):164–70.

3. Sacks FM et al. Comparison of weight-loss diets with different compositions of fat, protein, and carbohydrates. N Engl J Med. 2009 Feb 26; 360(9):859–73.

4. Johnston BC et al. Comparison of weight loss among named diet programs in overweight and obese adults: a meta-analysis. JAMA. 2014 Sep 3; 312(9):923–33.

5. Grassi D, Necozione S, Lippi C, Croce G, Valeri L, Pasqualetti P, Desideri G, Blumberg JB, Ferri C. Cocoa reduces blood pressure and insulin resistance and improves endothelium-dependent vasodilation in hypertensives. Hypertension. 2005 Aug; 46(2):398–405.

6. Grassi D et al. Blood pressure is reduced and insulin sensitivity increased in glucose-intolerant, hypertensive subjects after 15 days of consuming high-polyphenol dark chocolate. J. Nutr. 2008 Sep; 138(9):1671–6.

7. Djousse L et al. Chocolate consumption is inversely associated with prevalent coronary heart disease: the National Heart, Lung, and Blood Institute Family Heart Study. Clin Nutr. 2011 Apr; 30(2):182–7. doi: 10.1016/j.clnu.2010.08.005. Epub 2010 Sep 19. Accessed 2015 Apr 6.

8. Sabate J, Wien M. Nuts, blood lipids and cardiovascular disease. Asia Pac J Clin Nutr. 2010; 19(1):131–6.

9. Jenkins DJ et al. Possible benefit of nuts in type 2 diabetes. J. Nutr. 2008 Sep; 138(9):1752S–1756S.

10. Hernandez-Alonso P et al. Beneficial effect of pistachio consumption on glucose metabolism, insulin resistance, inflammation, and related metabolic risk markers:

a randomized clinical trial. 2014 Aug 14. doi: 10.2337/dc14-1431. [Epub ahead of print] Accessed 2015 Apr 6.

11. Walton AG. All sugared up: the best and worst breakfast cereals for kids. Forbes [Internet]. 2014 May 15. Available at: http://www.forbes.com/sites/alicegwalton/2014/05/15/all-sugared-up-the-best-and-worst-breakfast-cereals-for-kids/. Accessed 2015 Apr 12.

12. Fernandez ML. Dietary cholesterol provided by eggs and plasma lipoproteins in healthy populations. Curr Opin Clin Nutr Metab Care. 2006 Jan; 9(1):8–12.

13. Mutungi G et al. Eggs distinctly modulate plasma carotenoid and lipoprotein subclasses in adult men following a carbohydrate-restricted diet. J Nutr Biochem. 2010 Apr; 21(4):261–7. doi: 10.1016/j.jnutbio.2008.12.011. Epub 2009 Apr 14.

14. Shin JY, Xun P, Nakamura Y, He K. Egg consumption in relation to risk of cardiovascular disease and diabetes: a systematic review and meta-analysis. Am J Clin Nutr. 2013 Jul; 98(1):146–59.

15. Rong Y et al. Egg consumption and risk of coronary heart disease and stroke: dose-response meta-analysis of prospective cohort studies. BMJ. 2013; 346:e8539. doi: 10.1136/bmj.e8539. Accessed 2015 Apr 6.

16. Cordain L et al. Influence of moderate chronic wine consumption on insulin sensitivity and other correlates of syndrome X in moderately obese women. Metabolism. 2000 Nov; 49(11):1473–8.

17. Cordain L et al. Influence of moderate daily wine consumption on body weight regulation and metabolism in healthy free-living males. J Am Coll Nutr. 1997 Apr; 16(2):134–9.

18. Napoli R et al. Red wine consumption improves insulin resistance but not endothelial function in type 2 diabetic patients. Metabolism. 2005 Mar; 54(3):306–13.

19. Huxley R et al. Coffee, decaffeinated coffee, and tea consumption in relation to incident type 2 diabetes mellitus: a systematic review with meta-analysis. Arch Intern Med. 2009 Dec 14; 169(22):2053–63.

20. Gómez-Ruiz JA, Leake DS, Ames JM. In vitro antioxidant activity of coffee compounds and their metabolites. J Agric Food Chem. 2007 Aug 22; 55(17):6962–9.

21. Milder IE, Arts I, Cvan de Putte B, Venema DP, Hollman PC. Lignan contents of Dutch plant foods: a database including lariciresinol, pinoresinol, secoisolariciresinol and metairesinol. Br J Nutr. 2005 Mar; 93(3):393–402.

22. Clifford MN. Chlorogenic acids and other cinnamates: nature, occurrence and dietary burden. J Sci Food Agric. 1999; 79(5):362–72.

비만코드

23. Huxley R et al. Coffee, decaffeinated coffee, and tea consumption in relation to incident type 2 diabetes mellitus: a systematic review with meta-analysis. Arch Intern Med. 2009 Dec 14; 169(22):2053–63.

24. Van Dieren S et al. Coffee and tea consumption and risk of type 2 diabetes. Diabetologia. 2009 Dec; 52(12):2561–9.

25. Odegaard AO et al. Coffee, tea, and incident type 2 diabetes: the Singapore Chinese Health Study. Am J Clin Nutr. 2008 Oct; 88(4):979–85.

26. Freedman ND, Park Y, Abnet CC, Hollenbeck AR, Sinha R. Association of coffee drinking with total and cause-specific mortality. N Engl J Med. 2012 May 17; 366(20):1891–904.

27. Lopez-Garcia E, van Dam RM, Li TY, Rodriguez-Artalejo F, Hu FB. The relationship of coffee consumption with mortality. Ann Intern Med. 2008 Jun 17; 148(2):904–14.

28. Eskelinen MH, Kivipelto M. Caffeine as a protective factor in dementia and Alzheimer's disease. J Alzheimers Dis. 2010; 20 Suppl 1:167–74.

29. Santos C et al. Caffeine intake and dementia: systematic review and meta-analysis. J Alzheimers Dis. 2010; 20 Suppl 1:S187–204. doi: 10.3233/JAD-2010-091387. Accessed 2015 Apr 6.

30. Hernan MA et al. A meta-analysis of coffee drinking, cigarette smoking, and the risk of Parkinson's disease. Ann Neurol. 2002 Sep; 52(3):276–84.

31. Ross GW et al. Association of coffee and caffeine intake with the risk of Parkinson disease. JAMA. 2000 May; 283(20):2674–9.

32. Klatsky AL et al. Coffee, cirrhosis, and transaminase enzymes. Arch Intern Med. 2006 Jun 12; 166(11):1190–5.

33. Larrson SC, Wolk A. Coffee consumption and risk of liver cancer: a meta-analysis. Gastroenterology. 2007 May; 132 (5):1740–5.

34. Kobayashi Y, Suzuki M, Satsu H et al. Green tea polyphenols inhibit the sodium-dependent glucose transporter of intestinal epithelial cells by a competitive mechanism. J Agric Food Chem. 2000 Nov; 48(11):5618–23.

35. Crespy V, Williamson GA. A review of the health effects of green tea catechins in in vivo animal models. J Nutr. 2004 Dec; 134(12 suppl):3431S–3440S.

36. Cabrera C et al. Beneficial effects of green tea: a review. J Am Coll Nutr. 2006 Apr; 25(2):79–99.

37. Hursel, R, Westerterp-Plantenga MS. Catechin- and caffeine-rich teas for control of body weight in humans. Am J Clin Nutr. 2013 Dec; 98(6):1682S–93S.

38. Dulloo AG et al. Green tea and thermogenesis: interactions between catechin-polyphenols, caffeine and sympathetic activity. Inter J Obesity. 2000 Feb; 24(2):252–8.

39. Venables MC et al. Green tea extract ingestion, fat oxidation, and glucose tolerance in healthy humans. Am J Clin Nutr. 2008 Mar; 87(3):778–84.

40. Dulloo AG et al. Efficacy of a green tea extract rich in catechin polyphenols and caffeine in increasing 24-h energy expenditure and fat oxidation in humans. Am J Clin Nutr. 1999 Dec; 70(6):1040–5.

41. Koo MWL, Cho CH. Pharmacological effects of green tea on the gastrointestinal system. Eur J Pharmacol. 2004 Oct 1; 500(1-3):177–85.

42. Hursel R Viechtbauer W, Westerterp-Plantenga, MS. The effects of green tea on weight loss and weight maintenance: a meta-analysis. Int J Obes (Lond). 2009 Sep; 33(9):956–61. doi: 10.1038/ijo.2009.135. Epub 2009 Jul 14. Accessed 6 Apr 2015.

43. Van Dieren S et al. Coffee and tea consumption and risk of type 2 diabetes. Diabetologia. 2009 Dec; 52(12):2561–9.

44. Odegaard, AO et al. Coffee, tea, and incident type 2 diabetes: the Singapore Chinese Health Study. Am J Clin Nutr. 2008 Oct; 88(4):979–85.

45. Patrick L, Uzick M. Cardiovascular disease: C-reactive protein and the inflammatory disease paradigm: HMG-CoA reductase inhibitors, alpha-tocopherol, red yeast rice, and olive oil polyphenols. A review of the literature. Alternative Medicine Review. 2001 Jun; 6(3):248–71.

46. Aviram M, Eias K. Dietary olive oil reduces low-density lipoprotein uptake by macrophages and decreases the susceptibility of the lipoprotein to undergo lipid peroxidation. Ann Nutr Metab. 1993; 37(2):75–84.

47. Smith RD et al. Long-term monounsaturated fatty acid diets reduce platelet aggregation in healthy young subjects. Br J Nutr. 2003 Sep; 90(3):597–606.

48. Ferrara LA et al. Olive oil and reduced need for antihypertensive medications. Arch Intern Med. 2000 Mar 27; 160(6):837–42.

49. Martínez-González MA et al. Olive oil consumption and risk of CHD and/or stroke: a meta-analysis of case-control, cohort and intervention studies. Br J Ntru. 2014 Jul; 112(2):248–59.

50. Chen M, Pan A, Malik VS, Hu FB. Effects of dairy intake on body weight and fat: a meta-analysis of randomized controlled trials. Am J Clin Nutr. 2012 Oct; 96(4):735–47.

51. Mozaffarian, D et al. Trans-palmitoleic acid, metabolic risk factors, and new-onset diabetes in U.S. adults: a cohort study. Ann Intern Med. 2010 Dec 21; 153(12):790–9.

52. Hyman M. The super fiber that controls your appetite and blood sugar. Huffington Post [Internet]. 2010 May 29 (updated 2013 Nov 11). Available from: http://www.huffingtonpost.com/dr-mark-hyman/fiber-health-the-super-fi_b_594153.html. Accessed 2015 Apr 6.

53. Sugiyama M et al. Glycemic index of single and mixed meal foods among common Japanese foods with white rice as a reference food. Euro J Clin Nutr. 2003 Jun; 57(6):743–52. doi:10.1038/sj.ejcn.1601606. Accessed 2015 Apr 6.

20 언제 먹어야 할까

1. Arbesmann R. Fasting and prophecy in pagan and Christian antiquity. Traditio. 1951; 7:1–71.

2. Lamine F et al. Food intake and high density lipoprotein cholesterol levels changes during Ramadan fasting in healthy young subjects. Tunis Med. 2006 Oct; 84(10):647–650.

3. Felig P. Starvation. In: DeGroot LJ, Cahill GF Jr et al., editors. Endocrinology: Vol 3. New York: Grune & Stratton; 1979. pp. 1927–40.

4. Coffee CJ, Quick look: metabolism. Hayes Barton Press; 2004. p. 169.

5. Owen OE, Felig P. Liver and kidney metabolism during prolonged starvation. J Clin Invest. 1969 Mar; 48:574–83.

6. Merrimee TJ, Tyson JE. Stabilization of plasma glucose during fasting: normal variation in two separate studies. N Engl J Med. 1974 Dec 12; 291(24):1275–8.

7. Heilbronn LK. Alternate-day fasting in nonobese subjects: effects on body weight, body composition, and energy metabolism. Am J Clin Nutr. 2005; 81:69–73.

8. Halberg N. Effect of intermittent fasting and refeeding on insulin action in healthy men. J Appl Physiol. 1985 Dec; 99(6):2128–36.

9. Rudman D et al. Effects of human growth hormone in men over 60 years old. N Engl J Med. 1990 Jul 5; 323(1):1–6.

10. Ho KY et al. Fasting enhances growth hormone secretion and amplifies the complex rhythms of growth hormone secretion in man. J Clin Invest. 1988 Apr; 81(4):968–75.

11. Drenick EJ. The effects of acute and prolonged fasting and refeeding on water, electrolyte, and acid-base metabolism. In: Maxwell MH, Kleeman CR, editors. Clinical disorders of fluid and electrolyte metabolism. 3rd ed. New York: McGraw-Hill; 1979.

12. Kerndt PR et al. Fasting: the history, pathophysiology and complications. West J Med. 1982 Nov; 137(5):379–99.

13. Stewart WK, Fleming LW. Features of a successful therapeutic fast of 382 days' duration. Postgrad Med J. 1973 Mar; 49(569):203–9.

14. Lennox WG. Increase of uric acid in the blood during prolonged starvation. JAMA. 1924 Feb 23; 82(8):602–4.

15. Drenick EJ et al. Prolonged starvation as treatment for severe obesity. JAMA. 1964 Jan 11; 187:100–5.

16. Felig P. Starvation. In: DeGroot LJ, Cahill GF Jr et al., editors. Endocrinology: Vol 3. New York: Grune & Stratton; 1979. pp. 1927–40.

17. Bhutani S et al. Improvements in coronary heart disease risk indicators by alternate-day fasting involve adipose tissue modulations. Obesity. 2010 Nov; 18(11):2152–9.

18. Stote KS et al. A controlled trial of reduced meal frequency without caloric restriction in healthy, normal-weight, middle-aged adults. Am J Clin Nutr. 2007 Apr; 85(4):981–8.

19. Heilbronn LK. Alternate-day fasting in nonobese subjects: effects on body weight, body composition, and energy metabolism. Am J Clin Nutr. 2005; 81:69–73.

20. Zauner C. Resting energy expenditure in short-term starvation is increased as a result of an increase in serum norepinephrine. Am J Clin Nutr. 2000 Jun; 71(6):1511–5.

21. Stubbs RJ et al. Effect of an acute fast on energy compensation and feeding behaviour in lean men and women. Int J Obesity. 2002 Dec; 26(12):1623–8.

22. Duncan GG. Intermittent fasts in the correction and control of intractable obesity. Trans Am Clin Climatol Assoc 1963; 74:121–9.

23. Duncan DG et al. Correction and control of intractable obesity. Practical application of Intermittent Periods of Total Fasting. JAMA. 1962; 181(4):309–12.

24. Drenick E. Prolonged starvation as treatment for severe obesity. JAMA. 1964 Jan 11; 187:100–5.

25. Thomson TJ et al. Treatment of obesity by total fasting for up to 249 days. Lancet. 1966 Nov 5; 2(7471):992–6.

26. Kerndt PR et al. Fasting: the history, pathophysiology and complications. West J Med. 1982 Nov; 137(5):379–99.

27. Folin O, Denis W. On starvation and obesity, with special reference to acidosis. J Biol Chem. 1915; 21:183–92.

28. Bloom WL. Fasting as an introduction to the treatment of obesity. Metabolism. 1959 May; 8(3):214–20.

29. Stewart WK, Fleming LW. Features of a successful therapeutic fast of 382 days' duration. Postgrad Med J. 1973 Mar; 49(569):203–9.

30. Merimee TJ, Tyson JE. Stabilization of plasma glucose during fasting: Normal variation in two separate studies. N Engl J Med. 1974 Dec 12; 291(24):1275–8.

31. Bloom WL. Fasting ketosis in obese men and women. J Lab Clin Med. 1962 Apr; 59:605–12.

32. Forbes GB. Weight loss during fasting: implications for the obese. Am J Clin Nutr. 1970 Sep; 23:1212–19.

33. Harvie MN et al. The effects of intermittent or continuous energy restriction on weight loss and metabolic disease risk markers. Int J Obes (Lond). 2011 May; 35(5):714–27.

34. Klempel MC et al. Intermittent fasting combined with calorie restriction is effective for weight loss and cardio-protection in obese women. Nutr J. 2012; 11:98. doi: 10.1186/1475-2891-11-98. Accessed 2015 Apr 8.

35. Williams KV et al. The effect of short periods of caloric restriction on weight loss and glycemic control in type 2 diabetes. Diabetes Care. 1998 Jan; 21(1):2–8.

36. Koopman KE et al. Hypercaloric diets with increased meal frequency, but not meal size, increase intrahepatic triglycerides: A randomized controlled trial. Hepatology. 2014 Aug; 60(2); 545–55.

37. Yanovski JA, Yanovski SZ, Sovik KN, Nguyen TT, O'Neil PM, Sebring NG. A prospective study of holiday weight gain. N Engl J Med. 2000 Mar 23; 342(12):861–7.

부록 B 단식 실천 가이드

1. Hiebowicz J et al. Effect of cinnamon on post prandial blood glucose, gastric emptying and satiety in healthy subjects. Am J Clin Nutr. 2007 Jun; 85(6):1552–6.

2. Greenberg JA, Geliebter A. Coffee, hunger, and peptide YY. J Am Coll Nutr. 2012 Jun; 31(3):160–6.